DELIUS KLASING

BJÖRN KAFKA

FUNCTIONAL FITNESS
Outdoor

DELIUS KLASING VERLAG

Folgende Bände der Reihe sind bereits im Delius Klasing Verlag erschienen:
Functional Fitness
Functional Fitness für Läufer
Functional Fitness für Radsportler
Functional Fitness für Triathleten
Functional Fitness Schlingentraining
sowie
In 90 Tagen fit für die Transalp

Bibliografische Information der Deutschen Nationalbibliothek
Die Deutsche Nationalbibliothek verzeichnet diese Publikation in der Deutschen Nationalbibliografie; detaillierte bibliografische Daten sind im Internet über http://dnb.dnb.de abrufbar.

1. Auflage
ISBN 978-3-667-10146-4

Lektorat: *Niko Schmidt, Sigrun Künkele*
Illustrationen: *Thomas Thiesen*
Fotos & Titel-Fotos: *Oliver Soulas*
Buchgestaltung: *Arndt Knieper*
Lithografie: *scanlitho.teams, Bielefeld*
Druck: *Himmer AG, Augsburg*
Printed in Germany 2015

Delius Klasing Verlag, Siekerwall 21, D-33602 Bielefeld
Tel.: 0 521 / 5 59 - 0, Fax: 0 521 / 5 59 - 115
E-Mail: info@delius-klasing.de
www.delius-klasing.de

EINFÜHRUNG **8**

PLANEN SIE IHR TRAINING 18
SO FIT SIND SIE WIRKLICH 20

BAUMÜBUNGEN **24**

1. Sit-up am Baum 26
2. Sit-up mit gestreckten Armen 27
3. Knie heben 28
4. Liegestütz am Baum 29
5. Einarmliegestütz 30
6. Einarmliegestütz im Wechsel 31
7. Laufen am Baum 32
8. Kniebeuge vor Stamm 33
9. Baumsitzen leicht 34
10. Baumsitzen schwer 35
11. Klimmzug im Wechsel 36
12. Klimmzug im Kamm- und Ristgriff 37
13. Klimmzug im Kammgriff 38
14. Klimmzug im Ristgriff 39

BANKÜBUNGEN **40**

15. Beidarmiges Rudern 42
16. Einarmiges Rudern 43
17. Seitaufsteiger 44
18. Einbeinaufstehen 45
19. Teilkniebeuge 46
20. Aufsteiger mit Sprung 47
21. Aufsteiger 48
22. Sprung 49
23. Beine heben 50
24. Brücke 51
25. Gehaltener Sit-up 52
26. Radfahrer auf der Bank 53
27. Beine strecken 54
28. Knie heben 55
29. Bergsteiger 56
30. Liegestütz-Bergsteiger 57
31. Trizepsdrücken einbeinig 58
32. Trizepsdrücken beidbeinig 59
33. Trizepsdrücken mit gestreckten Beinen 60
34. Trizepsdrücken mit gestrecktem Bein 61
35. Tiefer Liegestütz 62
36. Hoher Liegestütz einbeinig 63
37. Hoher Liegestütz 64

TREPPENÜBUNGEN **66**

38. Seitstütz 68
39. Seitstütz mit angehobenem Bein 69

40. Seitstütz hoch 70
41. Seitstütz hoch mit einem Bein 71
42. Lange Planke 72
43. Lange Planke einbeinig 73
44. Lange Planke hoch 74
45. Lange Planke einbeinig 75
46. Wurm treppauf 76
47. Tiefe Liegestütz 77
48. Hohe Liegestütz 78
49. Entengang 79
50. Froschsprung 80
51. Seitlauf 81
52. Sprung 82
53. Einbeinsprung 83

KÖRPERGEWICHTSÜBUNGEN 84

54. Bergsteiger 86
55. Standwaage 87
56. Seitstütz 88
57. Seitstütz mit abgespreiztem Bein 89
58. Planke 90
59. Planke mit abgehobenem Bein 91
60. Planke mit Arm- und Beinhalte 92
61. Twist 93
62. Radfahrer 94
63. Beinstrecker 95
64. Seitsprung 96
65. Hampelmann 97
66. Ausfallschritt-Sprung 98
67. Hocksprung 99
68. Pistol 100
69. W-Ausfallschritt 101
70. Kniebeuge 102
71. Händehoch-Liegestütz 103
72. Knieliegestütz 104
73. Liegestütz 105
74. Taucher 106

STEINÜBUNGEN 108

75. Körper absenken 110
76. Sit-up mit Stein 111
77. Twist mit Stein 112
78. Holzhacken 113
79. Überkopf-Kniebeuge 114
80. Kreuzheben 115
81. Ausfallschritt mit Stein 116
82. Ausfallschritt mit Überkopfdrücken 117
83. Steinwandern 118
84. Goblet Squat 119
85. Steinwandern mit Liegestütz 120
86. Steinwurf frontal 121
87. Steinwurf seitlich 122

88. Ausstoß 123

89. Standwaage mit Stein 124

90. Standwaage mit Rudern 125

91. Rudern mit Stein 126

92. Curl 127

93. Frontalheben 128

TRAININGSPLÄNE 130

ANFÄNGER 131

FORTGESCHRITTENE 154

GLOSSAR 175

EIN
FÜH
RUNG

Sie stehen mit einem Bein im Grab – glauben Sie mir. Aus rein evolutionärer Sicht wäre die Hälfte von Ihnen nur noch ein Kadaver, der von Geiern abgenagt würde – rein statistisch zumindest. Knapp 44 Millionen aller Deutschen gehen nicht laufen. Sie mögen es nicht oder das Knie schmerzt oder die Zeit ist zu knapp oder, oder, oder. 44 Millionen bedeutet auch, dass diese Anzahl in der Urzeit schlicht und ergreifend verhungert wäre. Denn wer essen wollte, musste rennen können.

Wer nicht laufen kann, wer nicht einmal zehn Kilometer schafft oder fünf Klimmzüge packt, bildet nur das Fundament der Ernährungspyramide – die Futterquelle für alle anderen (rein evolutionär).

Und da sitzen Sie jetzt, das Ergebnis von vielen Tausend Jahren natürlicher Auslese, streichen sich übers Bäuchlein und denken: »Zehn Kilometer, unmöglich.« Aber denken Sie weiter: Sie bilden das letzte Glied einer Kette von Vorfahren, die siegten in dem Spiel, das sich Überleben schimpft und in dem häufig der zweite Platz den Tod bedeutete. Ihre Vorfahren rannten flott genug, um dem Säbelzahntiger zu entgehen und Kaninchen zu fangen. Sie hatten genügend Kraft und Ausdauer, um Kriege und Völkerwanderungen zu überleben und fanden bei all dem Gerenne, Gejage, Geschleppe noch die Zeit, ihren Chromosomensatz unters Volk zu bringen. Bluthochdruck, Diabetes, Bindegewebsschwäche, Übergewicht lasten wir unseren Eltern an. Sie strafen Ihre Gene für diese Schwächen ab. Wenn dem so wäre, hätte sich Mutter Natur schon vor 30 000 Jahren Ihrer Ururururvorfahren entledigt. Hat sie aber nicht, und genau deshalb muss in Ihnen ein Supersportler stecken, denn betrachten wir Ihren Chromosomensatz genauer, unterscheiden Sie sich von einem kenianische Wunderläufer oder einem olympischen Kunstturner nur sehr wenig.

»Okay«, fragen Sie, »wieso quillt dann das Hüftgold über meinen Hosenbund, wovon bei Fabian Hambüchen partout nichts zu sehen ist?« Weil auch hier die Evolution Vorrang nimmt: Der Mensch, der sich über die Jahrtausende entwickelt hat, ist nicht dafür geschaffen, sich freiwillig körperlich anzustrengen. Ihre Vorfahren sind nicht morgens aufgewacht und haben gesagt: Herrlich, jetzt einen Kaffee und erst mal zehn Kilometer laufen! Oder: Großartig, erst einmal zwölf Stunden lang Steine zu einem Damm aufhäufen.

Sie mussten sich bewegen, um zu überleben. In der Zeit der Jäger und Sammler liefen die Menschen täglich bis zu 15 Kilometer, manchmal auch viel mehr. Dank ihrer Fähigkeit, lange Strecken im Dauerlauf zurückzulegen, waren sie bei der Jagd den meisten Tieren überlegen. Die meisten Landlebewesen verfügen nicht über diese Kondition; wenn sie in der heißen Steppe 15 Minuten laufen müssen, brechen sie in der Regel zusammen.

Aber die Urmenschen mussten auch Kräfte sparen: Jeder Schritt zu viel bedeutete Energieverschwendung, die tödlich sein konnte – sie verhungerten. Die meiste Zeit in unserer Entwicklungsgeschichte hatten die Menschen eher zu wenig zu essen als zu viel. Es gab keinerlei Grund, sich freiwillig aufs Laufband zu stellen, um Pfunde zu verlieren. Diäten hat die Evolution nicht vorgesehen.

Dieser Stand-by-Modus, also der Energieverschwendung zu entgehen, bedeutete vor wenigen Hundert Jahren noch überleben, aber genau diese Eigenschaft wird uns heute zum Verhängnis: Wir legen Energiereserven als Fettpolster an, wodurch viele unserer Gene nicht mehr den richtigen Stimulus erhalten, um sich ein- oder auszuschalten.

Auch die Neigung zu Bluthochdruck beispielsweise kann in unzivilisierteren Zeiten ein Überlebensvorteil gewesen sein, weil diese Menschen bei Gefahr schneller in Fahrt kamen. Heute schleichen Raubtiere eher selten durchs Büro, und Menschen mit Bluthochdruck nerven vor allem ihre Kollegen. Dabei stecken in solchen Menschen geborene Athleten – sie profitieren sehr von körperlichem Training, da Stresshormone von der Evolution für Kampf oder Flucht geschaffen wurden und nach einer körperlichen Reaktion verlangen.

Ähnlich verhält es sich mit Diabetes Typ II, früher Altersdiabetes genannt – bis ihn auch Kinder entwickelten. Heute ist jeder Dreizehnte daran erkrankt, Tendenz natürlich rapide steigend. Was passiert bei Typ II: Der Körper kann die Zuckeraufnahme der Zellen in Notzeiten herunterfahren, inzwischen aber geschieht das Gegenteil: Es herrscht ein ständiges Überangebot im Körper, der denselben Mechanismus nutzt, um die Zelle vor all der nutzlosen Energie zu schützen. Macht man den Lackmustest namens Bewegung, hebt der Körper die Blockade auf, und die Zelle kann wieder etwas mit der Energie anfangen. Bewegung schützt vor den Folgen des Diabetes und verringert die Wahrscheinlichkeit seiner Entstehung.

Dennoch, Bewegung kann kein Allheilmittel sein. Sie schützt aber sehr gut vor den Auswirkungen, die ein statischer Lebenswandel auf ein Lauf-, Kletter-, Jagd- und Sammeltier hat. Wir nicken wohl alle die Tatsache ab, dass es Tierquälerei ist, einen Husky in einer Dreizimmerwohnung zu halten und mit ihm dreimal am Tag für zehn Minuten rauszugehen. Ihrem eigenen Organismus, der theoretisch Marathon laufen könnte, gönnen viele nicht einmal diese zehn Minuten. Sie quälen sich selbst, ohne es zu wissen. Dennoch schufen wir uns in den letzten 100 Jahren eine erstaunliche Welt: Wir fahren mit Aufzügen und Autos und sitzen den ganzen Tag, ohne dass der Puls auch nur einmal in die Höhe geht. Für diese Passivität zahlen wir einen Preis. Viele Krankheiten, ob Krebs, Diabetes oder Alzheimer, hängen zumindest teilweise mit unserem Bewegungsmangel zusammen: Aus evolutionärer Sicht kann man unser Verhalten nur als abnormal bezeichnen.

WIE VIEL UND WAS?

Wie viel Bewegung gut tut, dafür gibt es keine allgemeingültige Antwort. Bewegung funktioniert nicht wie eine Pille, deren optimale Dosierung auf dem Beipackzettel steht. Der Grad ist hochgradig individuell: Ein bisschen Sport ist gut, mehr ist besser und zu viel kann zu Verletzungen führen. Viele Wissenschaftler raten heute, zu mindestens 150 Minuten pro Woche mehr oder weniger intensiv Sport zu treiben – das gilt für Erwachsene. Das entspricht fünf Tagen à 30 Minuten, in denen die Herzfrequenz kräftig steigt. Das ist im Grunde nicht viel, hält aber gesund und steigert das Wohlbefinden.

Bei der Art der Bewegung scheiden sich oftmals die Geister, aber auch hier kann die Evolution helfen: Wie jagten – oder besser – überlebten unsere Vorfahren? Vor allem liefen sie. Mal schnell, mal langsam. Dann schmissen sie Steine, kletterten, tauchten, trugen oder schleppten Mammutfleisch. Es war ein Mix aus Bewegungen, bei dem das Laufen die Basis bildete. Aus diesem

Grund sollte auch ein Training eine ausgewogene Mischung aus Ausdauer (Laufen) und Kraft (Klettern und Co.) beinhalten, aus schnellen und langsameren Bewegungsabläufen. Es sollte eine Bewegungs-Mischung sein, die in Form und Funktion unseren evolutionären Grundbedürfnissen gerecht wird. Wer so will: ein genetisch angepasstes, funktionelles Training.

FUNKTIONELLES TRAINING – WAS IST DAS?

Funktionell stammt von Funktion, also von Bewegungen, die aus unserer Lebenswirklichkeit als Sportler, Arbeiter, Rettungssanitäter usw. stammen. Derartige Bewegungen oder Spielzüge finden normalerweise in allen drei Ebenen des Raumes (vor und zurück, seitwärts, Drehung) statt. Dabei wird Kraft von der Aufstandsfläche des Athleten durch dessen Körper hindurch in andere Körperabschnitte übertragen und eventuell an ein Sportgerät weitergegeben. Für alle Leser, die der Auffassung sind, dass Kraftgeräte in Fitnessstudios besonders effektiv seien: Training an Kraftmaschinen, die mit geführten Bewegungsbahnen arbeiten, bilden nicht die Wirklichkeit ab. Denken Sie nur an einen Sack Blumenerde, den Sie in den Kofferraum wuchten. Da folgt nichts einer Bahn, der Sack will mit Macht aus Ihren Händen gleiten. In einem Positionspapier der amerikanischen NSCA (National Strength and Conditioning Assosiation) wird Functional Training wie folgt definiert: »Functional training involves movements that are specific — in terms of mechanics, coordination and/or energetics — to one's activities of daily living (ADLs).« [Funktionelles Training beinhaltet Bewegungen, die spezifisch sind – in Mechanik, Koordination und/oder energetisch – für die Aktivitäten des täglichen Lebens der betreffenden Person.]

Prominente Vertreter der Trainings-Methode Funktionelles Training wie Alwyn Cosgrove, Michael Boyle oder Gray Cook betonen reduzierte Ansätze bei der Auswahl: Sie orientieren sich an den Grundformen menschlicher Bewegung und schlagen dabei folgende Übungen vor:

- Kniebeuge (Squat)
- Heben (Deadlift)
- Kniebeuge im Ausfallschritt (Lunge)
- Drücken oder Stoßen (Push)
- Ziehen (Pull)
- Drehung (Twist)
- Gehen und Laufen
- Einarmiges Tragen (Farmer's Walk)
- Drehen von Bauch- in Rückenlage und zurück

WIESO IST ES SO GUT?

Klare Antwort: Funktionelles Training bereitet den Körper auf die Wirklichkeit vor. Es wird der komplette Athlet gefordert, der Mensch mit all seinen Fähigkeiten. Das fängt schon bei so einfachen Dingen wie dem Heben einer Wasserkiste an und endet beim Stabhochsprung. Dabei schwingt das Pendel, was die Belastungsintensität betrifft, immer ein wenig hin und her: Wer weniger Zeit hat, sollte härter trainieren, um eine gute Adaption seiner Mitochondrien zu bekommen. Wer mehr Zeit hat, kann es etwas ruhiger angehen lassen. Dennoch sollte es auch innerhalb dieser zwei Lager (wenig und mehr Zeit) immer auch Phase von intensiveren und lockeren Abschnitten geben. Wieso? Jede Form von Belastungsintensität verursacht verschiedene Anpassungen, die aber nicht unendlich lang steigerbar sind. Deshalb folgt auf lockeres Training ein etwas intensiver Block, dann ein noch härteres Training und dann wieder ein Entspannungsblock. Sie finden dieses Schema in den Trainingsplänen am Ende des Buchs.

Dabei bildet das Laufen/schnelle Gehen den Mantel, in den sich die funktionellen Übungen einbetten. Wieso Laufen? Laufen hat einen immensen Übertrag auf die gesamte Fitness. Wer in einer Stunde elf oder zwölf Kilometer zurücklegt, ohne sich ins Off zu schießen, kann sich schon als vernünftig fit einstufen.

IN FÜNF DIMENSIONEN TRAINIEREN

In diesem Buch werde ich Ihren Körper nach seinem kompletten Leistungsvermögen abfragen. Also die Kraft, Ausdauer, Koordination, Beweglichkeit und Schnelligkeit. Wieso ich das mache? Weil es dem echten Leben am nächsten kommt. Sie dürfen nicht vergessen, dass unser Körper sich in den vergangenen 500 000 Jahren wenig verändert hat. Und genau für diese Urzeit hat ihn Mutter Natur auch angelegt. Bildlich gesprochen: Sie können rennen, Speere werfen, auf Bäume klettern oder tief in die Hocke gehen, um ein Mammut zu beobachten. Im Zuge der Evolution haben wir unser Wissen dazu genutzt, unserem Körper schwere Arbeit abzunehmen. Wir essen Tiefkühlpizza, anstatt Kaninchen zu jagen, fahren Rolltreppen oder Fahrstühle, anstatt die Treppe zu nehmen. Im Grunde nichts Schlechtes, aber in den letzten Jahrzehnten nahmen wir mehr Rücksicht auf unseren Körper, als ihm gut tut, wodurch wir unsere Kraft, Ausdauer, Koordination, Beweglichkeit und Schnelligkeit aufs evolutionäre Abstellgleis parkten. Aber was bedeuten die Schlagwörter Kraft, Ausdauer oder Koordination eigentlich? Ein kleiner Exkurs, der Sie die Bedeutung dieser Begriffe verstehen lässt.

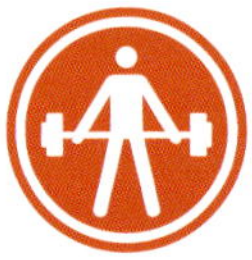

Kraft: Bezeichnet die Fähigkeit des Nerv-Muskel-Systems, durch Muskelkontraktion Widerstände zu überwinden (konzentrische Arbeit), ihnen entgegenzuwirken (exzentrische Arbeit) oder sie zu halten (statische Arbeit). Jetzt das Ganze zum Nachspüren: Legen Sie sich bäuchlings auf den Boden, stützen die Hände unter Ihren Schultern auf (Finger parallel zur Körperlängsachse), machen Sie Ihren Körper steif, als hätten Sie einen Stock verschluckt, und stemmen Ihre Hände so fest Sie können in den Boden. Hebt sich Ihr Körper jetzt vom Boden, haben Ihre Arm- und Brustmuskeln eine Kraft erzeugt, die höher ist als die Schwerkraft, die Sie Richtung Erdmittelpunkt zieht. Oben angekommen verweilen Sie ein paar Augenblicke; jetzt halten sich Ihre Kraft und die Schwerkraft die Waage. Nun kehren Sie in die Ausgangslage zurück; die Schwerkraft übersteigt Ihre eingesetzte Muskelkraft. Ist die Schwerkraft die ganze Zeit Sieger geblieben, hat Ihnen ein Quäntchen Kraft gefehlt.

Ausdauer: »Die Fähigkeit, physisch und psychisch lange einer Belastung zu widerstehen, deren Intensität und Dauer letztendlich zu einer unüberwindbaren (manifesten) Ermüdung (= Leistungseinbuße) führt, um sich nach psychischer und physischer Belastung rasch zu regenerieren. Kurz ausgedrückt ist Ausdauer = Ermüdungswiderstandsfähigkeit + rasche Wiederherstellungsfähigkeit« (Zintl 1994). Was heißt das für uns übersetzt: Ihr bester Freund wird heut Abend auf ein Bierchen vorbeikommen – oh Schreck, Bier und Knabberkram sind alle, also schnell zur Nachttanke Ihres Vertrauens. Die liegt drei Kilometer von Ihrem Heim entfernt, also eine halbe Stunde Fußmarsch. Schaffen Sie beide Wege, oder nutzen Sie auf dem Rückweg den Bus? Wenn ja, könnte ein wenig mehr Ausdauer nicht schaden.

Koordination: Darunter versteht man die Steuerung von Bewegung und Haltung. Nichts besonderes, denken Sie ... na ja, schauen wir mal: Suchen Sie sich einen Platz in Ihrer Wohnung, an dem Sie sich mit zu den Seiten gestreckten Armen einmal um die eigene Achse drehen können, ohne irgendwo anzuecken. Dann stellen Sie eine Stoppuhr auf 45 Sekunden, heben beide Arme gestreckt nach vorn, schließen die Augen, fangen an, auf der Stelle zu gehen, und starten die Stoppuhr. Nach 45 Sekunden öffnen Sie die Augen und staune, wo Sie gelandet sind.

Beweglichkeit: Legen Sie eine Hand an den Hinterkopf und die andere an den Hosenbund oberhalb des Pos. Nun beugen Sie beide Ellenbogen stark an und schieben die Hände hinter ihrem Rücken aufeinander zu. Berühren sich die Fingerspitzen, auch wenn Sie die Arme tauschen? Wenn ja, weisen Ihre Schultergelenke eine gute Beweglichkeit auf. Falls nicht, haben Sie noch einiges an Arbeit vor sich.

Schnelligkeit: Nehmen Sie einen Medizinball zur Hand, werfen Sie ihn nach oben, klatschen Sie in die Hände und fangen Sie den Ball wieder auf. Nun haben Sie die fünf Grundeigenschaften im richtigen Leben gesehen; besonders das letzte Beispiel zeigt aber, dass die fünf nicht unabhängig voneinander existieren. Mit einem sieben Kilo schweren Medizinball in den Händen ist es schon sehr schwierig, ihn ausreichend zu beschleunigen, wenn Sie nicht genügend Kraft haben. Wem es an Koordination mangelt, der kann zwar werfen und klatschen, den Ball aber wieder zu fangen, wird dann eher zum Glücksspiel.

DIE RICHTIGE DOSIS

Rad fahren kommt vom Radfahren – über viele Jahrzehnte war dieser Leitsatz das Grundprinzip des Radsporttrainings. Trainer, Wissenschaftler und selbst ernannte Gurus nahmen an, dass eine motorische Grundeigenschaft (Kraft, Ausdauer usw.) nur über das Training genau jener Eigenschaft verbessert werden konnte: Wer schnell Rad fahren will, muss viel Rad fahren. Mitte der 90er-Jahre des vergangenen Jahrhunderts endete dieser Versuch, die Leistung in einem Bereich durch immer ausgedehnteres Training zu verbessern. Dies gipfelte in Leistungen von mehr als 40 000 Kilometern pro Jahr bei der Radsport-Elite. Mit anderen Worten: Die Athleten mussten im Schnitt 110 Kilometer pro Tag auf dem Rad zurücklegen – wenn sie jeden Tag des Jahres im Sattel saßen. Subtrahiert man trainingsfreie Tage und die Saisonpause, entstehen absurde Tagesleistungen, die – von dieser Annahme ist leider auszugehen – nur durch systematisches Doping überhaupt verkraftet werden konnte.

Beim Radsport setzte daraufhin ein Paradigmen-Wechsel ein, der die Trainer und Athleten stärker in Richtung Krafttraining blicken ließ. Der Gedanke dahinter: Motorische Grundeigenschaften beeinflussen sich wechselseitig. Ein Läufer, der zusätzlich Kraft- und Koordinationstraining absolviert, wird im Verhältnis zum Nurläufer schneller besser werden und weniger verletzungsanfällig sein.

Ich beobachte die Vorteile von Krafttraining täglich, wenn ich mit meinen Sportlern zusammenarbeite. Wer den Stundenweltrekord auf der Bahn aufstellen möchte, muss nicht nur kräftige Beine haben, auch das Wiederlager muss diesem Druck standhalten. In diesem Fall die Kraft im Rumpf. Der ehemalige Stundenweltrekordhalter, Matthias Brändle, wurde aus diesem Grund auch in seiner Kraft und seinen koordinativen Fähigkeiten von uns geschult (Clemens Hesse, Björn Kafka).

Auf dieser Tatsache beruht das Wirkprinzip meines Trainingssystems in diesem Buch. Ich mische die fünf motorischen Grundeigenschaften. Übrigens, das in Deutschland bekanntere Beispiel für einen Gedankenwechsel im Sport bildete die Zusammenarbeit des damaligen Bundestrainers Jürgen Klinsmann mit Mark Verstegen. Von der *Bild-Zeitung* wurde Verstegens Training erst als »Gummi-Twist« verspottet, doch der Erfolg gab dem neuen Denken recht. Verstegens Ansätze finden sich heute mehr oder weniger gelungen kopiert in den Trainings-Regimen aller Bundesligavereine.

Ebenfalls Mitte der 1990er-Jahre platzte in der Sportwissenschaft eine Bombe, deren Stoßwelle ein paar Grundfesten der Trainingslehre bis heute erschüttert. Die Tabata-Studie, 1996 veröffentlicht, verglich moderates Ausdauer-Training mit hochintensivem Intervall-Training (eine Stunde Radergometer in Dauerform im Vergleich zu sieben bis achtmal 20 Sekunden Intervalle mit zehn Sekunden Pause zwischen den Intervallen) und stellte fest, dass letztere Trainingsform die Ausdauer in höherem Maße verbesserte und somit klassischem Ausdauer-Training überlegen war. Der nette Nebeneffekt dieses Trainings: Man verliert mehr Körperfett als bei endlosen Ausdauereinheiten. Allerdings sind natürlich auch hier Limits gesetzt. Immer nur hartes Intervalltraining führt nicht automatisch zum Tour-de-France-Sieg. Doch wer nur sehr begrenzt Zeit hat, kann mit intelligentem Training eine erstaunliche Ausdauer aufbauen.

SO FUNKTIONIERT DIESES BUCH

Ich habe für Sie Übungsfolgen zusammengestellt, die ein kraft- und koordinationsbetontes Training ermöglichen. Basis bildet dabei eine Lauf- oder Geh-Einheit – je nachdem, auf welchem Fitnesslevel Sie sich derzeit befinden. Dazwischen werden Sie den kraftbetonten Teil absolvieren. Die rasche Abfolge der Übungen sorgt dabei zusätzlich für hohe Anforderungen an Ihr Herz-Kreislauf-System und verbessert so die Ausdauer und Fettverbrennung. Die kurzen Pausenzeiten sind nicht zufällig. Sie werden erleben, dass der erste Durchgang eines Trainings leicht scheint, der letzte hingegen Willensstärke erfordert. Lassen Sie sich nicht von den relativ kurzen Trainingszeiten täuschen, in relativ kurzer Zeit werden Sie körperliche Veränderungen wahrnehmen.
Was genau passieren wird:

Wirkung eines Krafttrainingsreizes auf das Herz-Kreislauf-System: Sie werden ausdauernder. Bei jeder Form körperlicher Arbeit muss das Herz-Kreislauf-System mit einer Anpassung von Puls, Blutdruck und Atmung reagieren, um dem gesteigerten Energieverbrauch Rechnung zu tragen. Wird der Körper wiederholt dieser Anforderung ausgesetzt, reagiert er mit verbesserter Pumpleistung, also Größenzunahme des Herzens bei verbesserter Kontraktionskraft und

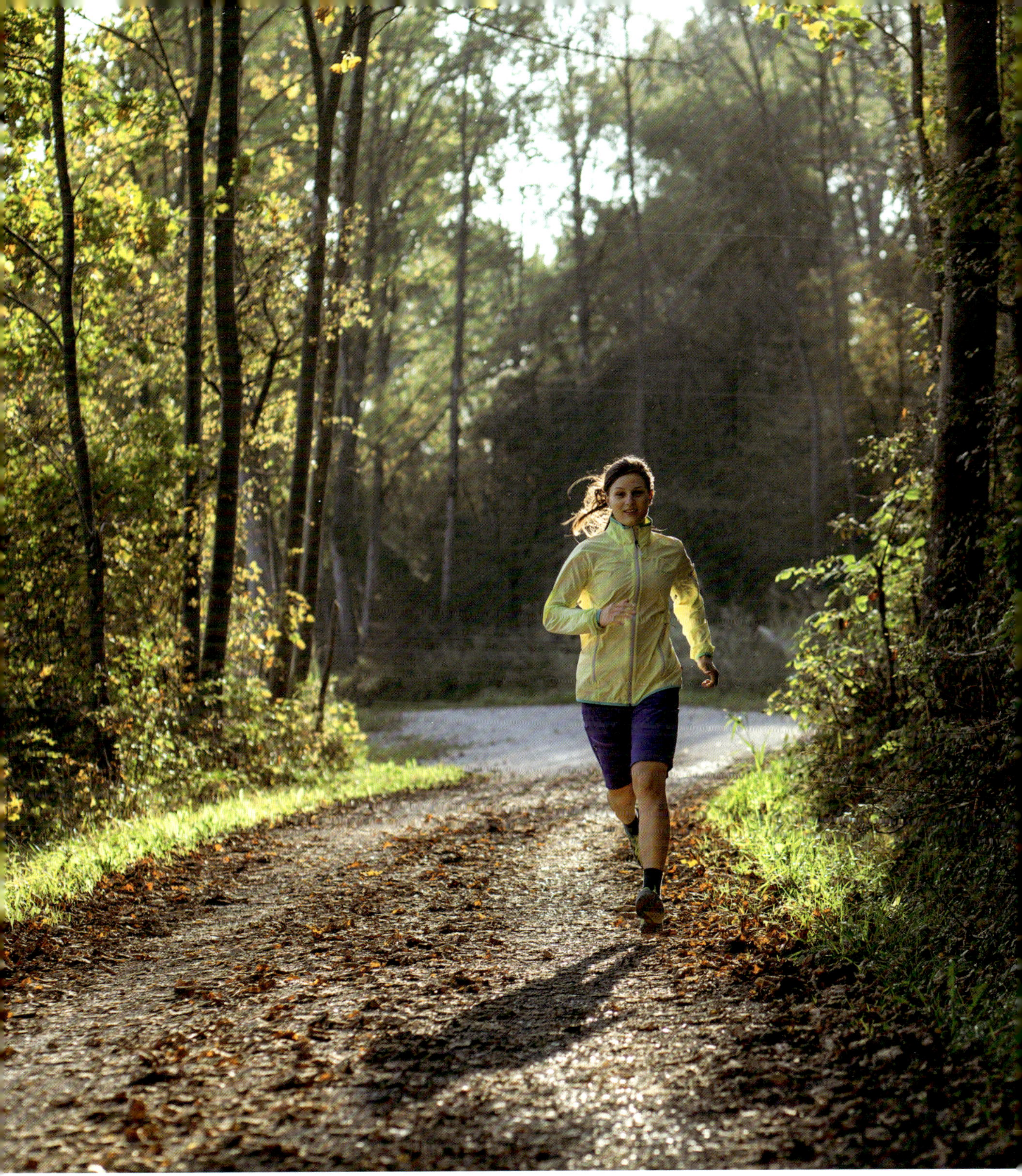

niedrigerer Ruhefrequenz (Baechle Earle 2008, S. 110 ff).

Wirkung komplexer Übungen mit freien Gewichten auf die Koordination: Sie werden schneller. Wer ab und an die olympische Disziplin Gewichtheben verfolgt, wird staunen, wie grazil und schnell die Athleten trotz ihrer massigen Gestalt beim Reißen und Stoßen unter die Hantel tauchen.

Wirkung verbesserter Maximalkraftwerte auf die Ausdauerleistung: Sie sind länger stärker. Die Markscheide zwischen Kraft- und Ausdauerleistungen liegt bei dem Anteil der Maximalkraft, mit dem eine Bewegung ausgeführt wird. Übersteigt dieser Anteil 30 %, so wird die Leistung immer stärker zur Kraftleistung. Umgekehrt heißt das: Wer mehr Kraft hat, kann mehr Leistung bringen, bevor eine Ausdauerleistung in eine Kraftleistung umschlägt. Und bevor wir es vergessen: Sie werden schneller schlank als bei jedem herkömmlichen Ausdauertraining, das Sie stundenlang im sogenannten Fettverbrennungsbereich trainieren lässt.

SO SIEHT IHR TRAINING AUS

Turnhose an, durch die Botanik toben und dann schweißgebadet zusammensacken – so kann Training aussehen. Aber nicht alles, was so aussieht, darf sich Training nennen. Andernfalls wären Galeeren-Sklaven und Pyramiden-Bauarbeiter die besten Athleten der Welt gewesen. Hartes funktionelles Training hat derzeit Hochkonjunktur, doch der Körper funktioniert nicht nur auf diese Weise. Natürlich verbessert ein harter Reiz an der maximalen Sauerstoffaufnahme (oder drüber) in kürzerer Zeit die Kondition, doch welcher Körper hält das aus – mental wie physisch? Deshalb: Galeeren-Sklaven schufteten sich zu Tode. Zugegeben, alles wonach es sich zu streben lohnt, zieht Anstrengung mit sich, da macht die Kondition keine Ausnahme. Es gibt keinen guten Kugelstoßer, der mit Wattebäuschchen werfen in Form kommt – also vergessen Sie Trainingsgeräte, die Ihnen Titelblattfiguren ohne Anstrengung versprechen. Der Körper eines Models oder Athleten wurde mit Schweiß und Tränen erkämpft. Punkt. Was bedeutet das für Sie? Sie müssen Ihren Körper aus dem Sofamodus holen. Was ich damit meine: Ihr Körper muss durch Überforderung einen Belastungsreiz erhalten, der dem Körper ein Umbausignal gibt, damit er sich vor der nächsten Überforderung schützt. Anders ausgedrückt: Immer das gleiche Gewicht stemmen, macht auf Dauer nichts besser. Sie müssen sich steigern. Dieses Prinzip heißt das Prinzip des wirksamen Belastungsreizes. Nun können Sie nicht gleich 100 Liegestütze machen, sondern der Weg ist das Ziel. Der Weg zu 100 Liegestützen führt über einen, zehn, 20 Liegestütze. Aber es gibt noch ein Dilemma: Ihr Körper passt sich schnell an eine gegebene Belastung an, also muss diese regelmäßig sein. Denken Sie an den Neujahrseffekt: »Ab dem 1. Januar mach ich mehr Sport«, heißt die Devise, gefolgt von fünf Jogging-Versuchen im Stadtpark, die vor allem die eigene Vergänglichkeit spüren lassen. Der Erfolg wäre im März vermutlich messbar gewesen, wären die Schuhe nicht im Februar im Regal gelandet.

Über eines sollten Sie sich im Klaren sein: Man kann nicht gleichzeitig der Athlet mit der meisten Kraft und der meisten Ausdauer sein. Denken Sie ans Wahlbarometer: Das Kuchen-Diagramm teilen sich meist fünf »Parteien«. Wer also versucht, das Stück Ausdauer immer weiter zu vergrößern, muss hinnehmen, dass weniger

Kuchen für die anderen vier Stücke übrig bleibt. Allerdings: Anders als bei Wahlen ist die Größe des Kuchens variabel. Wer viel trainiert, hat eine Hochzeitstorte aufzuteilen, wer nicht trainiert, dem bleibt nur ein Muffin. Zu guter Letzt: Es reicht nicht, sich müde zu trainieren – Sie werden erst in der Erholungsphase stärker. Also brauchen Sie immer eine Pause.

Ziel des Konditionstrainings in diesem Buch ist es, Sie im Ganzen zu fordern. Dabei wenden wir uns an eine breite Zielgruppe: Vom Schreibtisch-Täter bis zum Elite-Athleten. Die vorgestellten Übungen sind in

ANFÄNGER

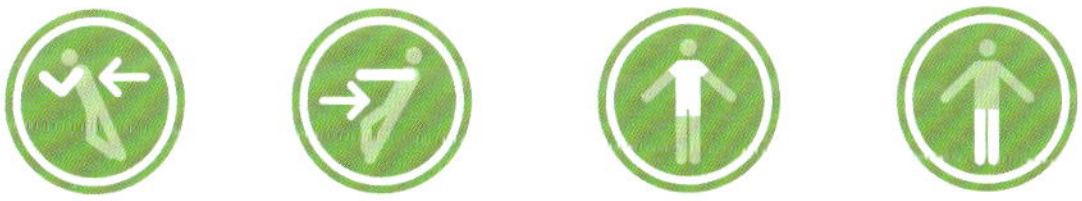

Druck ***Zug*** ***Rumpf*** ***Bein***

FORTGESCHRITTENE

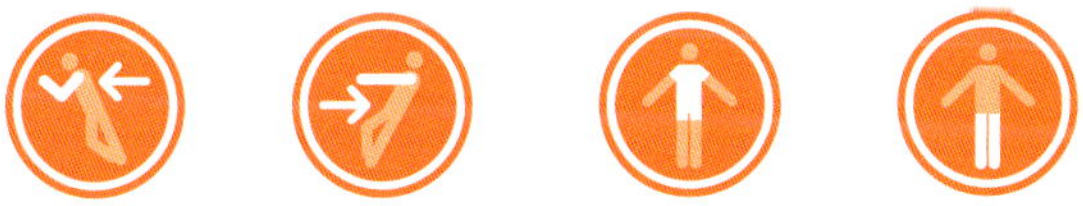

Druck ***Zug*** ***Rumpf*** ***Bein***

gegliedert, um dem Novizen ein ausgewogenes Ganzkörper-Training zu ermöglichen. Idealerweise beinhaltet jedes Workout immer alle vier Komponenten. Wer gleich loslegen möchte, startet mit den Trainingsplänen. Wir haben für Anfänger und Fortgeschrittene Pläne zusammengestellt. Doch bevor Sie damit anfangen, ordnen Sie sich in eine der Leistungsgruppen ein.

SO STARTEN SIE IHR TRAINING

1. Leistungstest machen und sich in eine Leistungsgruppe einteilen (ab Seite 21).

2. Übungen zusammensuchen und Zeitschema bestimmen (ab Seite 24).

3. Training absolvieren: Jedes Training beinhaltet zwei Lauf-/Geheinheiten. Das bedeutet: Sie laufen zum Trainingsort, machen dort die Übungen und laufen wieder zurück.
   Jede der vier Kraftübungen wird im Wechsel trainiert. Ein Beispiel: Machen Sie Kniebeugen, dann eine Pause. Weiter mit Liegestütz, Pause, Bergsteiger, Pause, Burpees, Pause. Danach beginnen Sie wieder mit den Kniebeugen, bis Sie die vier Durchgänge absolviert haben. Tipp: Wer nicht laufen möchten, kann auch nur die Workouts absolvieren.

4. Trainieren Sie drei- bis viermal in der Woche nach diesem Prinzip. Training dokumentieren.

Planen Sie Ihr Training

Erfolg im Sport knüpft an einen Trainingsplan an. Ohne eine Struktur können Sie kein sinnvolles Training aufbauen und Ihre Fortschritte nicht dokumentieren. Zudem hilft ein Plan kontinuierlich zu arbeiten – das Wichtigste für Erfolg.

Wie älteste im Original erhaltene Aufzeichnung planmäßigen Trainings stammt aus dem 14. Jahrhundert vor Christus und beschreibt eine Art Intervalltraining für Wagenpferde (Seidenspinner 2005, S. 2). Es gilt die Regel: Jedes Training wirkt. Aber wirkt es auch in der angestrebten Art und Weise? Die Erfahrung aus der Trainingswissenschaft hat über die Jahrtausende Reihenfolgen und Inhalte von Trainingshandlungen identifiziert, die besser wirken als andere:

→ *Ein Training besteht aus* Einleitung (Vorbereitung des Organismus auf die bevorstehende Belastung), Hauptteil und Schluss (den Körper wieder systematisch in den Ruhezustand zurückführen).

→ *Training sollte (wenn möglich) das Schwache stärken, ohne die Stärken zu schwächen,* sie vielmehr betonen (nicht immer ist das möglich: Lance Armstrong musste ein weniger kraftvoller Fahrer werden, um die Tour de France gewinnen zu können. Er opferte seine herausragende Kraft zu Gunsten eines besseren Leistungsgewichtes, das ihn dann auch am Berg siegfähig machte).

→ *Koordination sollte vor Schnelligkeit, Schnelligkeit vor Kraft und Kraft vor Ausdauer trainiert werden.* (Diese Reihenfolge entstammt der Erkenntnis, dass auch das Nervensystem ermüden kann und spiegelt die Reihenfolge der Grundeigenschaften von der am meisten zur am wenigsten anstrengenden fürs Nervensystem.)

→ *Hat ein Training* Druck- und Schubübungen, dann sollte es ebenso viele Zugübungen haben.

→ *Enthält eine Zielsportart oder ein Beruf* bestimmte Haltungen oder Bewegungen, sollte ein Training auch Bewegungen anbieten, die der entsprechende Sport oder Beruf nicht bietet.

→ *Geeignet zum Aufwärmen* sind Radfahren, Laufen, Seilspringen und dergleichen – kurz: alles, was geeignet ist, das cardio-pulmonale System anzuregen und Skelettmuskulatur und Gelenke auf die Belastung vorzubereiten. Zum Aufwärmen gehört ferner, die Gelenke der Körperabschnitte, die im Zentrum des folgenden Trainings stehen werden, mehrfach über ihre vollständige Bewegungsbahn zu bewegen. Dafür sollten zehn Minuten aufgewendet werden.

SUCHEN SIE SICH IHR ZIEL

In diesem Buch bieten wir Ihnen zwei Möglichkeiten, Ihren Körper in Form zu bringen: Muskelwachstum oder Kraftausdauer. Die beiden Methoden unterscheiden sich dadurch, dass die eine mit viel Körpergewicht und wenigen Wiederholungen arbeitet (Muskelwachstum), während die andere weniger Gewicht über einen längeren Zeitraum einsetzt (Kraftausdauer). Jede dieser

Möglichkeiten wird umrahmt von Lauf- oder Geheinheiten.

Methode Muskelwachstum (Beispiel)
Hinlaufen: Gehen oder laufen Sie etwa 10–15 Minuten zum Trainingsort. Falls Sie mit einem Herzfrequenzmesser arbeiten, sollten Sie etwa bei 70–80 % Ihrer maximalen Frequenz unterwegs sein. Beim Gehen werden Sie höchstwahrscheinlich etwas niedriger unterwegs sein.

Wählen Sie aus den vier Kategorien eine Übung, die Sie maximal zehnmal ausführen können. Pro Übung sollten Sie zwei bis vier Sätze ausführen. Die Pause zwischen den Sätzen beträgt zwei bis vier Minuten. Bedenken Sie: Je kürzer die Pause, desto mehr wird Ihr Herz gefordert. Dieses Training sollten Sie drei Mal in der Woche durchführen.
Zurücklaufen: Gehen oder laufen Sie etwa 10–15 Minuten zurück. Falls Sie mit einem Herzfrequenzmesser arbeiten sollten Sie etwa bei 70 % Ihrer maximalen Frequenz unterwegs sein. Beim Gehen werden Sie etwas niedriger unterwegs sein.

Methode Kraftausdauer (Beispiel)
Hinlaufen: Gehen oder laufen Sie etwa 10–15 Minuten (Fortgeschrittene mehr) zum Trainingsort. Falls Sie mit einem Herzfrequenzmesser arbeiten, sollten Sie etwa bei 70–80 % Ihrer maximalen Frequenz unterwegs sein. Beim Gehen werden Sie höchstwahrscheinlich etwas niedriger unterwegs sein.

Wählen Sie aus den vier Kategorien einige Übungen, die Sie länger als 30 Sekunden ausführen können. Suchen Sie sich danach Ihr Belastungsschema, das aus Belastung und Pause besteht. Absolvieren Sie die Übungsfolge drei- bis fünfmal. Beispiel: Pistol, Pause, Planke, Pause, Liegestütz, Pause, Rudern, Pause. Jetzt wieder mit Pistol beginnen, bis Sie vier Sätze absolviert haben.
Zurücklaufen: Gehen oder laufen Sie etwa 10–15 Minuten zurück. Falls Sie mit einem Herzfrequenzmesser arbeiten, sollten Sie etwa bei 70 % Prozent Ihrer maximalen Frequenz unterwegs sein. Beim Gehen werden Sie höchstwahrscheinlich etwas niedriger unterwegs sein.

BELASTUNGSINTENSITÄTEN

ANFÄNGER: 30 Sekunden Belastung, 60 Sekunden Pause (einfach); 30 Belastung, 45 Pause (mittel), 30 Belastung, 30 Pause (schwer)
Laufen/Gehen: 20–30 Minuten Gesamtzeit bei 60–80 % der maximalen Herzfrequenz

FORTGESCHRITTENER 1: 30 Sekunden Belastung, 30 Sekunden Pause (einfach); 45 Belastung, 30 Pause (mittel), 60 Belastung, 30 Pause (schwer). Wer will, kann natürlich die Pausenzeiten noch etwas kürzen. Denkbar wäre auch 45/20 als Be- und Entlastungsschema.
Laufen: 30–70 Minuten Gesamtzeit, 75–85 % der maximalen Herzfrequenz

FORTGESCHRITTENER 2: 45 Sekunden Belastung, 20 Sekunden Pause (leicht), 45 Belastung, 15 Pause (mittel), 50 Belastung, 10 Pause (schwer)
Laufen: 40–90 Minuten Gesamtzeit 75–85 % der maximalen Herzfrequenz

Trainingsablauf perfektionieren
Mit Audio-Unterstützung: Wer nach dem Zeitschema trainiert (z. B.: 30/30 Sekunden), der profitiert von akustischen Signalen, die anzeigen, wann ein neuer Interval beginnt. Sprich: Alle 30 Sekunden piept es. Dafür gibt es Geräte (Gymboss) oder, falls Sie Smartphone-Besitzer sind, Apps (HIIT-, Intervall-Timer).

So fit sind Sie wirklich

Wie steht es um Ihre Fitness? In diesem Kapitel prüfen Sie Ihren Ist-Zustand. Mit den vorgegeben Tests können Sie einordnen, ob Sie eher zu den Anfänger- oder doch zu den Fortgeschrittenen zählen.

Wie fit bin ich? Diese Frage können Sie sich in diesem Kapitel selbst beantworten. Anhand von zehn verschiedenen Test checken Sie Ihre Stärken und Schwächen. Dabei frage ich Ihre Beweglichkeit, Kraft, Ausdauer und Koordination ab. Dieser Kurztest hilft Ihnen, die richtige Auswahl der Übungen zu finden und sich in die passende Kategorie einzuordnen (Anfänger, Fortgeschrittener 1 und 2, wobei 1 und 2 zusammengefasst im Training werden). Grundsätzlich empfehle ich Ihnen aber mit dem Anfänger-Übungen und -Trainingsplänen zu starten. Wiederholen Sie den Test alle zwei Monate, um Ihre Fitness-Entwicklung zu überprüfen. Zur Einschätzung Ihres Fitnessstands bedienen wir uns der Anforderung, die man beim Militär findet. Das hat nichts mit meiner militanten Ader zu tun, vielmehr mit der großen Vielseitigkeit dieser Tests.

Der Lauftest dient auch zur Ermittlung Ihrer maximalen Herzfrequenz. Sie sollten die 1000 Meter so schnell laufen wie Sie können und sollten danach sehr erschöpft sein. Die Herzfrequenz, die Sie bei etwa 700–1000 erreichen, ist Ihre maximale Herzfrequenz, mit der Sie die optimalen Trainingsbereiche für die Laufeinheiten ermitteln (siehe Tabelle unten).

RE	G1	G2	EN	SB
REGENERATION	**GRUNDLAGEN 1**	**GRUNDLAGEN 2**	**ENTWICKLUNG**	**SPITZENBEREICH**
50–60 % *der maximalen Herzfrequenz*	***60–70 %*** *der maximalen Herzfrequenz*	***70–80 %*** *der maximalen Herzfrequenz*	***80–90 %*** *der maximalen Herzfrequenz*	***90–100 %*** *der maximalen Herzfrequenz*
Im Kompensationsbereich verbessert sich die lokale Durchblutung. Der Abbau von zerstörtem Muskelgewebe wird beschleunigt. Ideal nach Wettkämpfen.	G1-Läufe sollten in möglichst flachem Gelände gelaufen werden. Versuchen Sie, möglichst gleichmäßig das Tempo zu halten.	Erhöhung Sie die Kapillarisierung: Damit kann Ihr Muskel besser mit Sauerstoff versorgt werden. Dieser Bereich wird Ihr Haupttrainingsbereich werden.	Mit den Trainingseinheiten im Entwicklungsbereich optimieren Sie Ihren aerob-anaeroben Bereich (Schwellenleistung). Ideal für Sportler, die auch an Wettkämpfen teilnehmen.	Das Training findet im Renntempo statt – die Laktat-Toleranz verbessert sich. Dieses Training ist sehr hart und sollte nur wenige Minuten betragen (in Intervallen)

TEST IHRER FITNESS:

1 *1000-Meter-Lauf: Der Klassiker zeigt genau, wie es um Ihre Ausdauer bestellt ist.*

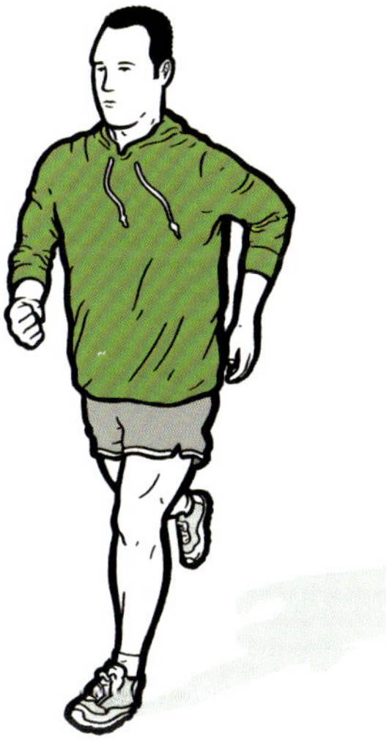

ANFÄNGER: über 6:30 Minuten
FORTGESCHRITTENE 1: 4:30 Minuten
FORTGESCHRITTENE 2: unter vier Minuten

2 *Sind Sie in der Lage, mit Ihren Fingern den Boden vor Ihren Zehen zu berühren und dabei die Knie durchgedrückt zu lassen?*

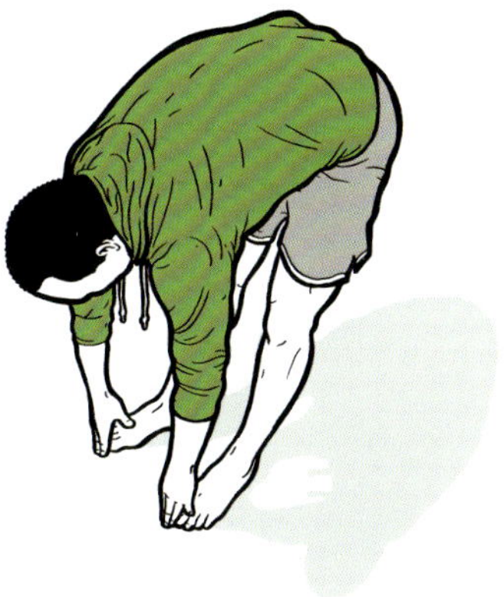

ANFÄNGER: Sie erreichen knapp die Schienbeine.
FORTGESCHRITTENE 1: Sie berühren mit den Fingerspitzen den Boden.
FORTGESCHRITTENE 2: Die Handflächen liegen auf dem Boden.

3 *Können Sie mit Fersen, Po, Schulterblättern und Hinterkopf an einer Wand stehen und die Arme so weit nach vorn oben heben, dass Ihre Arme neben Ihren Ohren sind und Ihre Daumen die Wand berühren?*

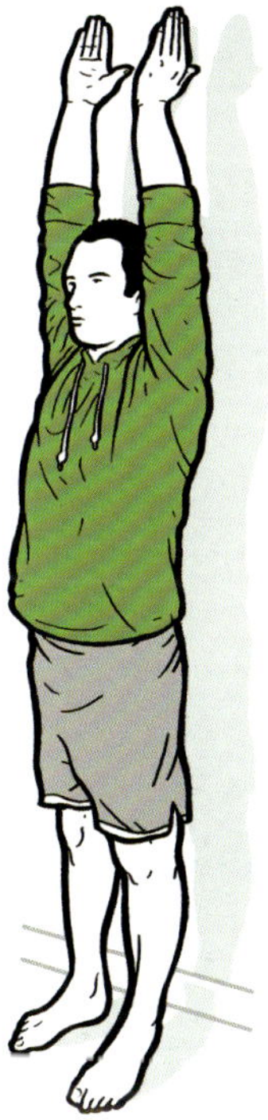

ANFÄNGER: Po und Schulter bekommen Sie an die Wand. Den Hinterkopf nicht.
FORTGESCHRITTENE 1: Sie schaffen es, die Daumen an die Wand zu legen.
FORTGESCHRITTENE 2: Die Daumen sind an der Wand, Kopf und Schulter können abgelöst werden.

4 *Seitstütz: Sie sind in Seitlage, stützen sich auf den Ellenbogen, die Beine liegen aufeinander. Heben Sie nun das Becken ab, bis Ihr Körper eine gerade Linie bildet. Bleiben Sie in dieser Position bis Abbruch durch Erschöpfung.*

ANFÄNGER: 60 Sekunden
FORTGESCHRITTENE 1: 90 Sekunden
FORTGESCHRITTENE 2: über 90 Sekunden

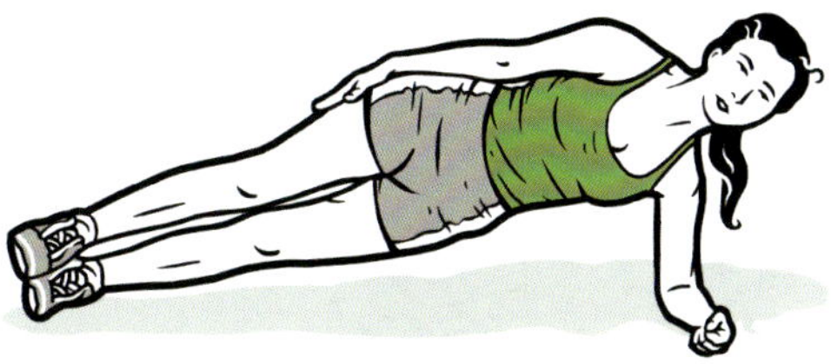

5 *Supermann: Legen Sie sich bäuchlings auf den Boden und heben Beine, Kopf und Arme ab. Die Arme werden neben den Kopf gehoben. Halten Sie diese Position, so lange Sie können.*

ANFÄNGER: 140 Sekunden
FORTGESCHRITTENE 1: 180 Sekunden
FORTGESCHRITTENE 2: über 180 Sekunden

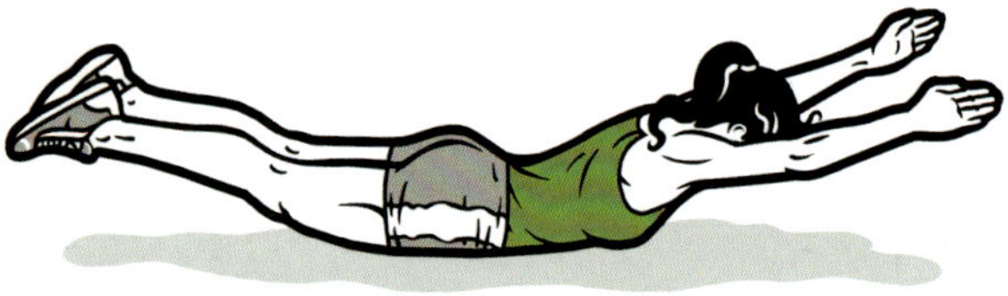

6 *Gehaltener Sit-up: Sie sitzen mit angestellten Beinen auf dem Boden, der Oberkörper ist nach hinten geneigt, zwischen Oberkörper und Boden ist ein Winkel von circa 60 Grad. Die Wirbelsäule sollte dabei möglichst gerade gehalten werden. Verharren Sie in dieser Stellung, so lange Sie können.*

ANFÄNGER: 70 Sekunden
FORTGESCHRITTENE 1: 130 Sekunden
FORTGESCHRITTENE 2: über 130 Sekunden

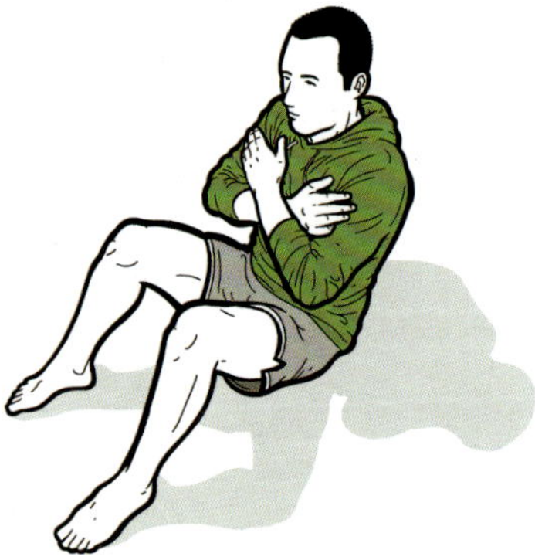

7 *Einbeinaufstehen: Sie sitzen auf einem Stuhl mittlerer Höhe (ca. 47 cm). Verschränken Sie die Arme vor der Brust und versuchen Sie, mit einem Bein aufzustehen. Wenn Sie dazu nicht in der Lage sind, liegt Ihre Beinkraft im unteren Durchschnitt.*

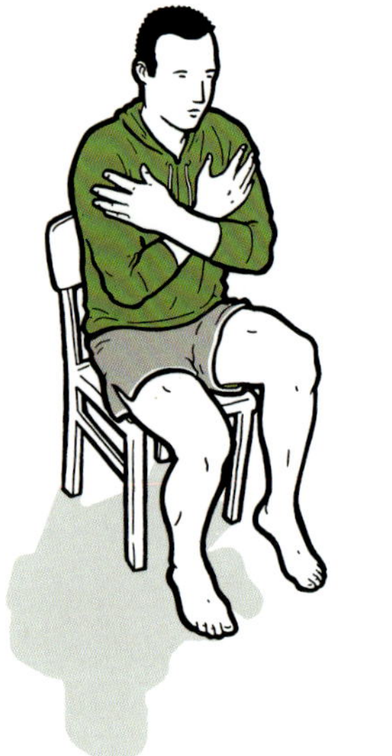

ANFÄNGER: keine
FORTGESCHRITTENE 1: fünf in zehn Sekunden
FORTGESCHRITTENE 2: ab acht in zehn Sekunden

8 *Beim United States Marine Corps gelten drei volle Klimmzüge als Minimalanforderung, bei den Navy SEALs sind es derer schon acht als Einstellungsvoraussetzung. Um mithalten zu können, sind dort 15–20 gern gesehen.*

ANFÄNGER: nur hängen mit Kinn über der Stange für fünf Sekunden.
FORTGESCHRITTENE 1: fünf Klimmzüge
FORTGESCHRITTENE 2: ab zehn Klimmzüge

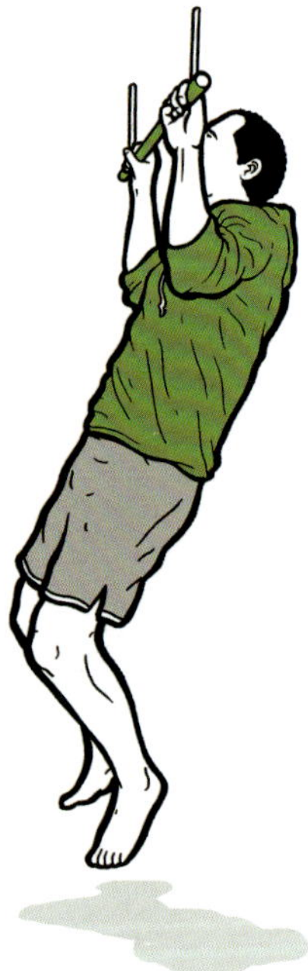

⑨ *Liegestütz: Im aktuellen Fitnesstest der Bundeswehr kommt der Liegestütz als Minimalanforderung nicht mehr vor. Noch 2009 war das anders. Wiederholungszahlen unter zehn galten nur bei Soldaten jenseits des 50. Lebensjahrs als akzeptabel. Bei den Elite-Soldaten der SEALs hingegen sind 42 das Minimum und 100 gelten als guter Durchschnitt.*

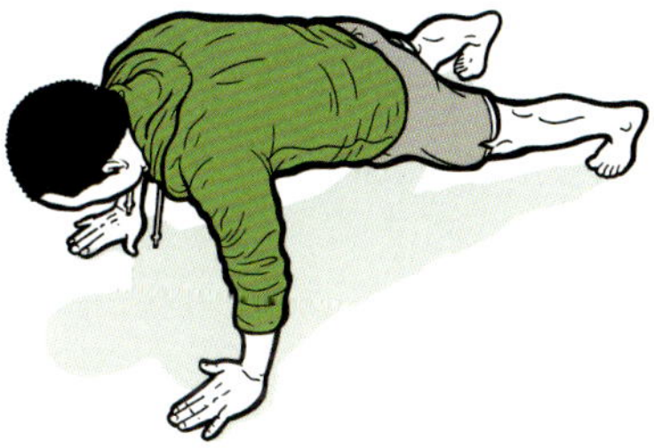

ANFÄNGER:
unter zehn Wiederholungen
FORTGESCHRITTENE 1: 15–20 Wiederholungen
FORTGESCHRITTENE 2: über 30

---

⑩ *Sind Sie in der Lage, 30 Sekunden auf einem Bein zu stehen? Wenn nicht, zeigt Ihr Gleichgewicht deutliche Defizite. 30 Sekunden Einbeinstand mit geschlossenen Augen hingegen gelten als gute Leistung, alles darüber als sehr gut.*

ANFÄNGER:
unter 30 Sekunden mit offenen Augen
FORTGESCHRITTENE 1:
30 Sekunden mit geschlossenen Augen
FORTGESCHRITTENE 2:
über 45 Sekunden mit geschlossenen Augen

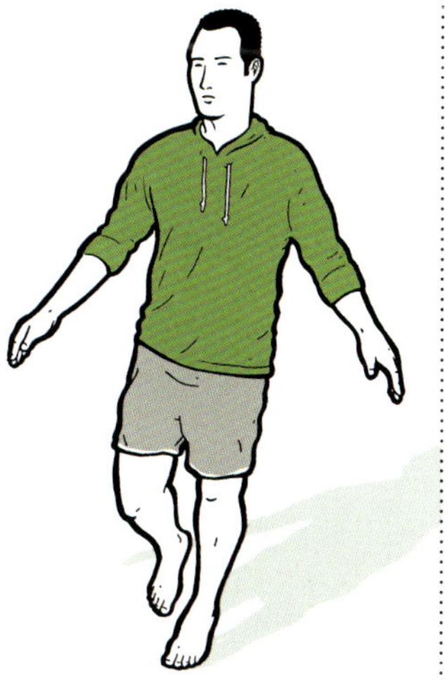

SO FIT SIND SIE

Wer im Rumpf und in der Beweglichkeit Schwächen zeigt, sollte immer zum Anfängertrainig greifen. Dadurch werden Fehlhaltungen vermieden, und Sie können sich langsam an die schwereren Übungen rantasten. Denken Sie daran: Wer sich anfänglich bei zu schwerem Training verletzt, hat einen geringeren Trainingsfortschritt als jemand, der mit dem vermeintlich Leichten startet.

AUSWERTUNG:

	ANF.	FORTG. 1.	FORTG. 2.
Ausdauer			
1. 1000-Meter Lauf	O	O	O
Beweglichkeit			
2. Vorbeugen	O	O	O
3. Daumen an die Wand	O	O	O
Kraft-Rumpf			
4. Seitstütz	O	O	O
5. Supermann	O	O	O
6. Sit-Ups	O	O	O
Kraft Arme und Beine			
7. Einbeinaufstehen	O	O	O
8. Klimmzüge	O	O	O
9. Liegestützen	O	O	O
Koordination			
10. Auf einem Bein stehen	O	O	O

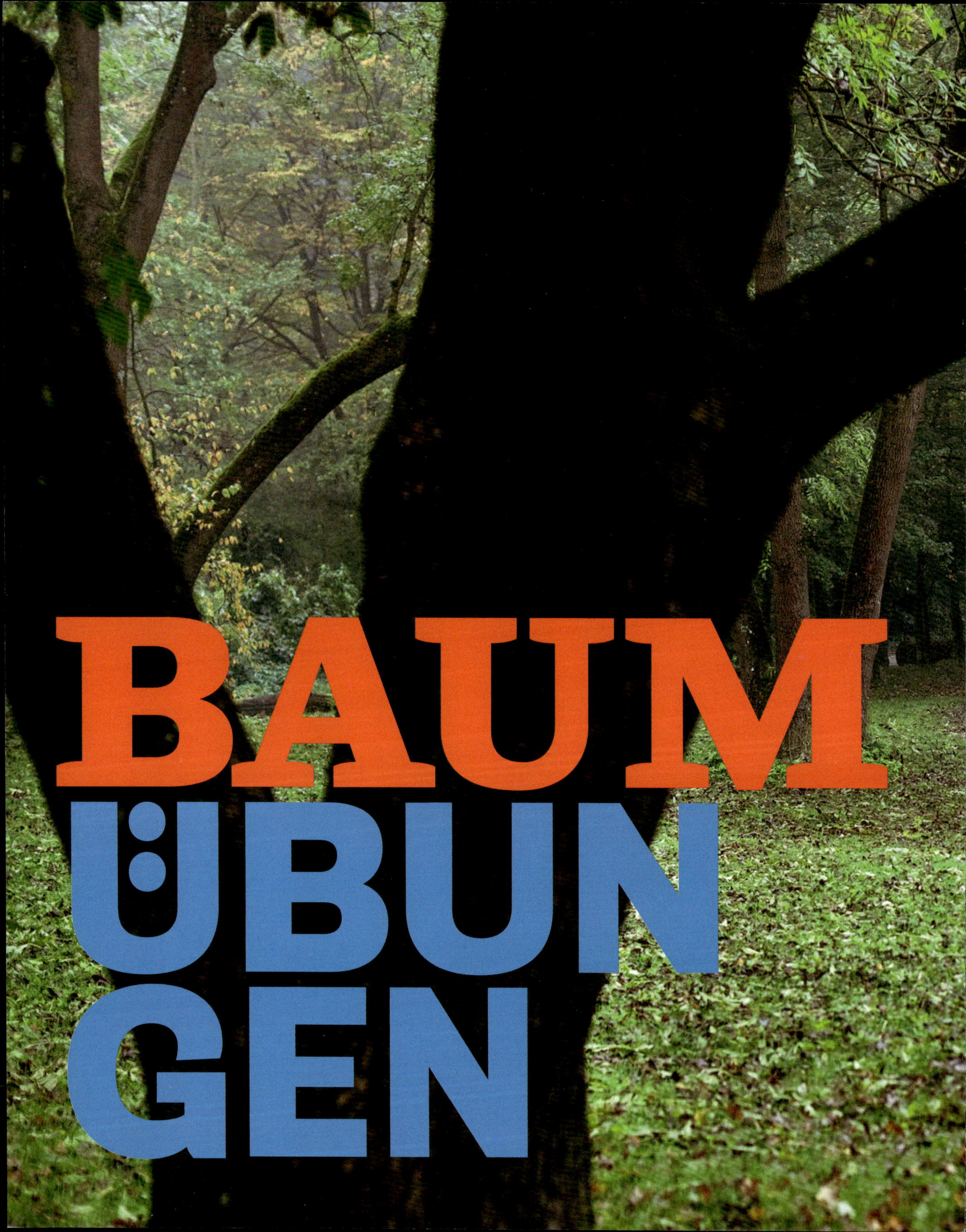

BAUMÜBUNGEN

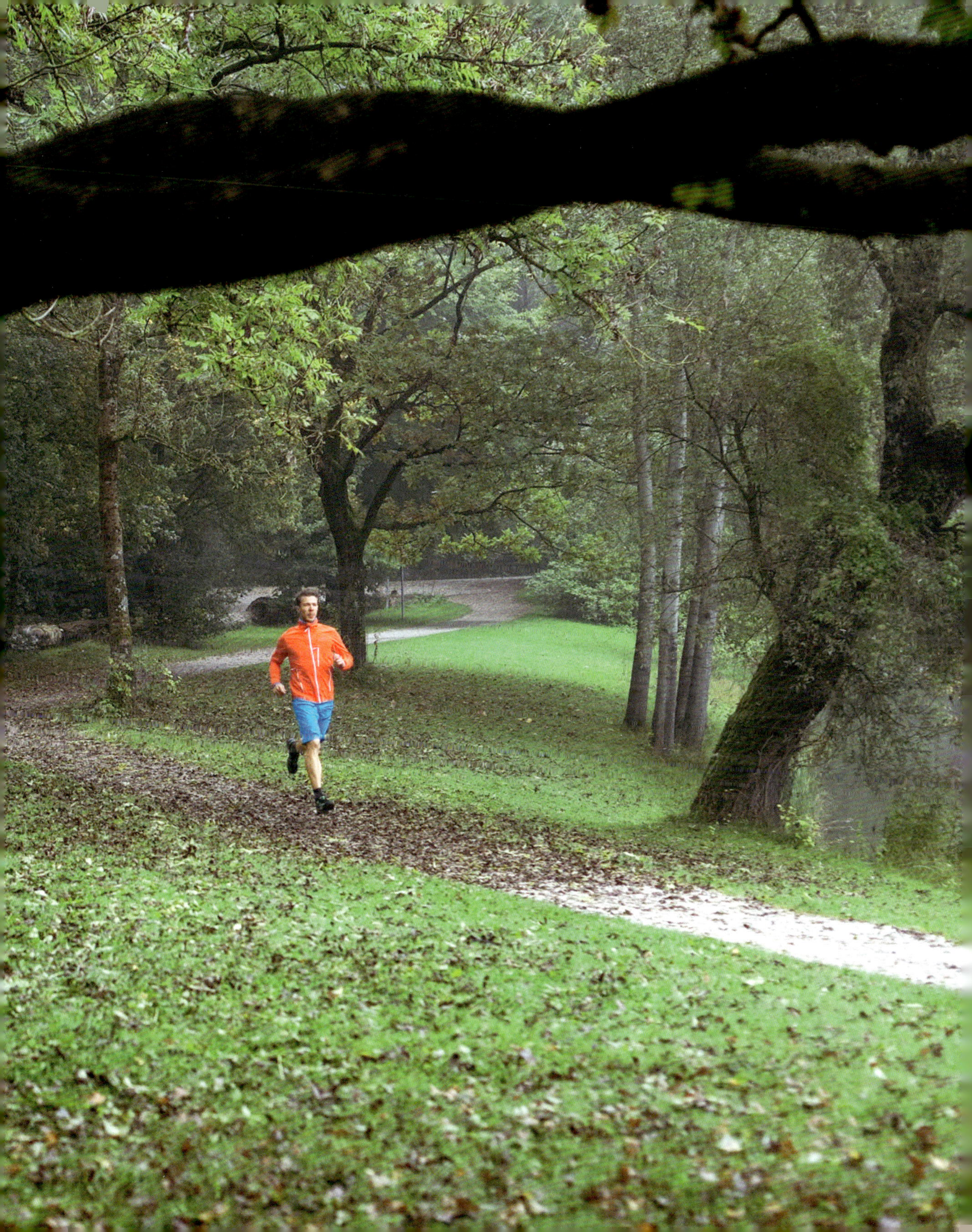

1. Sit-up am Baum

Evergreen für einen straffen Rumpf

1} Setzen Sie sich auf den Boden. Die Füße an den Baum gestellt. Die Arme vor der Brust. Beine im 90-Grad-Winkel gebeugt. Senken Sie jetzt den Oberkörper nach hinten ab. Dabei liegt der komplette Rücken auf dem Boden. **2}** Heben Sie jetzt Ihren Oberkörper an, bis Sie aufrecht sind. Senken Sie den Oberkörper wieder ab.

TIPP: Ihr Kopf sollte beim Crunch in einer Linie mit Ihrem Oberkörper stehen. Sie heben praktisch Ihre Nasenspitze in Richtung Himmel.

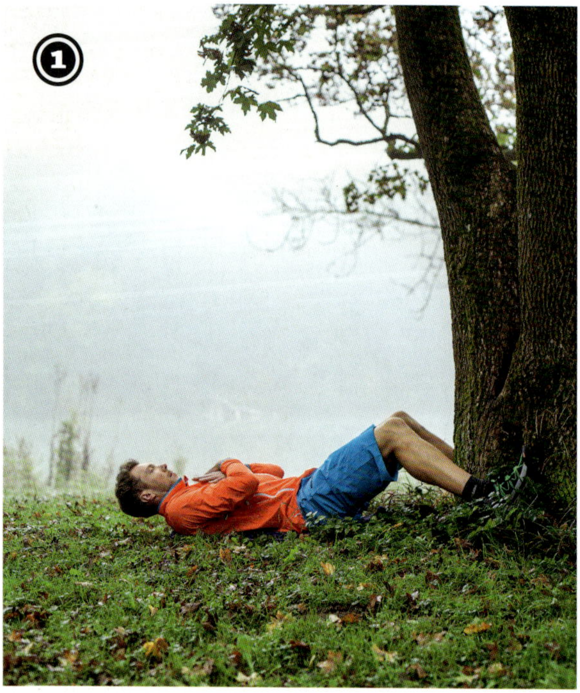

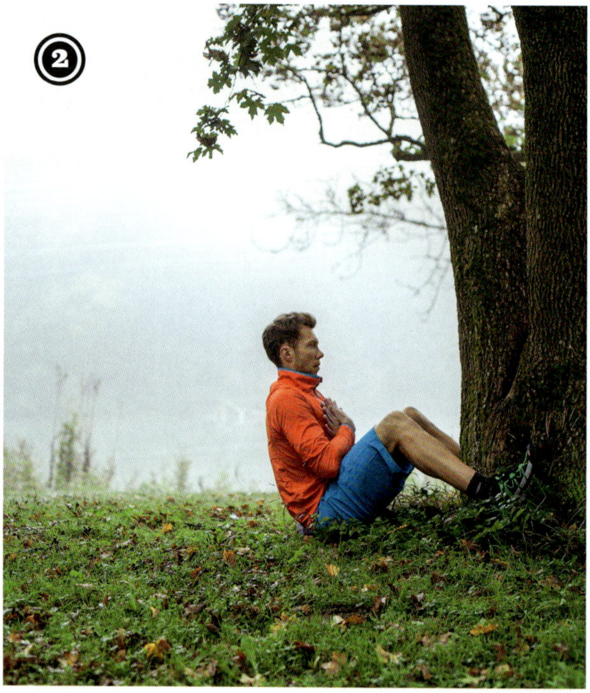

2. Sit-up mit gestreckten Armen

Wem der Sit-up zu einfach ist, der findet hier die richtige Herausforderung

1} Setzen Sie sich auf den Boden. Die Füße an den Baum gestellt. Die Arme nach hinten gestreckt – von Hüfte bis zu den Fingerspitzen bilden Sie eine Gerade. Beine im 90-Grad-Winkel gebeugt. Senken Sie jetzt den Oberkörper nach hinten ab. Dabei liegt der komplette Rücken auf dem Boden. **2}** Heben Sie jetzt Ihren Oberkörper an, bis Sie aufrecht sind. Senken Sie wieder den Oberkörper ab.

TIPP: Die Arme sollten permanent in der Gerade bleiben. Wer es einfacher möchte, kann die Arme anfangs anwinkeln.

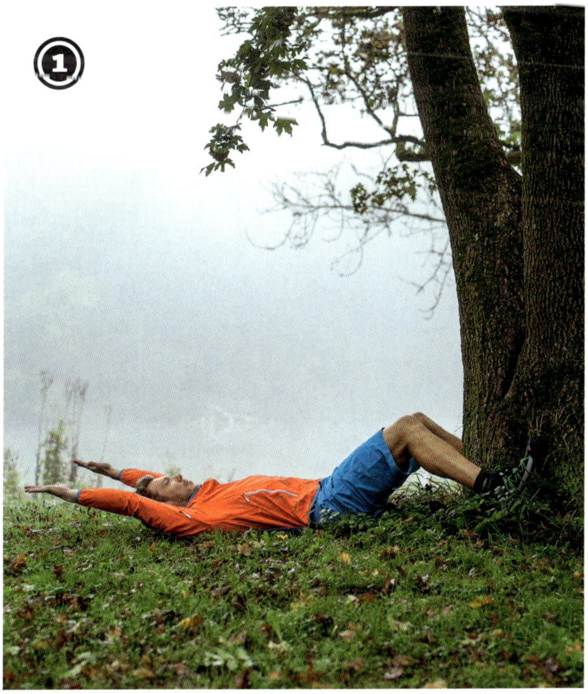

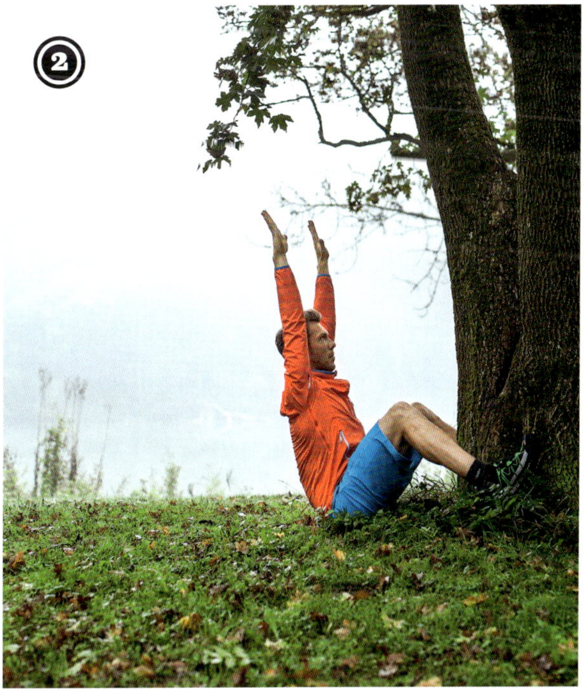

3. Knie heben

Flacher Bauch, gesunder Rücken

1} Greifen Sie den Ast im Rist- oder Kammgriff. Hängen Sie mit geradem Rücken. Die Arme komplett strecken. Der Blick geht geradeaus. **2}** Heben Sie die angewinkelten Beine langsam in Richtung Oberkörper. In der Waagerechten einige Sekunden halten und die Beine danach langsam wieder senken.

TIPP: Um den vollen Nutzen für einen starken Rücken zu bekommen, heben Sie die Knie bis zur Waagerechten und halten Sie den Rücken gestreckt. Vermeiden Sie ein Hohlkreuz.

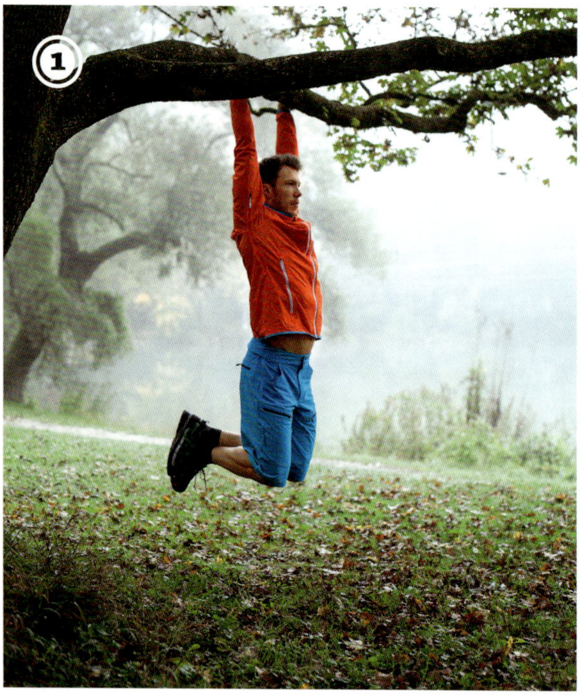

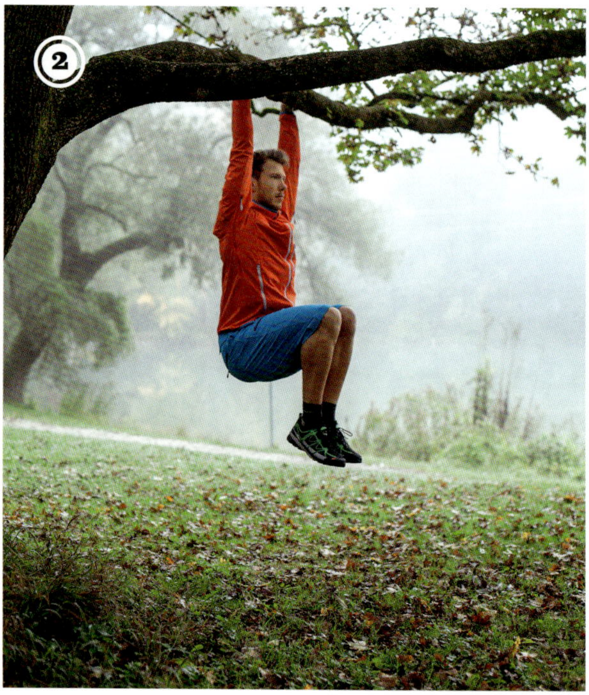

4. Liegestütz am Baum

Eine der effektivsten Schulter- und Trizeps-Übungen

1} Die Füße am Baum aufgestellt – je höher Sie mit den Füßen stehen, desto schwieriger wird die Übung. Die Hände mehr als schulterbreit. **2}** Beugen Sie die Ellenbogen und lassen Sie den Körper sinken, bis Stirn und Nase fast den Boden berühren. Atmen Sie dabei ein. Nun drücken Sie sich mit der Ausatmung in die Ausgangslage zurück.

TIPP: Fortgeschrittene können bis in die Handstandposition gehen und dann eine Art Überkopfdrücken trainieren.

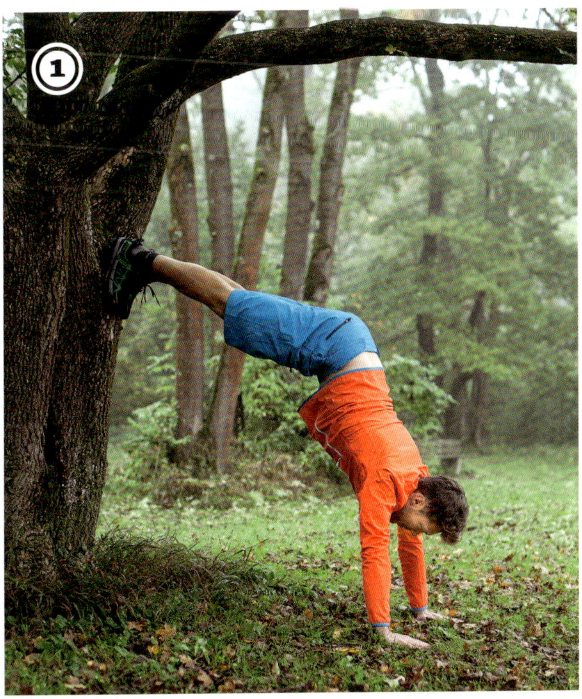

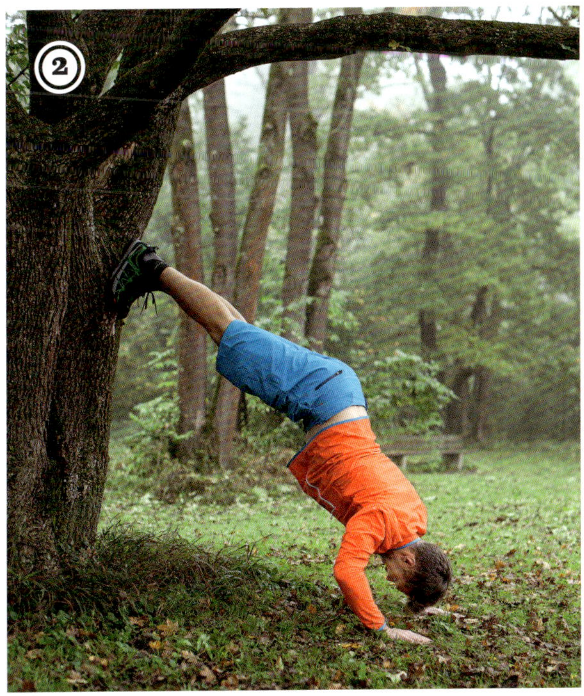

5. Einarmliegestütz

Gute Übung für seitengleiche Kraft und die Schulung der Balance

1} Stellen Sie sich etwa mit einer halben Körperlänge vom Stamm entfernt auf. Legen Sie die rechte Hand auf den Rücken. Die linke an den Stamm. Ihr Körper bildet eine Gerade. Heben Sie den rechten Fuß nach hinten ab. **2}** Senken Sie den Oberkörper nach vorn ab, bis Sie mit dem Kopf fast den Stamm berühren.

TIPP: Anfänger können dichter am Stamm stehen. Könner erschweren die Übung mit mehr Abstand zum Baum.

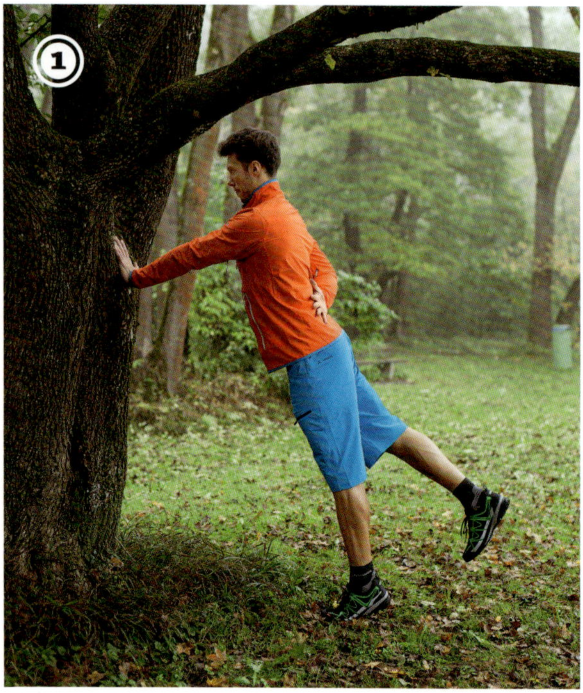

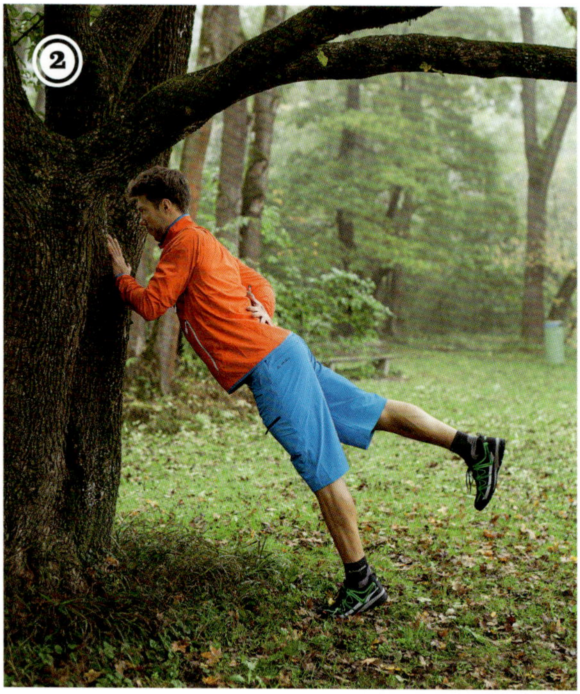

6. Einarmliegestütz im Wechsel

Die Übung für kräftige und gesunde Schultern, die auch den Rumpf stabilisiert

1} Stellen Sie sich etwa mit einer halben Körperlänge vom Stamm entfernt auf. Legen Sie die linke Hand auf den Rücken. Die rechte an den Stamm. Beugen Sie sich nach vorn, bis Sie in der Endposition des Liegestütz sind. Ihr Körper bildet eine Gerade. **2}** Drücken Sie sich explosiv vom Stamm weg, sodass Sie fast wieder gerade stehen. **3}** Wechseln Sie die Armposition, sodass der linke jetzt am Stamm ist.

TIPP: Fangen Sie mit einem geringen Abstand an, um sich an die Belastung zu gewöhnen.

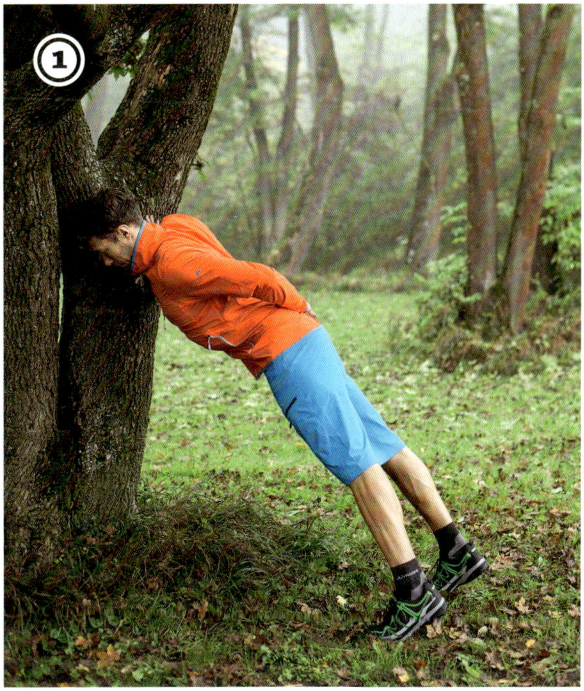

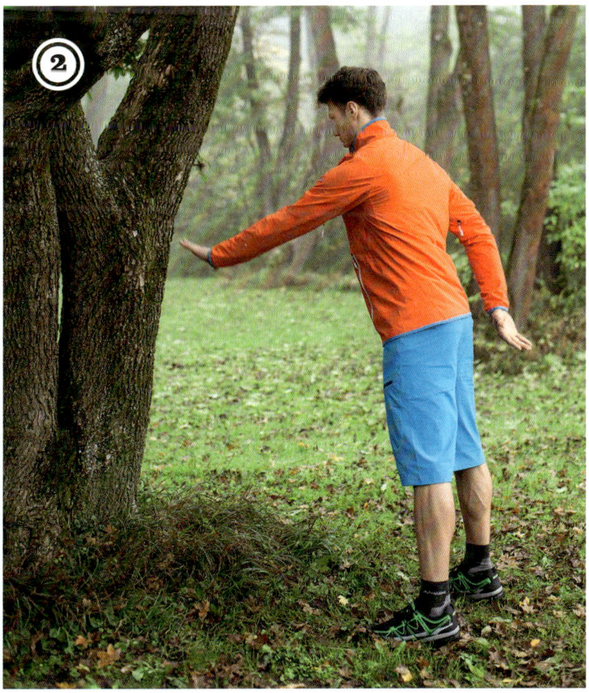

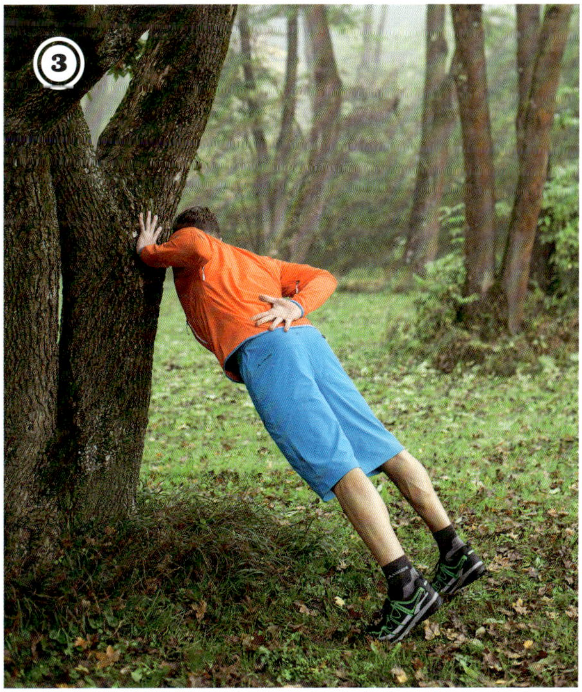

7. Laufen am Baum

Koordination und Balance für eine bessere Lauftechnik

1} Stehen Sie hüftbreit – etwa eine halbe Körperlänge vom Baum entfernt. Arme an den Stamm. Blick gerade. **2}** Heben Sie nun den linken Fuß so, dass er auf Höhe des Knies ist. Den Fuß locker hängen lassen. Die Beine ergeben die Zahl Vier. Senken Sie den Fuß. **3}** Danach das andere Bein anheben.

TIPP: Beginnen Sie langsam. Später sollten Sie einen fliegenden Wechsel der Füße anstreben.

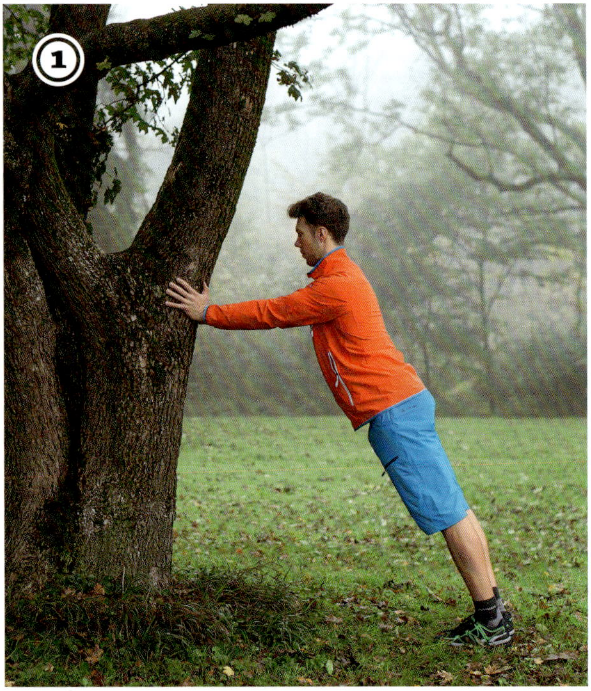

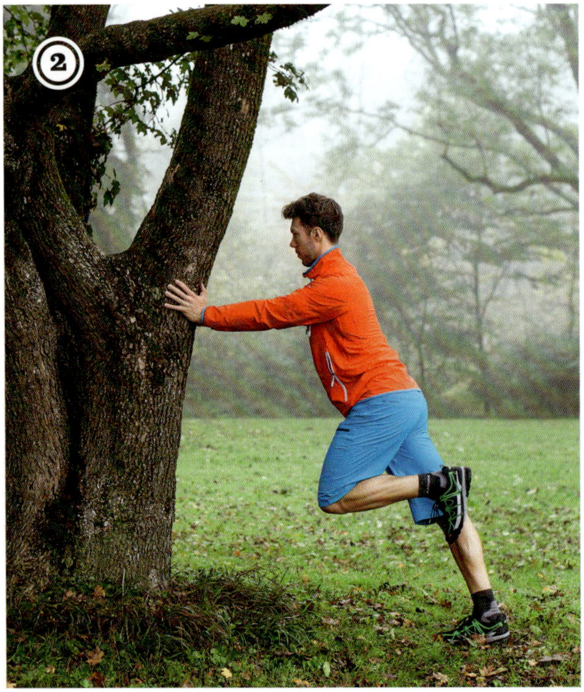

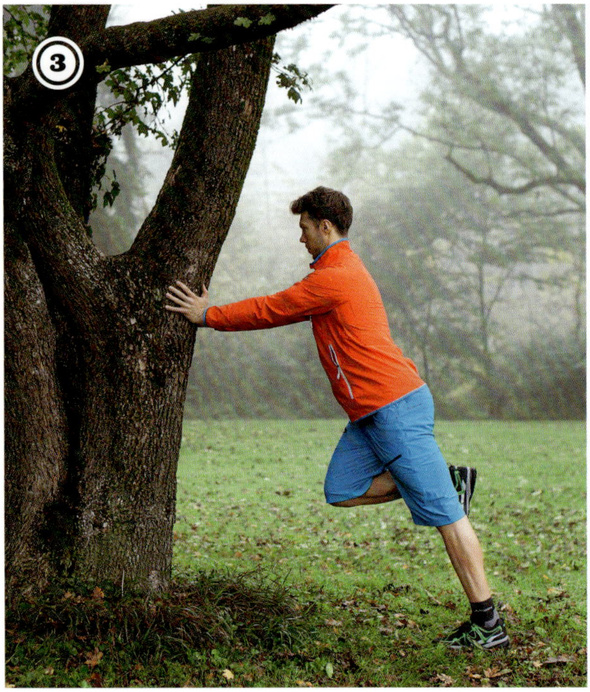

8. Kniebeuge vor Stamm

Die Kniebeuge stärkt die Beinmuskulatur und das Herz-Kreislauf-System

1} Schulterbreit stehen, etwa 40 Zentimeter von Stamm entfernt. Arme gerade über den Kopf strecken. **2}** Gehen Sie in die Beuge. Dabei schieben Sie Ihr Gesäß nach hinten, als ob Sie auf einem Stuhl sitzen wollten. Der Oberkörper bleibt aufgerichtet. Die Arme gerade lassen. Senken Sie sich so weit ab, bis die Oberschenkel etwa parallel zum Boden stehen.

TIPP: Je näher Sie am Baum stehen, desto schwieriger wird diese Übung.

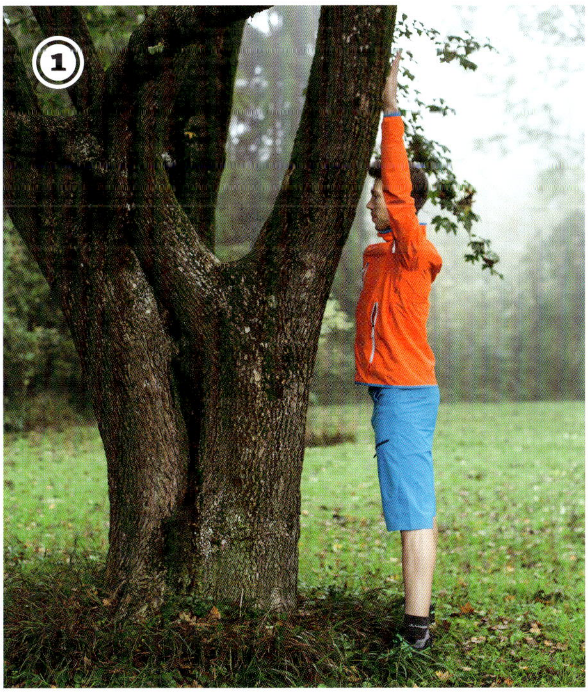

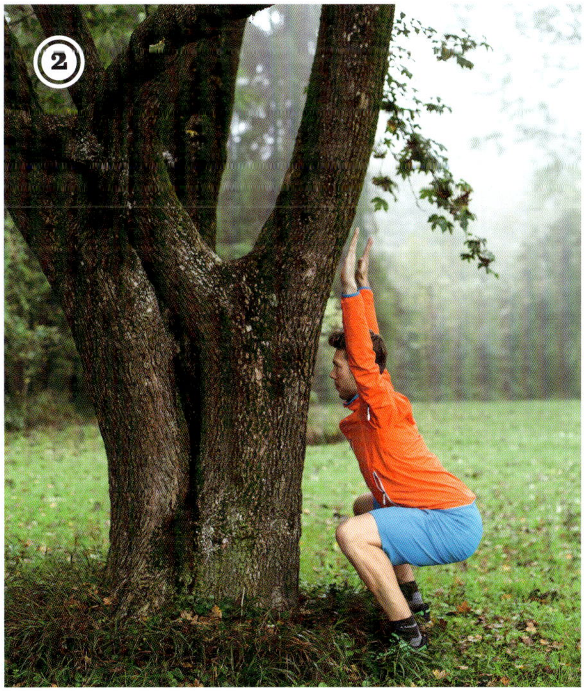

9. Baumsitzen leicht

Statische Kraft für kräftige Oberschenkel

1} Stellen Sie sich etwa einen Schritt entfernt mit dem Rücken zum Baum. Füße sind hüftbreit voneinander entfernt. Die Füße jeweils leicht nach außen. Lehnen Sie sich mit dem Rücken an den Stamm. Die Arme zu einem U formen. Senken Sie das Gesäß, bis Sie den 90-Grad-Kniebeugewinkel erreicht haben.

TIPP: Wer Mobilitätsprobleme mit den Armen oder der Schulter hat, kann die Arme vor der Brust verschränken.

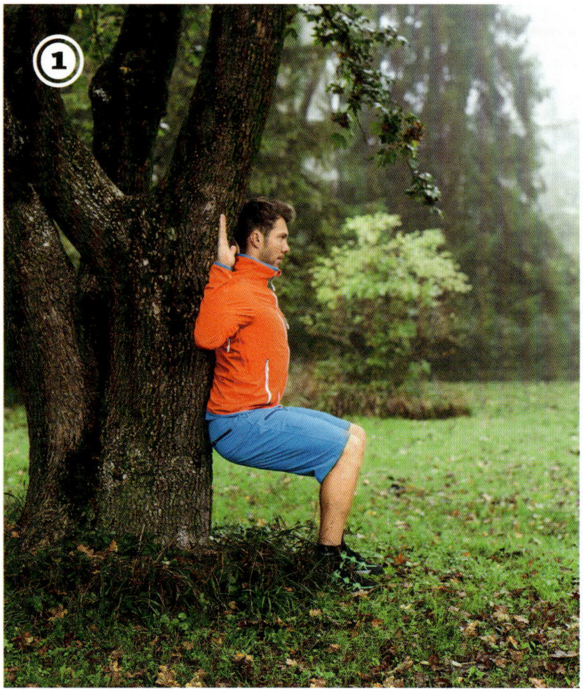

10. Baumsitzen schwer

Oberschenkel-Knaller für ausgeglichene Beinmuskeln

1} Stellen Sie sich etwa einen Schritt entfernt mit dem Rücken zum Baum. Füße sind hüftbreit voneinander entfernt. Die Füße jeweils leicht nach außen. Lehnen Sie sich mit dem Rücken an den Stamm. Die Arme zu einem U formen. Senken Sie das Gesäß, bis Ihre Knie 90 Grad angewinkelt sind. Heben Sie nun das rechte Bein ab und halten es ein Intervall lang.

TIPP: Anfänger müssen nicht den 90-Grad-Winkel erreichen. Mit etwas höherem Gesäß vereinfacht sich diese Übung.

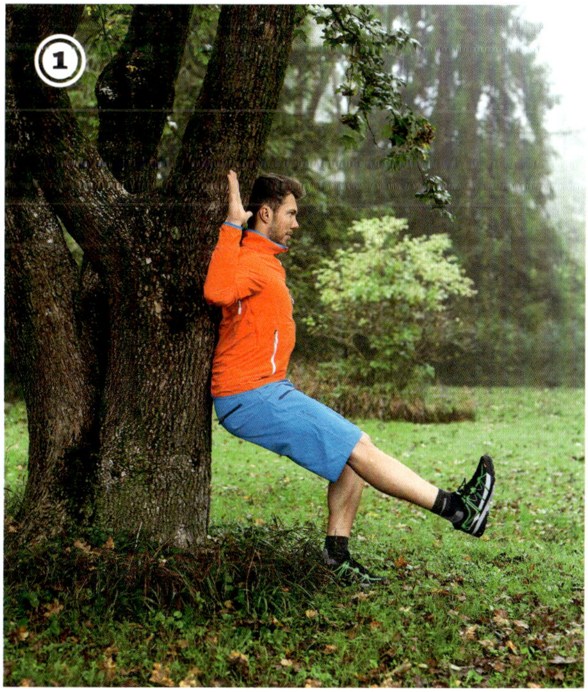

11. Klimmzug im Wechsel

Hier bekommen Sie starke Arme und Schultern

1} Umfassen Sie den Ast so, dass Ihr Blick Richtung Astende geht. Heben Sie die Beine an. **2}** Ziehen Sie sich langsam zum Ast hoch. Dabei ziehen Sie so, dass Ihr Kopf rechts am Ast vorbeiführt. Das Kinn über den Ast heben. Senken Sie sich wieder in die Ausgangsposition ab. **3}** Ziehen Sie sich jetzt zur anderen Seite hoch.

TIPP: Je mehr Sie die Knie anwinkeln, desto einfacher wird der Klimmzug.

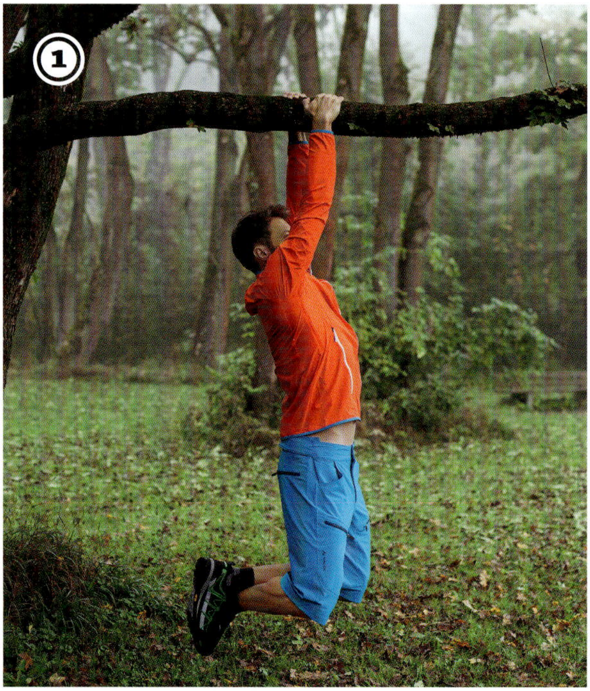

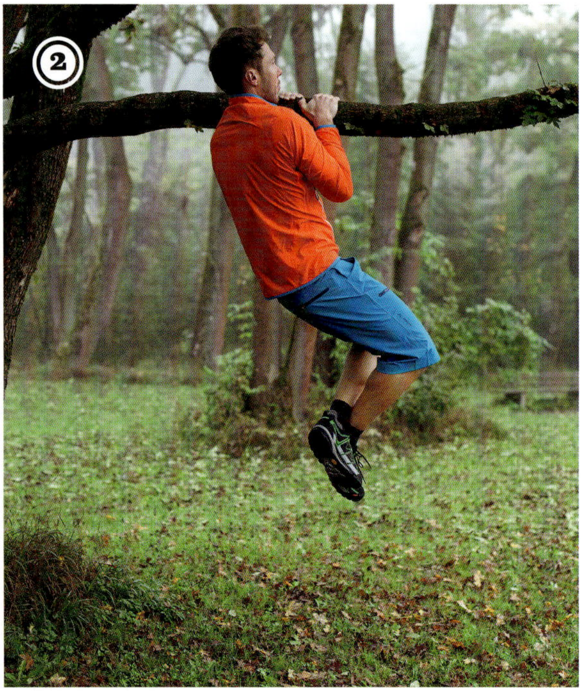

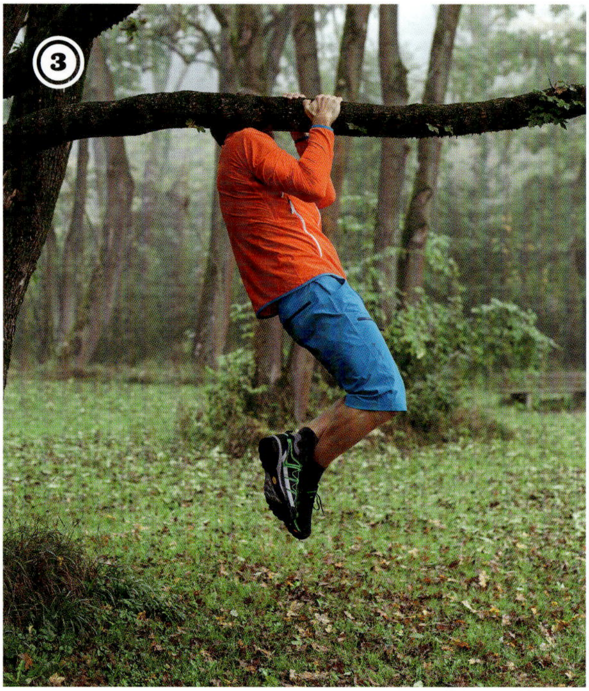

12. Klimmzug im Kamm- und Ristgriff

Das Beste aus beiden Klimmzug-Varianten

1} Greifen Sie mit den Händen schulterbreit den Ast. Ihre Hände umgreifen den Ast – eine Hand vorn, eine hinten. In der Ausgangsposition strecken Sie Ihre Ellenbogen durch. **2}** Ziehen Sie sich so weit nach oben, bis Ihr Kinn über den Ast reicht. Die Beine bleiben dabei in einer Linie mit dem Oberkörper. Danach den Körper kontrolliert absenken.

TIPP: Wechseln Sie von Intervall zu Intervall die Griffposition.

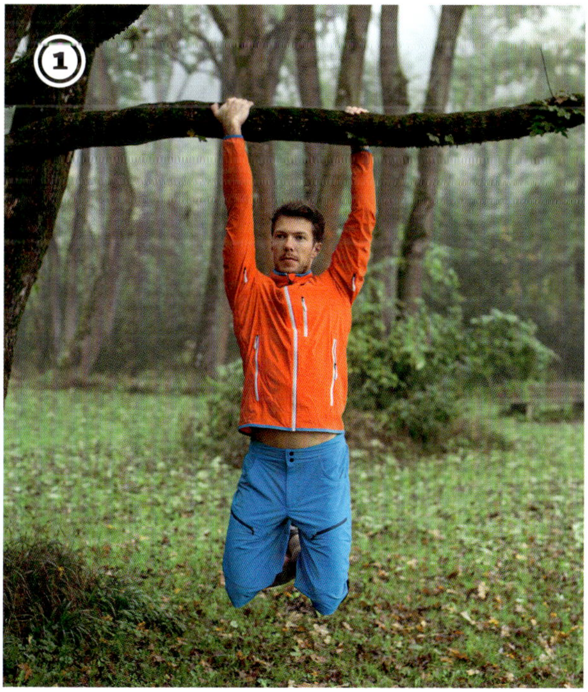

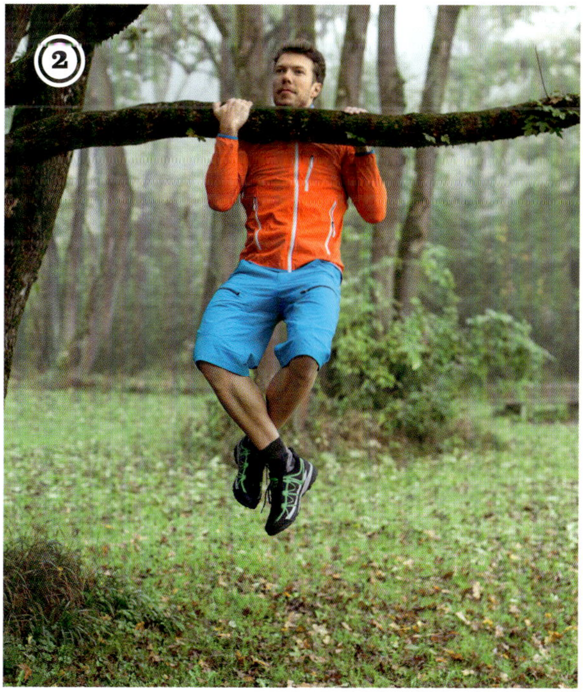

13. Klimmzug im Kammgriff

Dieses klassische Training gehört in jede Übungsgarderobe

1} Greifen Sie mit den Händen schulterbreit den Ast. Ihre Handflächen zeigen nach hinten. In der Ausgangsposition strecken Sie Ihre Ellenbogen durch **2}** Ziehen Sie sich so weit nach oben, bis Ihr Kinn über den Ast reicht. Die Beine bleiben möglichst in einer Linie mit dem Oberkörper. Danach den Körper kontrolliert absenken.

TIPP: Wenn Sie keine Klimmzüge schaffen, springen Sie beim Hochziehen leicht vom Boden ab und versuchen Sie, in der obersten Position so lange wie möglich zu verharren.

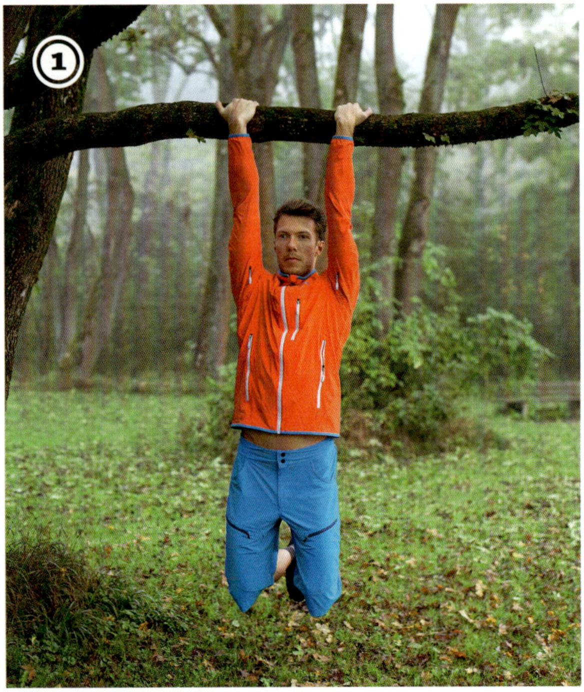

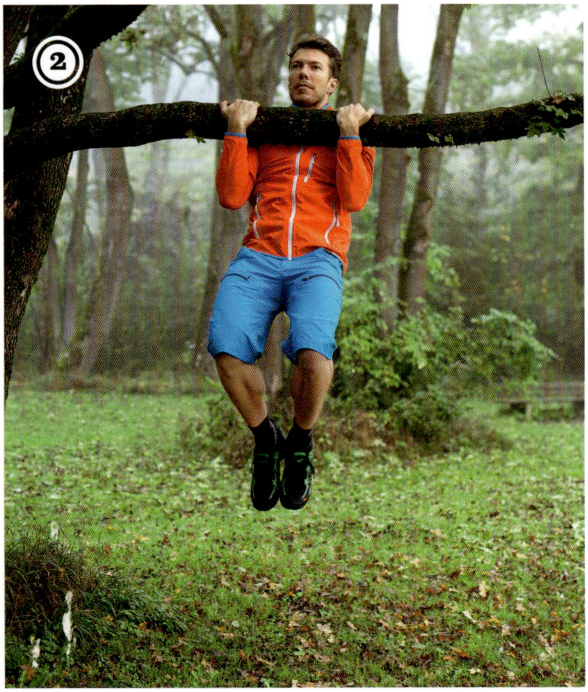

14. Klimmzug im Ristgriff

Verbessert besonders die Kraft der Schulterblattmuskulatur

1} Greifen Sie mit den Händen mehr als schulterbreit den Ast. Ihre Handflächen zeigen nach vorn. In der Ausgangsposition sind Ihre Ellenbogen durchgestreckt.
2} Ziehen Sie sich so weit nach oben, bis Ihr Kinn über den Ast reicht. Danach den Körper kontrolliert absenken.

TIPP: Schieben Sie beim Hochziehen die Brust Richtung Ast. Dadurch steuern Sie die Muskulatur besser an.

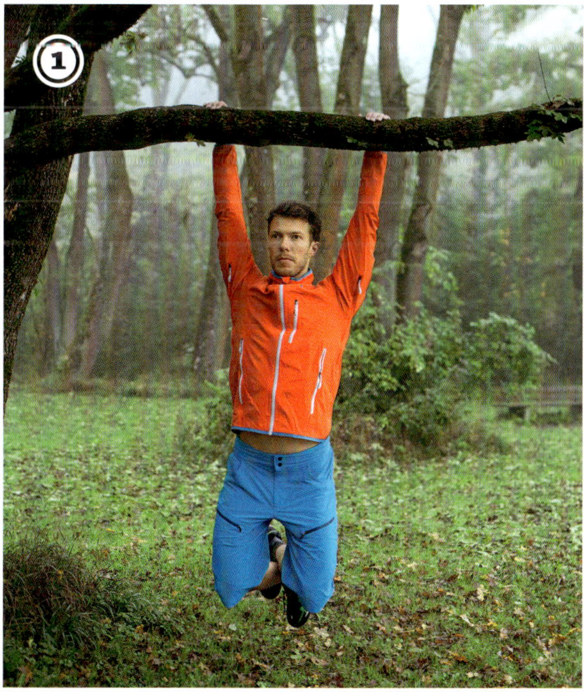

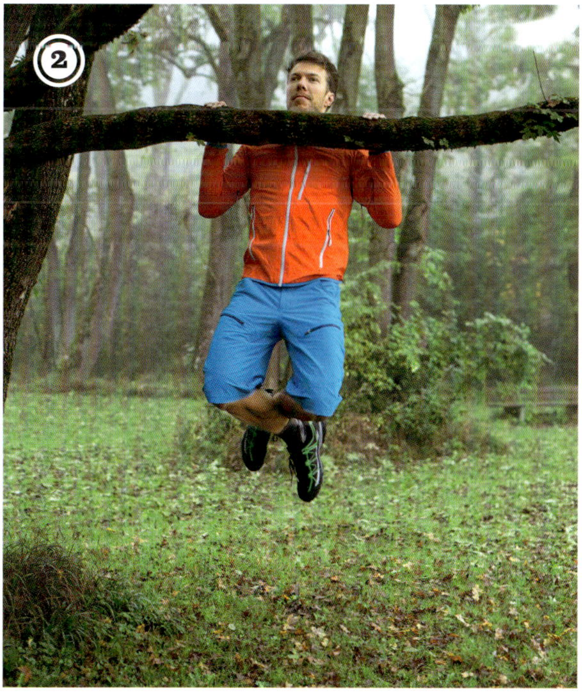

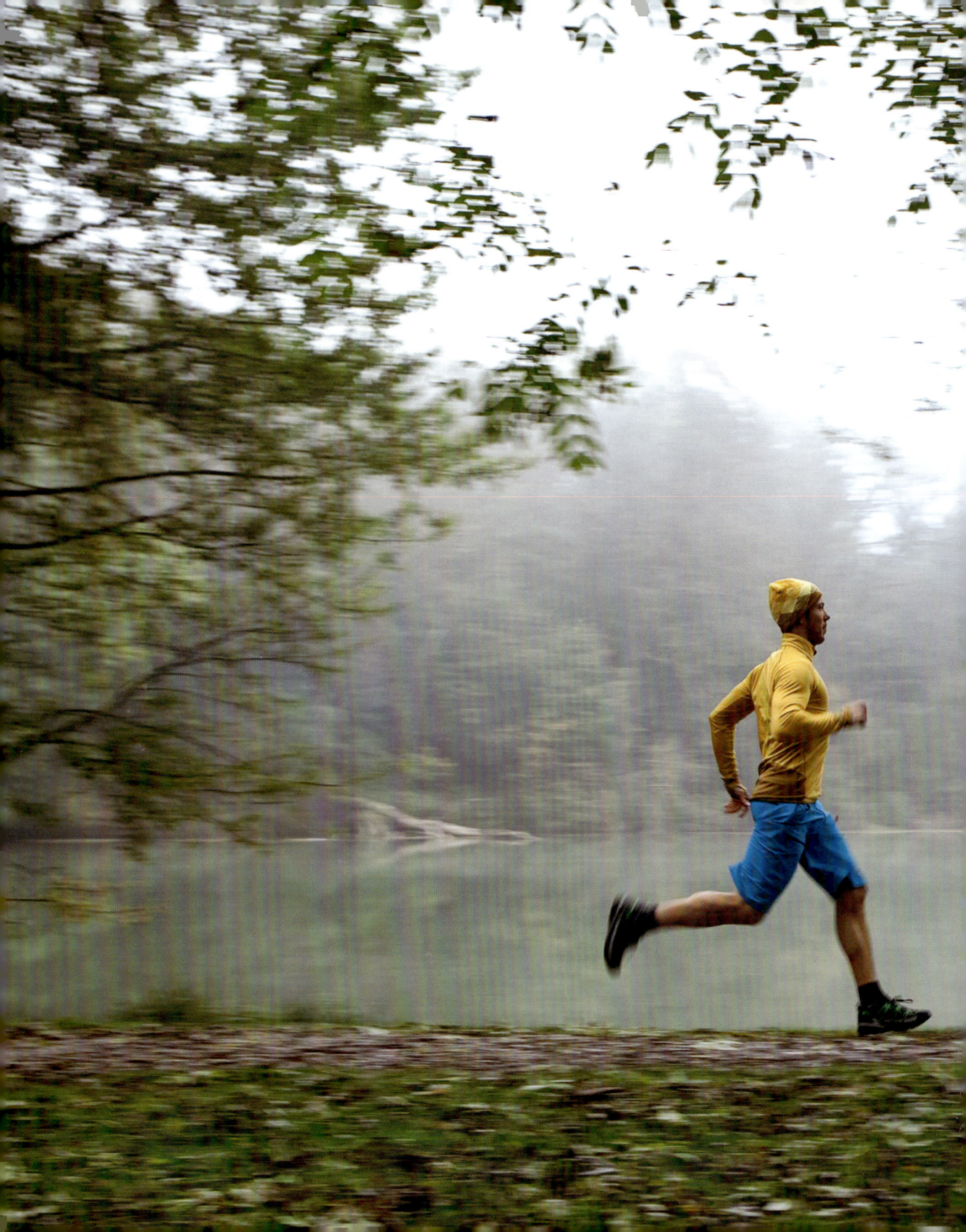

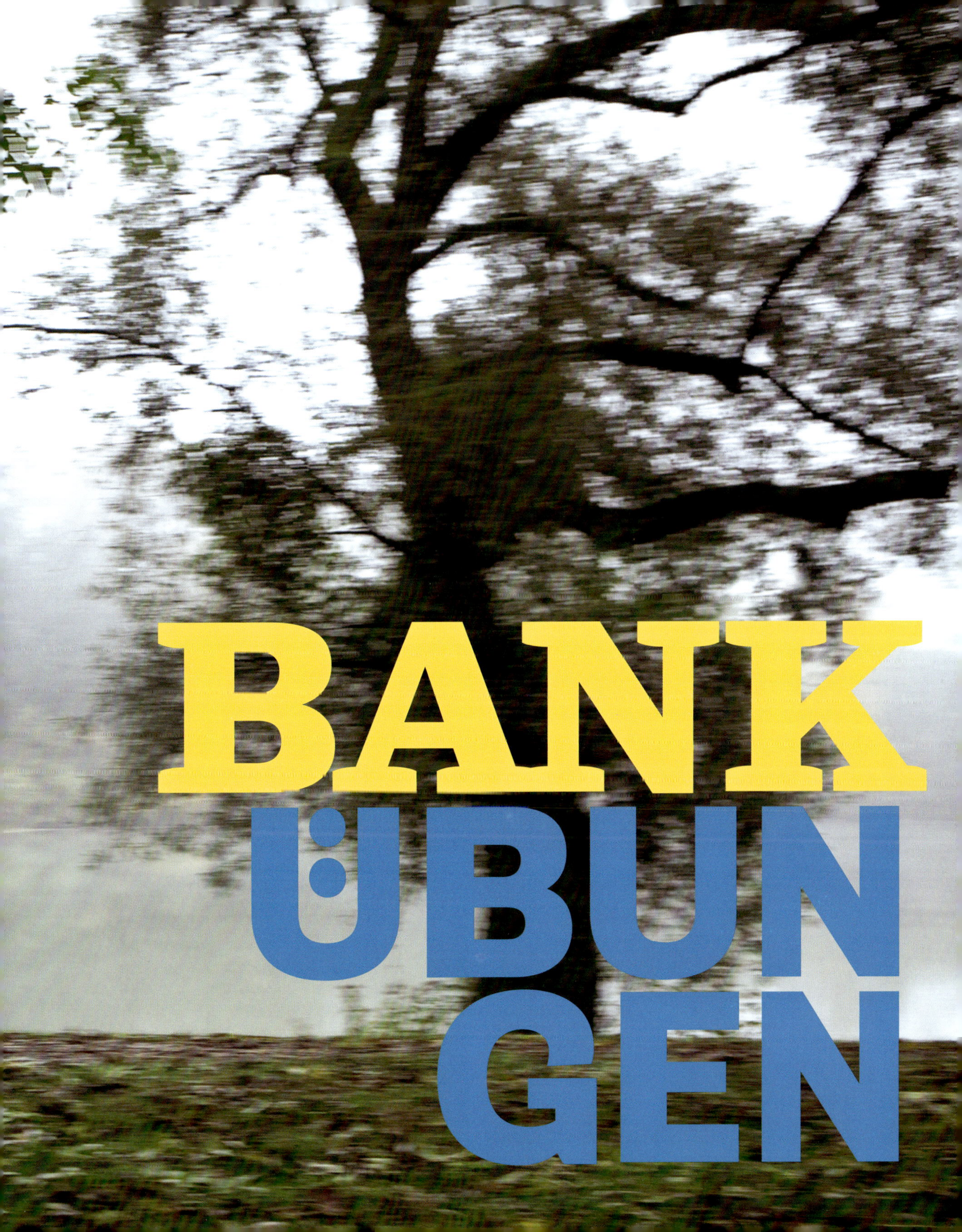

BANK ÜBUNGEN

15. Beidarmiges Rudern

Ideal für Bürohengste

1} Gehen Sie etwa eine halbe Fußlänge von der Bank entfernt in eine Hockposition. Greifen Sie nun mit beiden Händen an die erste Bohle. Die Arme sind gestreckt, der Oberkörper gerade. **2}** Ziehen Sie sich nun langsam zur Bank hin. Die Bewegung endet an der Bohle. Danach langsam zurücklassen.

TIPP: Versuchen Sie, die Schulterblätter zusammenzuziehen. Stellen Sie sich vor, einen Bleistift am Rücken einklemmen zu wollen.

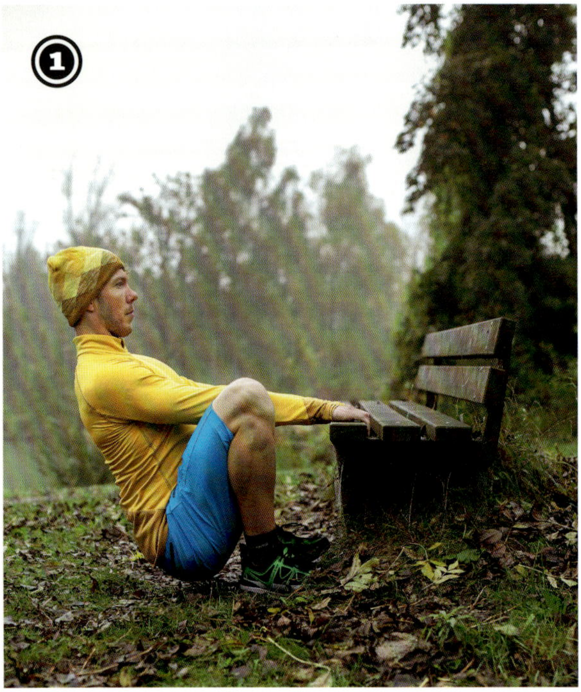

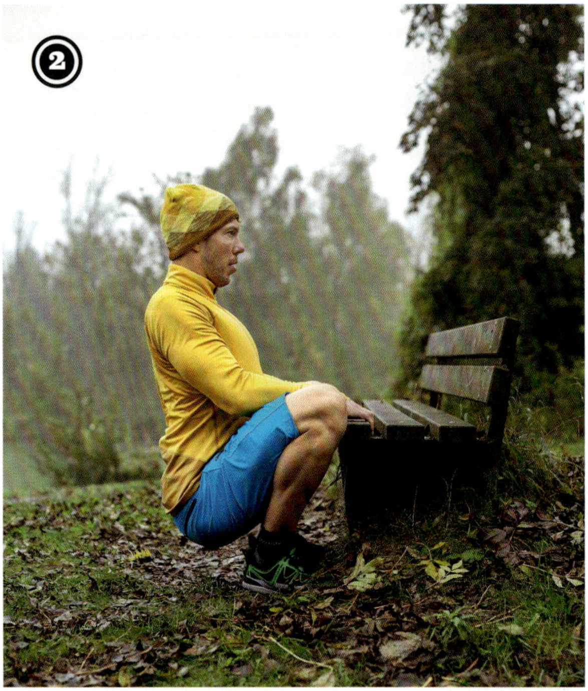

16. Einarmiges Rudern

Der sanfte Weg für seitengleiche Kraft

1} Gehen Sie etwa eine halbe Fußlänge von der Bank entfernt in eine Hockposition. Greifen Sie mit der linken Hand an die erste Bohle. Ihr Arm ist gestreckt, der Oberkörper gerade. **2}** Ziehen Sie sich nun langsam zur Bank hin. Die Bewegung endet an der Bohle. Danach langsam wieder in die Ausgangsposition.

TIPP: Sie können diese Übung auch extrem langsam machen, sodass Sie einen Bewegungsablauf pro Intervall schaffen. Das bedeutet z. B.: 45 Sekunden ziehen, 20 Sekunden ablassen.

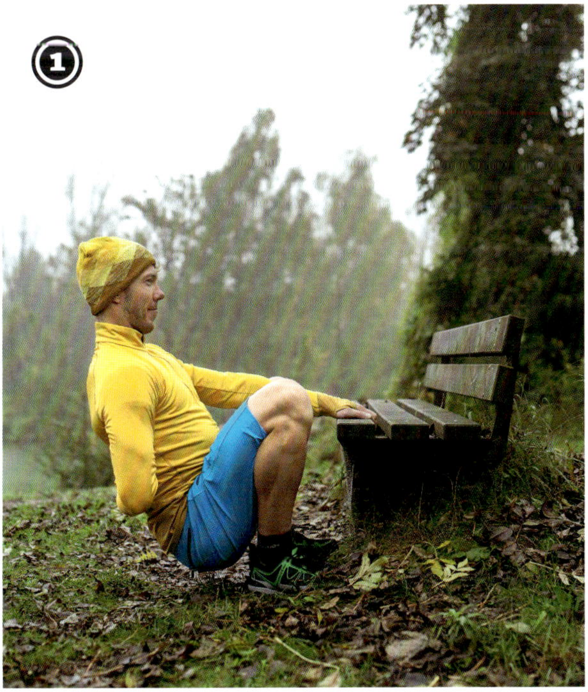

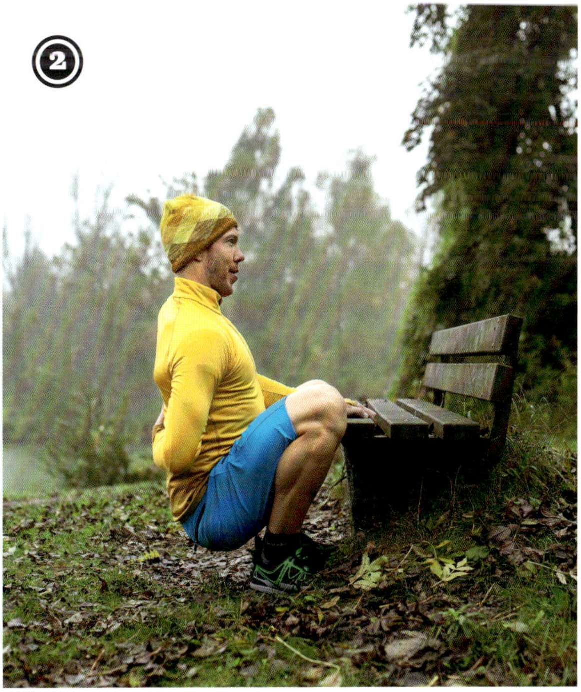

17. Seitaufsteiger

Starke Muskeln für gesunde Knie

1} Stellen Sie Ihr linkes Bein auf die Bank. Die Arme vor dem Oberkörper. Das rechte Bein leicht anwinkeln.
2} Drücken Sie sich nun mit dem rechten Bein explosiv ab, bis Sie auf der Bank stehen. Der Weg zurück erfolgt über das Abfangen des Körpergewichts mit dem rechten Bein.

TIPP: Der Rückweg ist der anstrengende Part dieser Übung. Wer zu heftigen Muskelkater vermeiden möchte, sollte anfangs langsam runtersteigen.

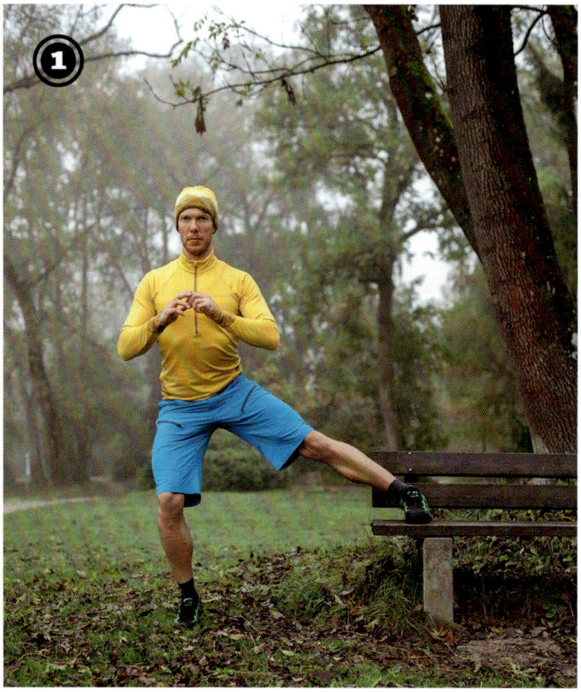

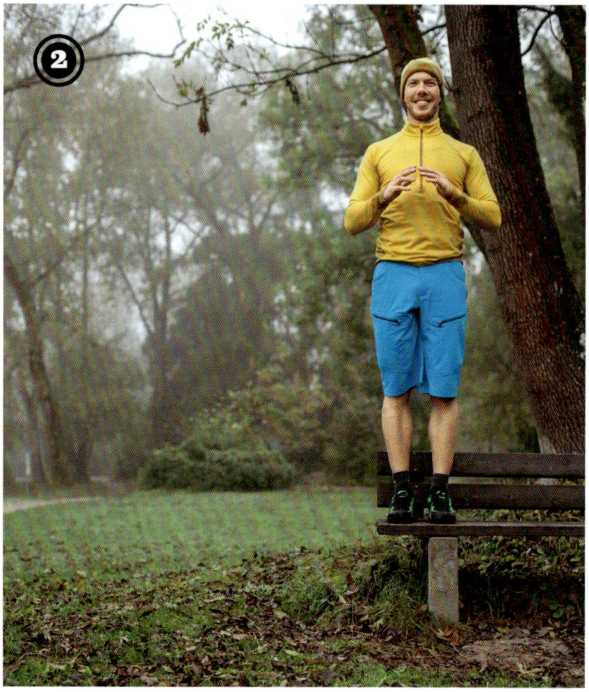

18. Einbeinaufstehen

Einfache Übung um muskulären Dysbalancen vorzubeugen

1} Stehen Sie mit einem Fuß auf dem Boden. Heben Sie das rechte Bein sowie beide Arme gestreckt nach vorn.

2} Senken Sie Ihr Becken so weit ab, bis Sie mit dem Gesäß auf der Bank sitzen. Verlagern Sie bei der Bewegung den Oberkörper nach vorn. Wichtig: Die Fußsohle des belasteten Beines hält vollständig den Bodenkontakt. Danach wieder mit einem Bein aufstehen.

TIPP: Achten Sie darauf, dass Ihr Knie beim Absenken und Aufstehen in einer Linie läuft und nicht nach innen abkippt.

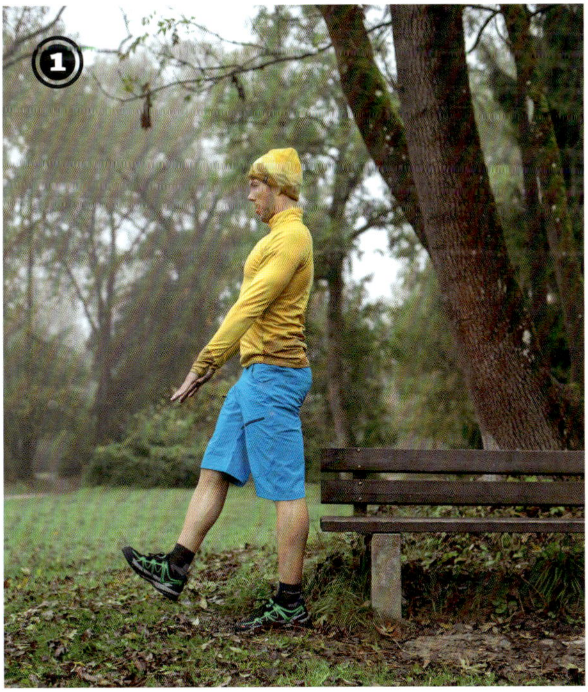

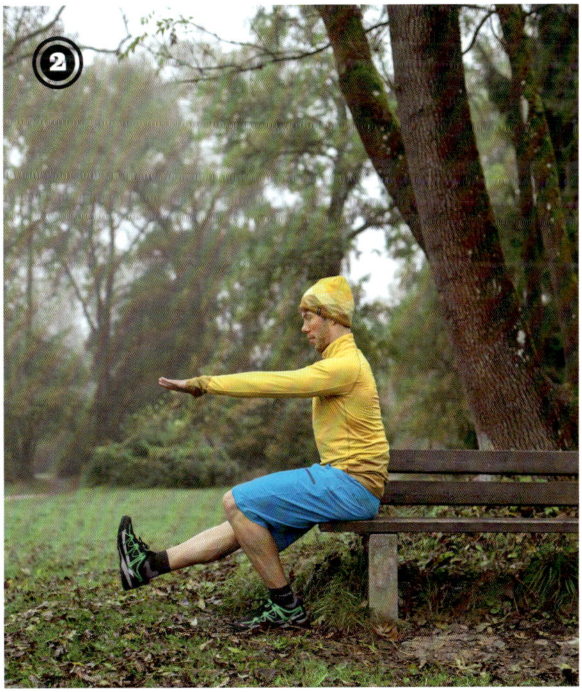

19. Teilkniebeuge

Ideal für kräftige Oberschenkel und Gesäß

1} Stehen Sie mit mindestens drei Fußlängen Abstand zur Bank. Legen Sie den rechten Fuß mit dem Fußspitze auf der Bank ab. Oberkörper gerade. Die Arme vor dem Körper verschränken. **2}** Senken Sie das Becken so weit ab, bis der linke Oberschenkel parallel zum Untergrund ist. Kehren Sie in die Ausgangslage zurück. Diese Übung ein Intervall lang mit einem Bein wiederholen.

TIPP: Achten Sie darauf, dass Ihr Knie bei der Beuge nicht über die Zehen wandert. Schauen Sie geradeaus. Wer es schwerer möchte, nimmt ein Gewicht in die Hand.

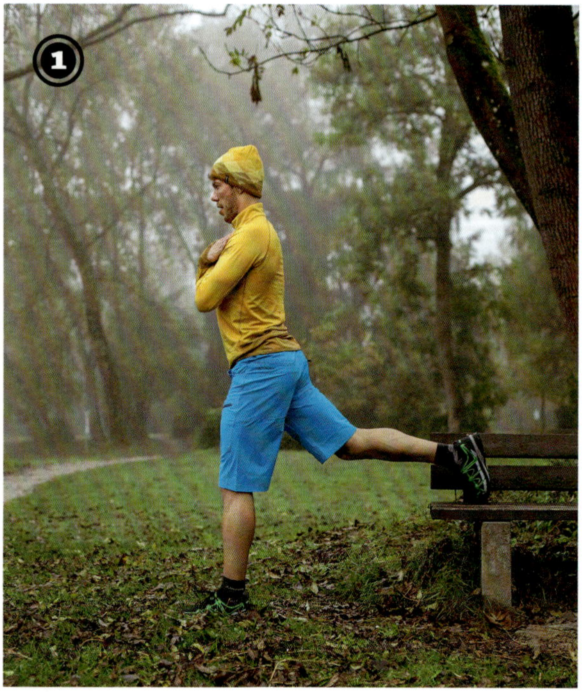

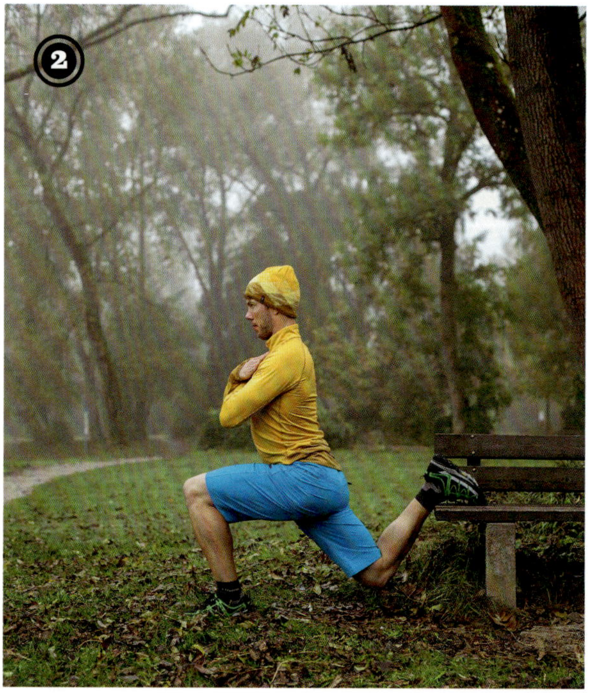

20. Aufsteiger mit Sprung

Mehr Explosivität für schnellere Läufe

1} Sie stehen mit einer Fußlänge Abstand vor der Bank. Stellen Sie den linken Fuß auf die Bank und beugen Sie den rechten Ellenbogen. **2}** Drücken Sie sich explosiv von der Bank ab. Rechter Arm und linkes Bein schwingen nach hinten. Rechtes Bein und linker Arm schwingen vor. **3}** Der rechte Fuß landet auf der Bank. Sie stehen in spiegelverkehrter Ausgangslage.

TIPP: Beginnen Sie mit einer Bank, die Ober- und Unterschenkel höchstens 90 Grad anwinkeln lässt.

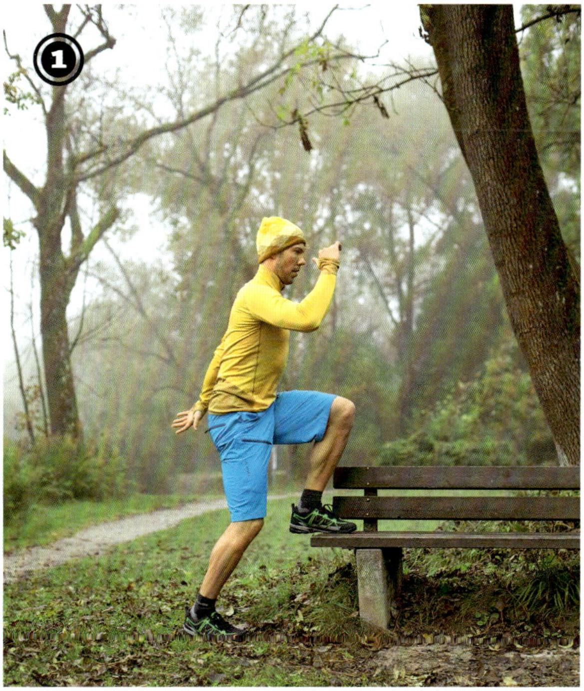

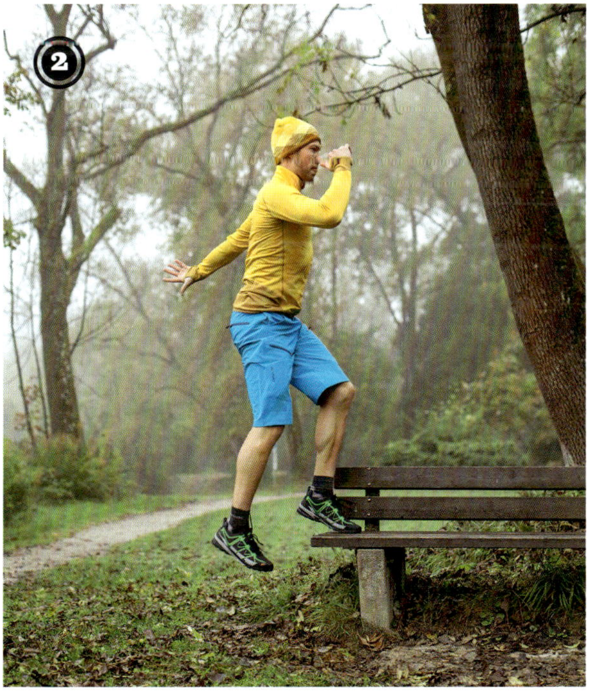

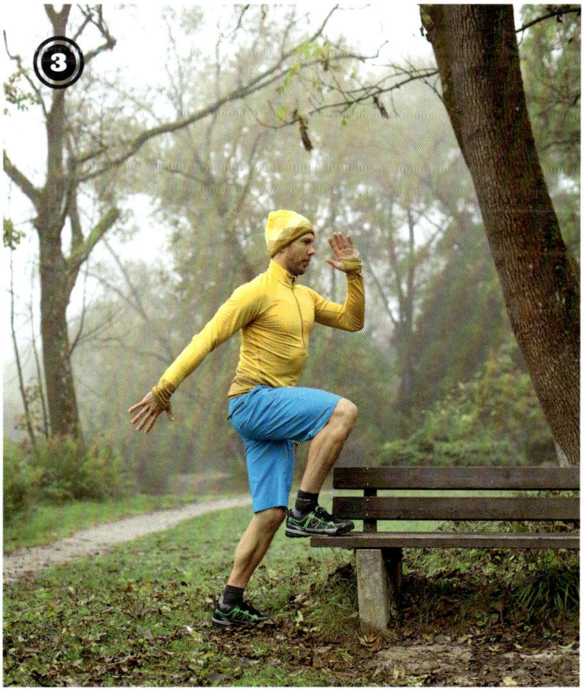

21. Aufsteiger

Macht Ihre Hüften flexibel und die Oberschenkel stark

1} Stellen Sie sich mit einer Fußlänge Abstand vor die Bank. Steigen Sie mit dem rechten Bein auf die Bank, sodass sich der Fuß komplett auf dem Tritt befindet. Ihr rechter Oberschenkel ist parallel zum Boden.
2} Jetzt abdrücken und das rechte Bein komplett durchstrecken. Beim Absenken kontrolliert in die Ausgangsposition zurück.

TIPP: Die Knie sollten in der Beugeposition und beim Aufrichten nicht über die Zehen hinausragen – vor allem dann nicht, wenn Sie Probleme mit den Knien haben.

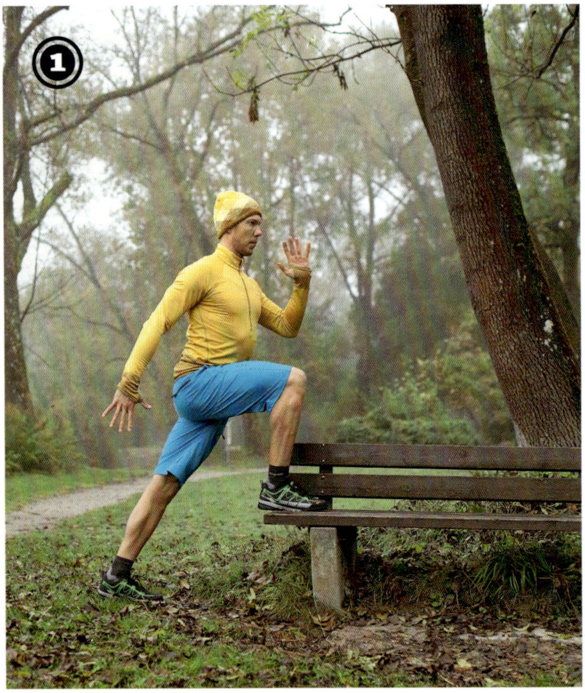

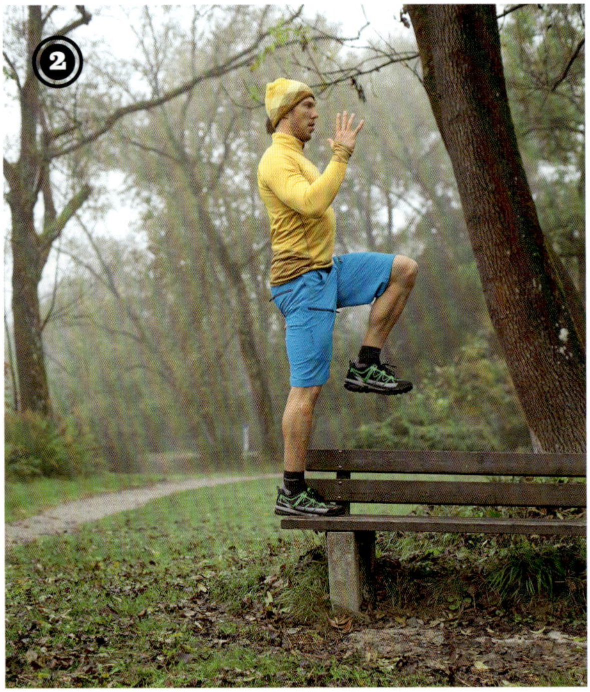

22. Sprung

Für Schnelligkeit, Ausdauer und eine gute Kondition

1} Stehen Sie etwas mehr als schulterbreit und mit mindestens zwei Fußlängen Abstand zur Bank. Das Körpergewicht liegt auf den gesamten Fußsohlen. Jetzt schnell das Becken absenken, bis Ihr Knie etwa einen rechten Winkel bildet. **2}** Explosiv hochspringen. **3}** Mit gebeugten Knien landen und danach komplett aufrichten. Anfänger steigen von der Bank runter. Fortgeschrittene springen nach hinten.

TIPP: Springen Sie mit beiden Füßen ab – man neigt dazu, mit nur einem zu springen. Suchen Sie sich am Anfang eine niedrige Bank. Dadurch ist die Gefahr des Hängenbleibens geringer.

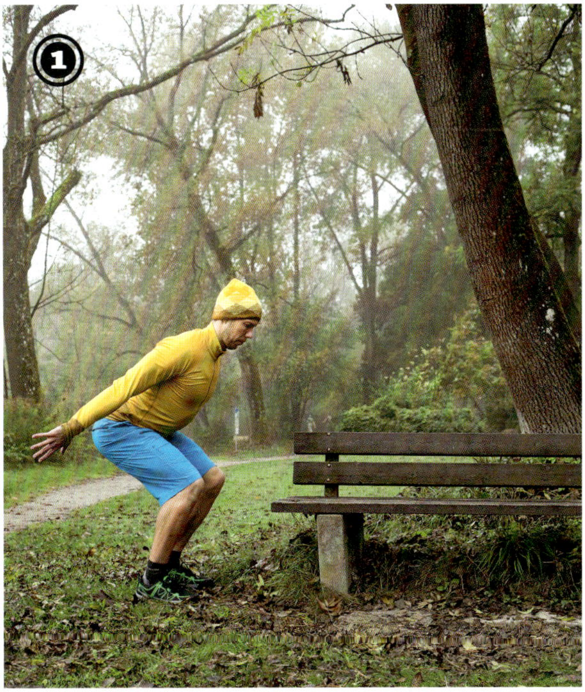

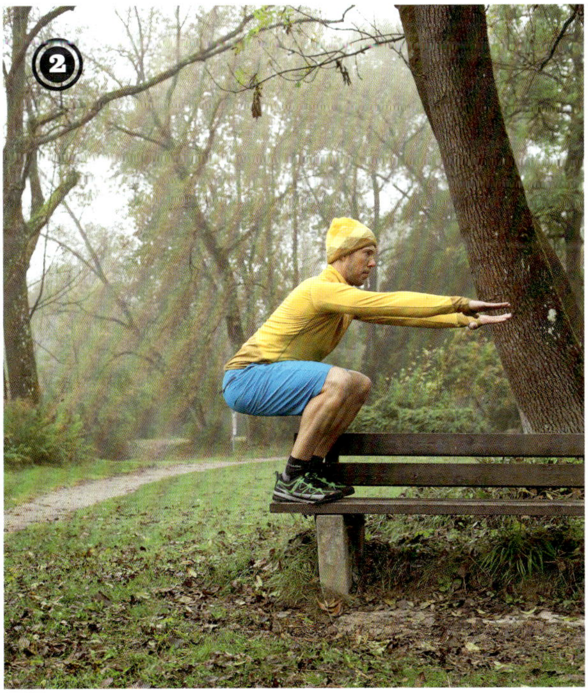

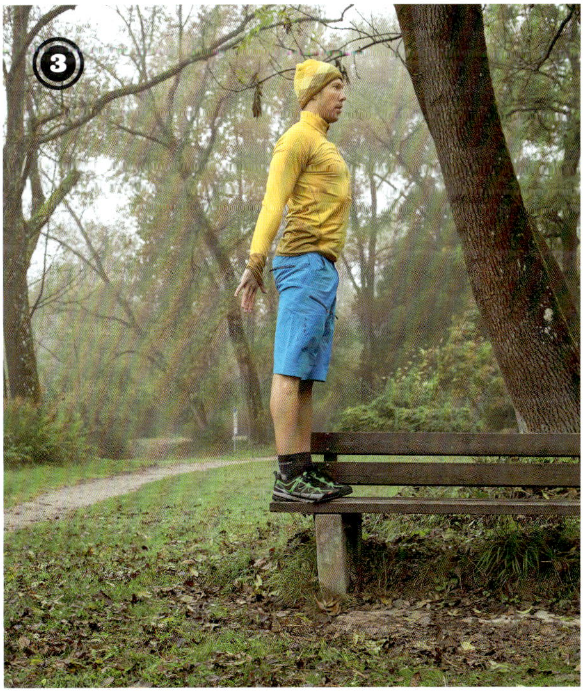

23. Beine heben

Hier bekommen Sie kugelsichere Bauchmuskeln

1} Liegen Sie rücklings auf der Bank – bis zum Po. Die Beine strecken und waagerecht zum Boden anheben. Die Hände umfassen die Bohlen hinter Ihrem Kopf.
2} Heben Sie die Beine langsam an, bis sie senkrecht stehen. Kehren Sie danach in die Ausgangsposition zurück.

TIPP: Der Rücken sollte die ganze Zeit am Boden bleiben – gehen Sie nicht ins Hohlkreuz.

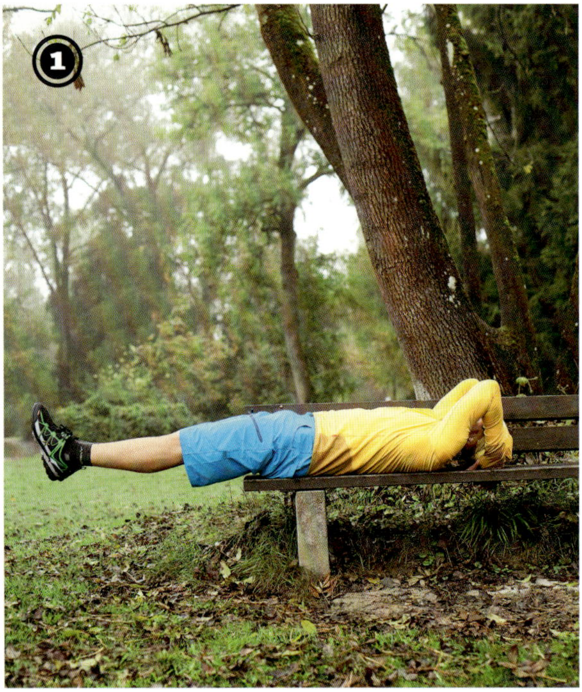

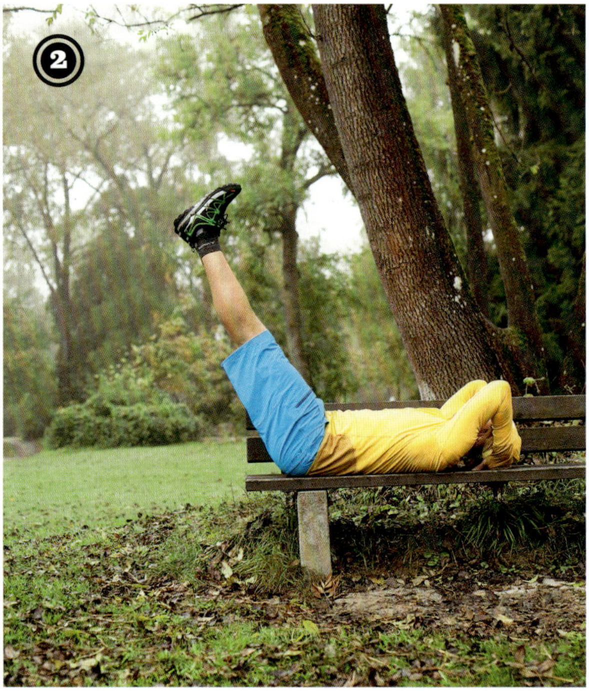

24. Brücke

Straffer Bauch und Po für die Strandfigur

1} Legen Sie sich rücklings auf den Boden und platzieren Sie die Füße auf der Bank. Die Beine sind gestreckt. Die Hände liegen über Kreuz auf der Brust.
2} Heben Sie die Hüfte an, bis Ihr Körper eine gerade Linie bildet. Halten Sie diese Position ein Intervall lang und atmen Sie weiter.

TIPP: Spannen Sie die Bauchmuskulatur und das Gesäß an. Verlieren Sie diese Spannung nicht im Lauf der Übung.

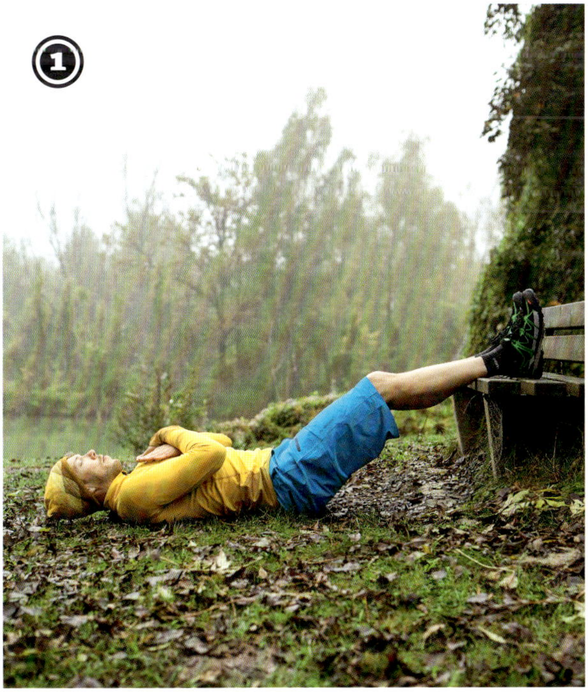

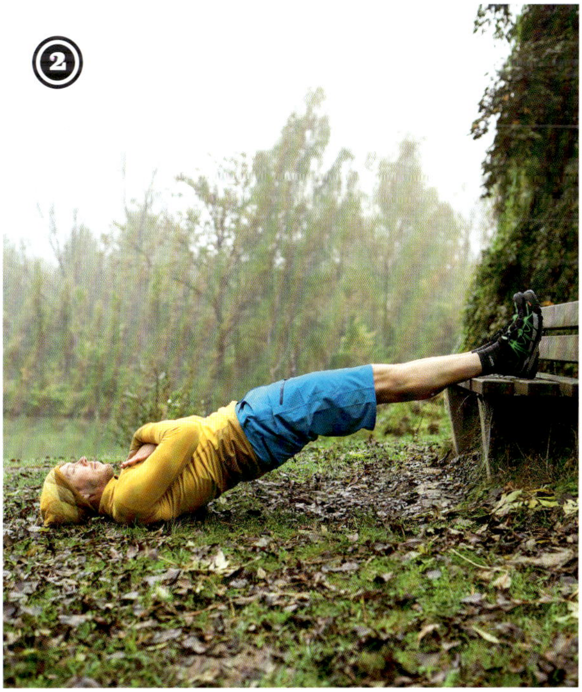

25. Gehaltener Sit-up

Minimale Bewegung, maximaler Ertrag

1} Legen Sie sich auf den Boden. Die Beine im 90-Grad-Winkel und Hacken auf der Bank abgesetzt. Drücken Sie aktiv mit den Hacken nach unten – permanent. Die Arme seitlich neben Ihnen leicht anheben.
2} Richten Sie den Oberkörper auf. Rücken und Kopf stehen in einer Geraden. Die Beugung findet nur in der Hüfte statt. Halten Sie die Position für einige Sekunden.

TIPP: Wem die Übung zu schwer ist, der kann auch die Arme auf den Boden legen.

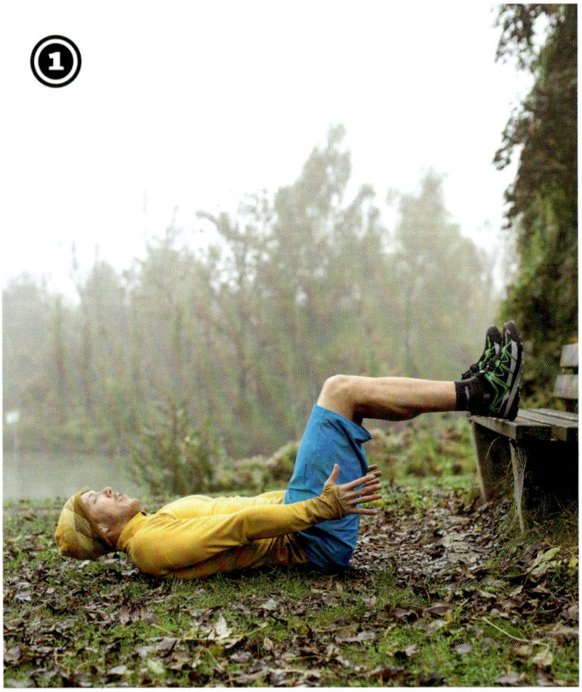

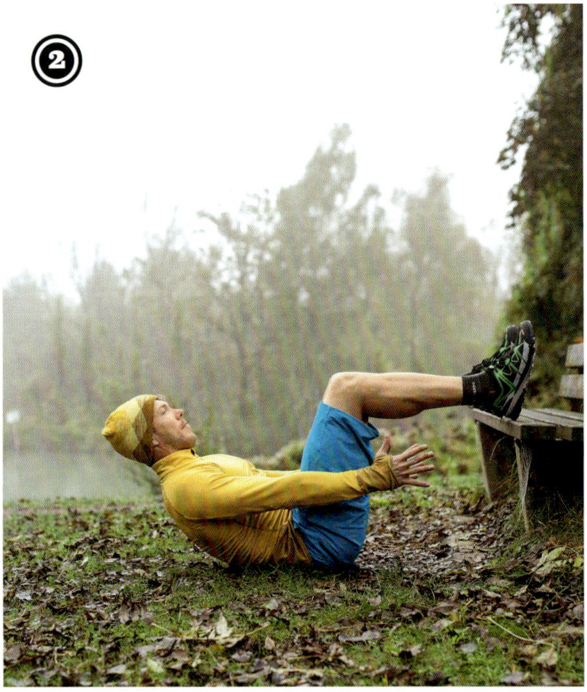

26. Radfahrer auf der Bank

Hier bekommen Sie Schwerstarbeit für die unteren Bauchmuskeln

1} Setzen Sie sich auf die Bank und heben Sie die Knie an. Umfassen Sie mit den Händen die Bohlen. Strecken Sie das rechte Bein nach vorn. Ihr Oberkörper ist dabei gerade. **2}** Wechseln Sie das Bein – links schieben Sie nach vorn, rechts geht zurück.

TIPP: Lehnen Sie sich nicht zurück. Versuchen Sie, den Oberkörper möglichst gerade zu lassen.

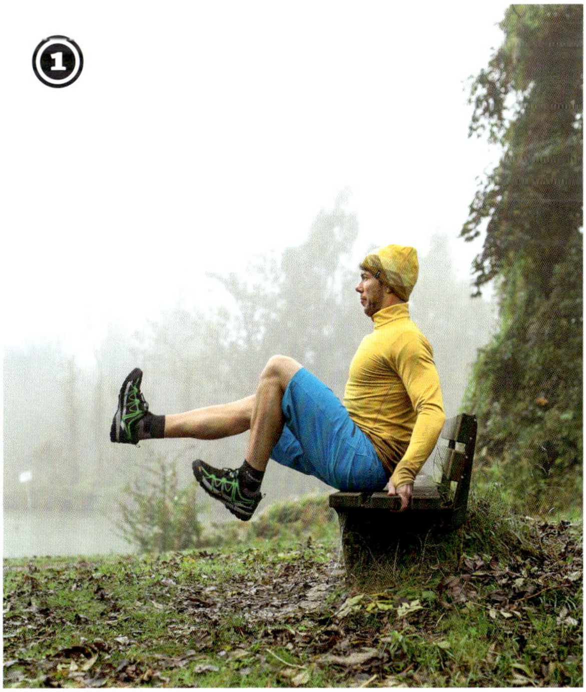

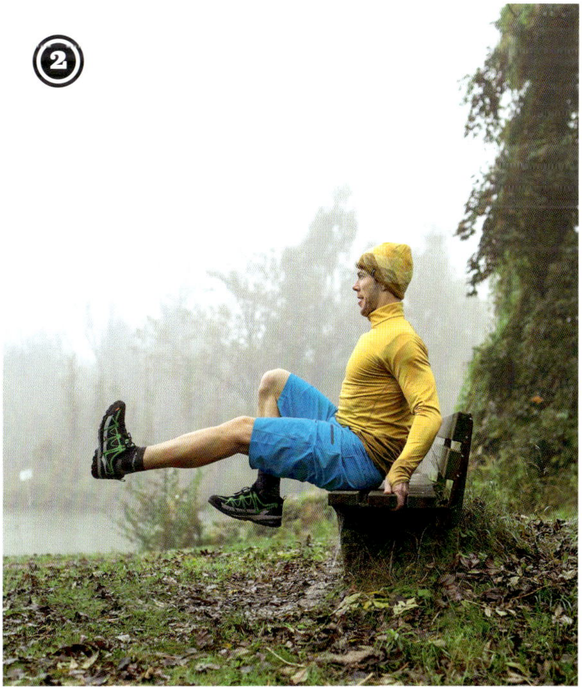

27. Beine strecken

Minimale Bewegung, maximale Stärkung der Bauchmuskeln

1} Setzen Sie sich auf die Bank und stellen Sie die Knie an. Umfassen Sie mit den Händen die Bohlen. Ihr Oberkörper ist dabei gerade. Drücken Sie die Brust raus.
2} Strecken Sie die Beine nach vorn aus. Halten Sie diese Position für einige Sekunden und kehren Sie in die Ausgangsposition zurück.

TIPP: Um die Übung zu erleichtern, können Sie die Füße in der Ausgangsposition absetzen.

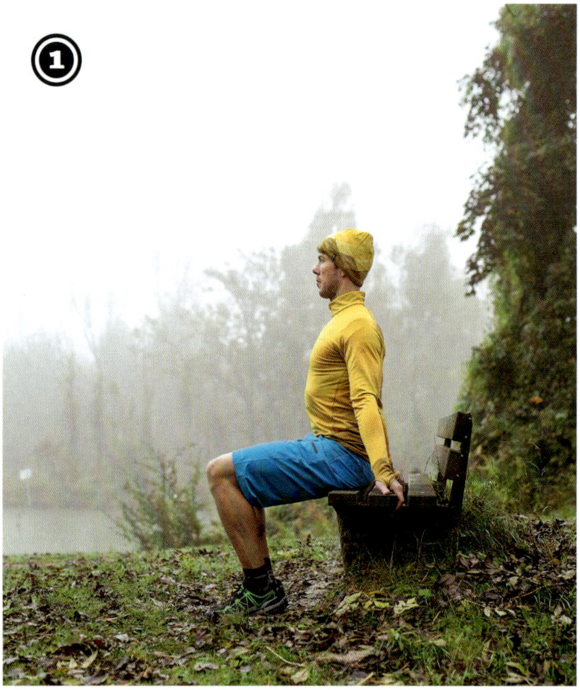

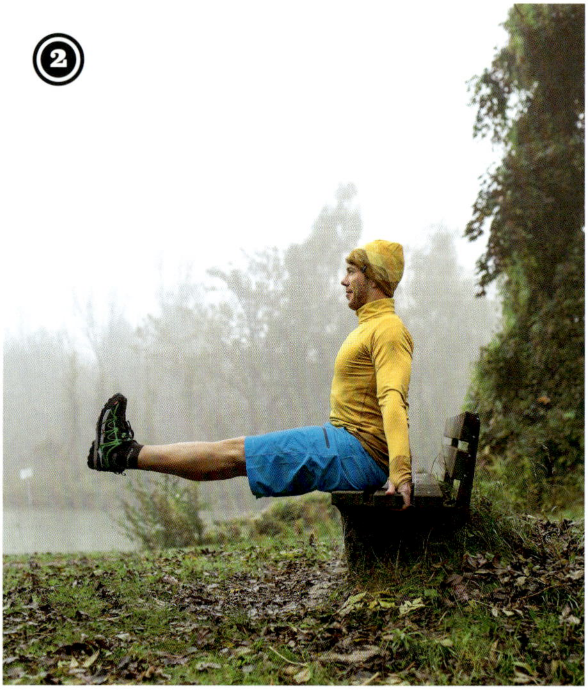

28. Knie heben

Der kleine Bruder des Beinehebens

1} Setzen Sie sich auf die Bank, die Beine im 90-Grad-Winkel aufgestellt. Umfassen Sie mit den Händen die Bohlen. Ihr Oberkörper ist dabei gerade. Drücken Sie die Brust raus. **2}** Heben Sie die Knie an. Halten Sie diese Position für einige Sekunden und kehren Sie in die Ausgangsposition zurück.

TIPP: Um die Übung sehr einfach zu gestalten, können Sie auch nur ein Bein anheben.

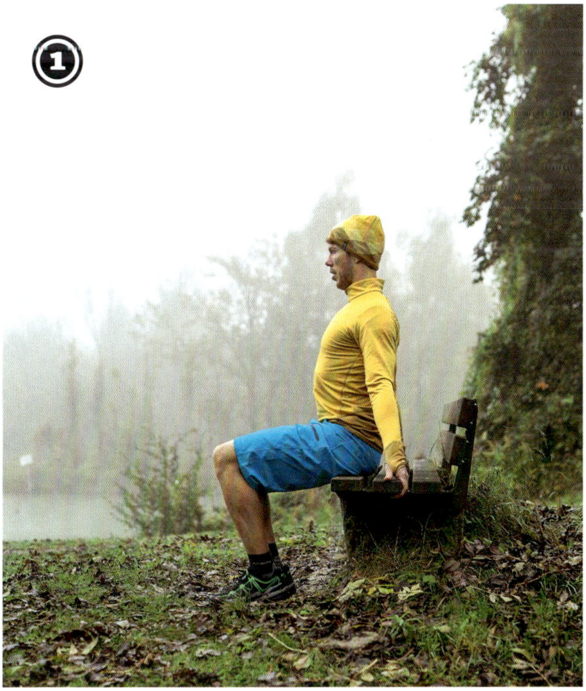

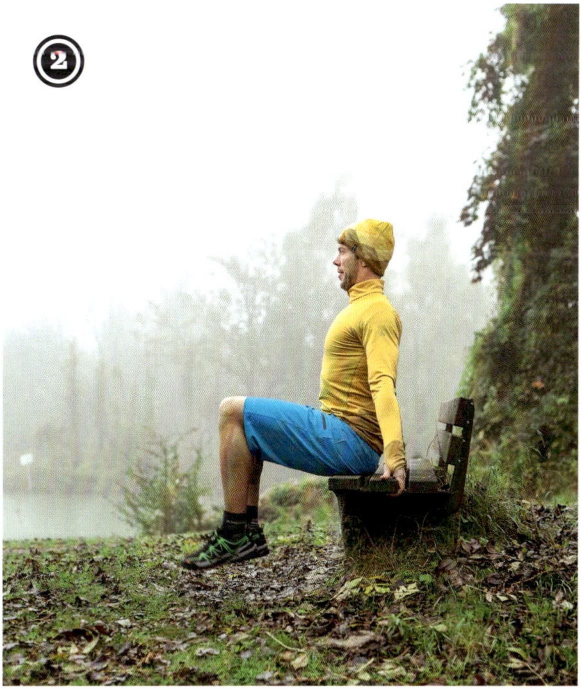

29. Bergsteiger

Kräftigt Schulter, Bauch und Hüftmobilität

1} Nehmen Sie die Liegestützposition ein. Bauch und Gesäß anspannen. Die Hände umfassen die Bohle. **2}** Heben Sie jetzt das linke Bein ab und ziehen Sie es zum linken Ellenbogen. **3}** Führen Sie das Bein wieder zurück und wiederholen Sie die Bewegung mit dem anderen Bein.

TIPP: Diese Übung verbessert auch die Hüftbeweglichkeit. Versuchen Sie, das angewinkelte Bein so weit wie möglich vom Boden zu heben.

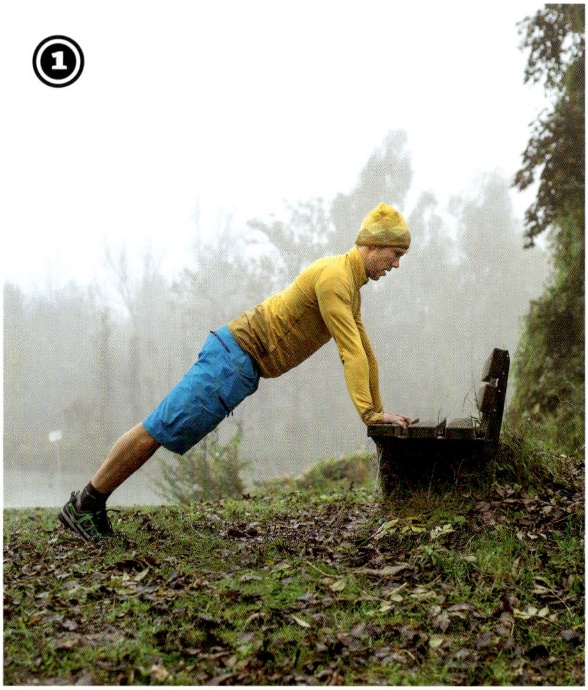

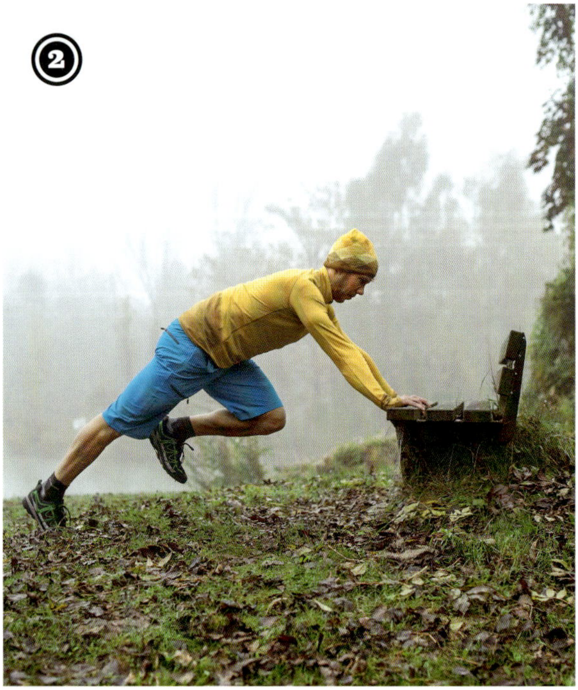

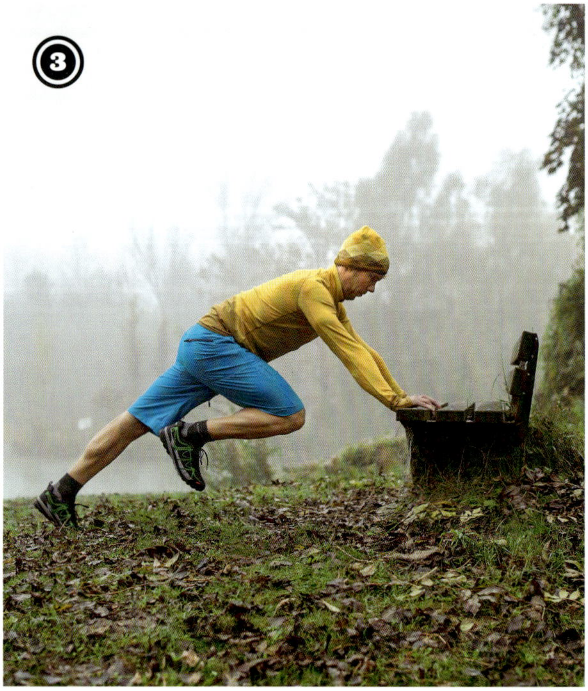

30. Liegestütz-Bergsteiger

Eine Übung, die ein Fitnessstudio ersetzt

1} Nehmen Sie die Liegestützposition ein. Bauch und Gesäß anspannen. Der Körper bildet eine Gerade. Die Hände umfassen die Bohle. **2}** Senken Sie den Oberkörper ab. Heben Sie jetzt das linke Bein seitlich ab und ziehen Sie es zum linken Ellenbogen. **3}** Führen Sie das Bein wieder zurück und wiederholen Sie die Bewegung mit dem anderen Bein.

TIPP: Wer Probleme mit dem Liegestütz hat, kann das Bein auch nur seitlich anziehen.

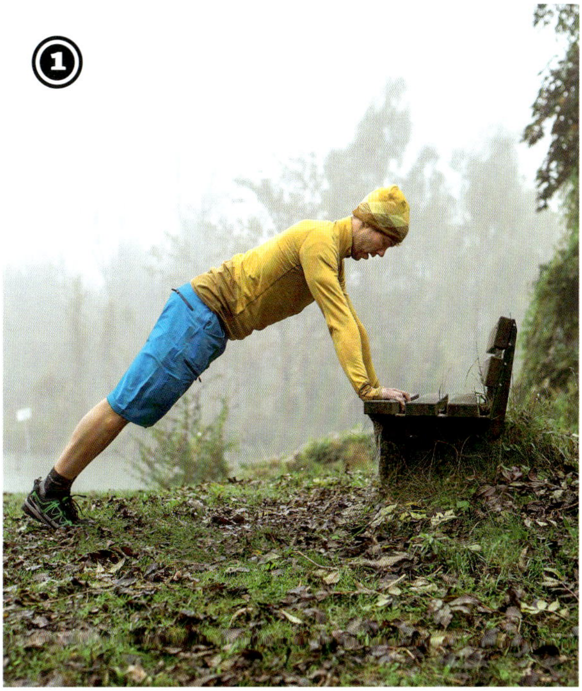

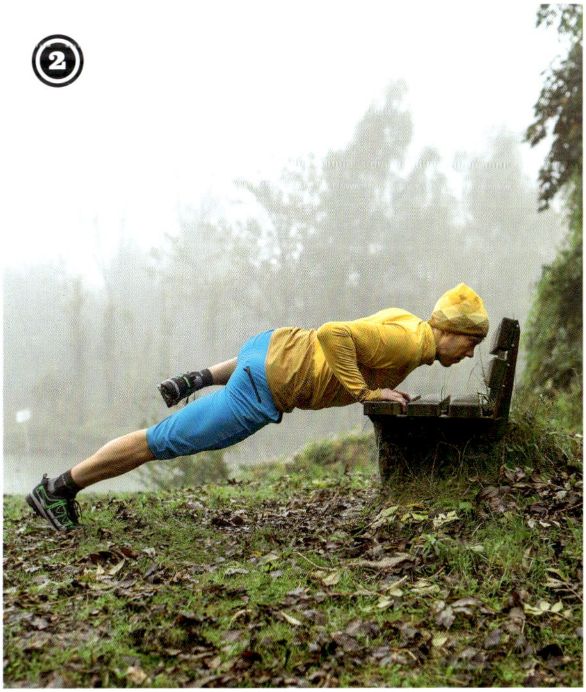

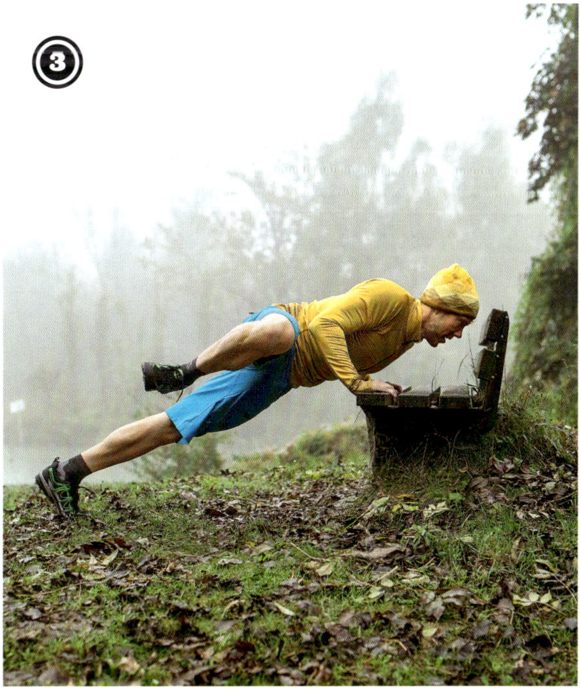

31. Trizepsdrücken einbeinig

Rumpfttraining trifft Oberkörper-workout

1} Setzen Sie sich auf die Bank und umfassen Sie die Bohlen. Gleiten Sie jetzt von der Bank – Ihr Gesäß hängt in der Luft. Die Beine sind 90 Grad aufgestellt. Heben Sie das rechte Bein gerade hoch. **2}** Senken Sie sich ab, bis Ober- und Unterarm im 90-Grad-Winkel zueinander stehen. Danach wieder in die Ausgangsposition.

TIPP: Mit der Tiefe beim Absenken bestimmen Sie den Schwierigkeitsgrad. Je tiefer Sie gehen, desto schwieriger wird es.

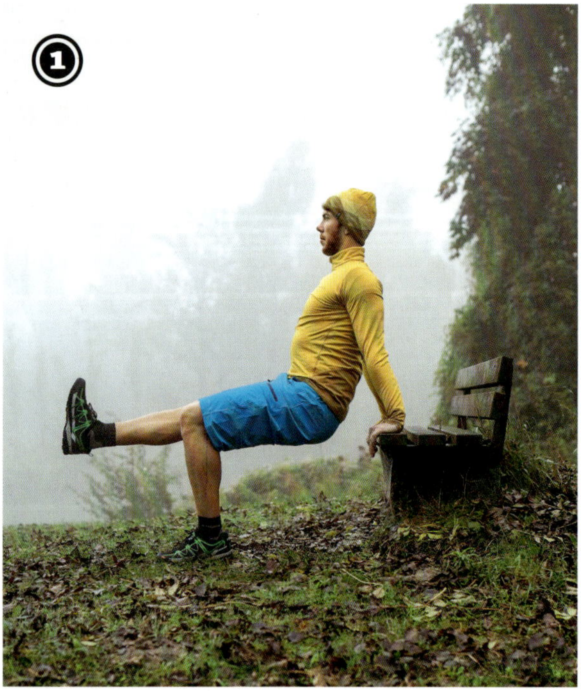

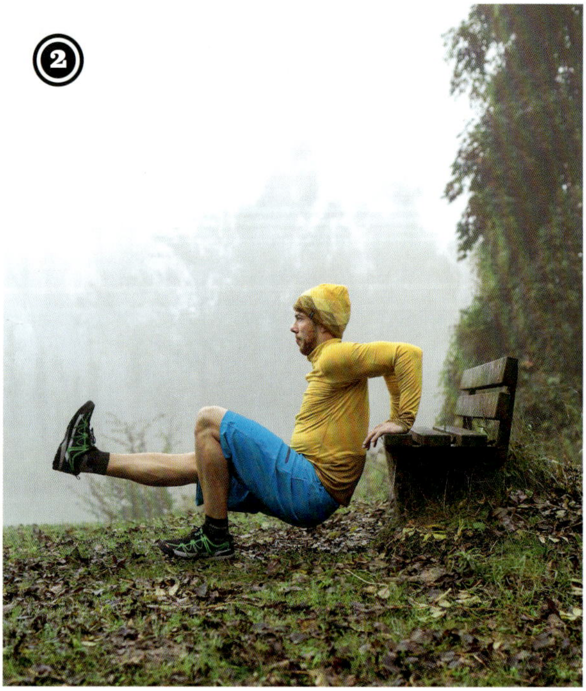

32. Trizepsdrücken beidbeinig

Der sanfte Einstieg für kräftige Schultern

1} Setzen Sie sich auf die Bank und umfassen Sie die Bohlen. Gleiten Sie jetzt von der Bank – Ihr Gesäß hängt in der Luft. Die Beine sind 90 Grad aufgestellt.
2} Senken Sie sich ab, bis Ober- und Unterarm im 90-Grad-Winkel zueinander stehen. Danach wieder in die Ausgangsposition.

TIPP: Atmen Sie beim Hochdrücken durch einen nur ganz leicht geöffneten Mund aus.

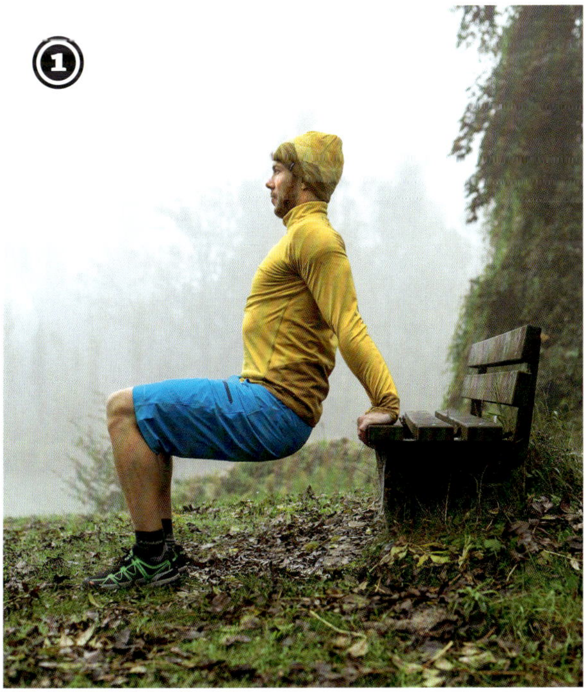

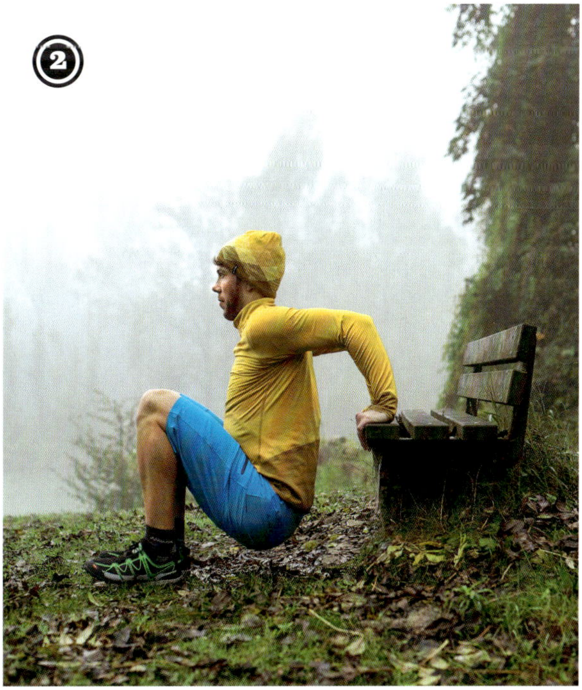

33. Trizepsdrücken mit gestreckten Beinen

Die verschärfte Variante des Drückens

1} Setzen Sie sich auf die Bank und umfassen Sie die Bohlen. Gleiten Sie jetzt von der Bank – Ihr Gesäß hängt in der Luft. Die Beine gerade nach vorn strecken.
2} Senken Sie sich ab, bis Ober- und Unterarm im 90-Grad-Winkel zueinander stehen. Danach wieder in die Ausgangsposition.

TIPP: Um die Schwierigkeit zu verringern, können Sie mit den Füßen einige Zentimeter näher zur Bank gehen.

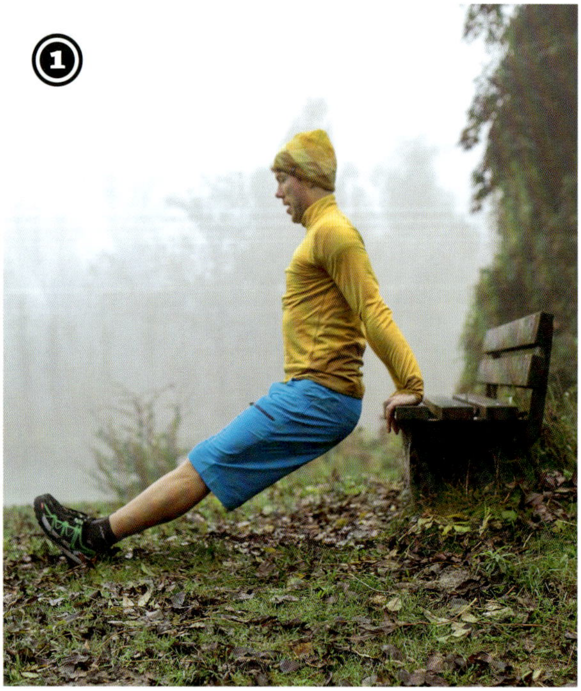

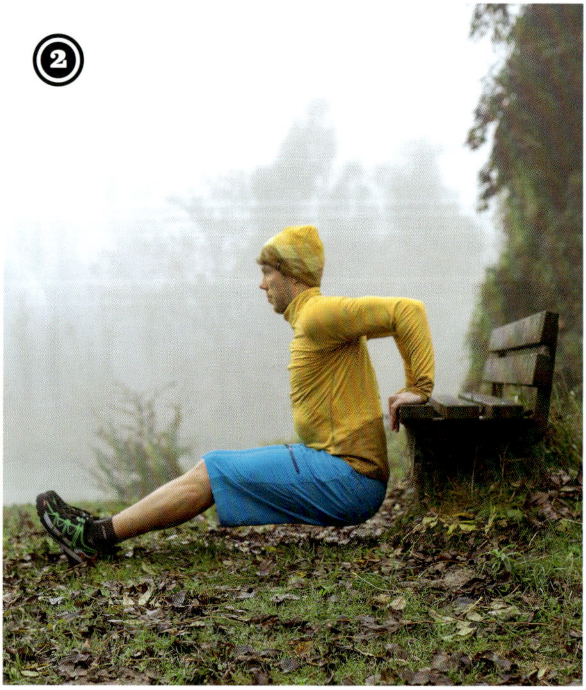

34. Trizepsdrücken mit gestrecktem Bein

Eine der effektivsten Schulter- und Trizeps-Übungen

1} Setzen Sie sich auf die Bank und umfassen Sie die Bohlen. Gleiten Sie jetzt von der Bank – Ihr Gesäß hängt in der Luft. Die Beine gerade nach vorn strecken und das rechte Bein etwa 10–20 Zentimeter vom Boden abheben. **2}** Senken Sie sich ab, bis Ober- und Unterarm im 90-Grad-Winkel zueinander stehen. Danach wieder in die Ausgangsposition.

TIPP: Um die Übung zu entschärfen, können Sie auch das angehobene Bein anwinkeln.

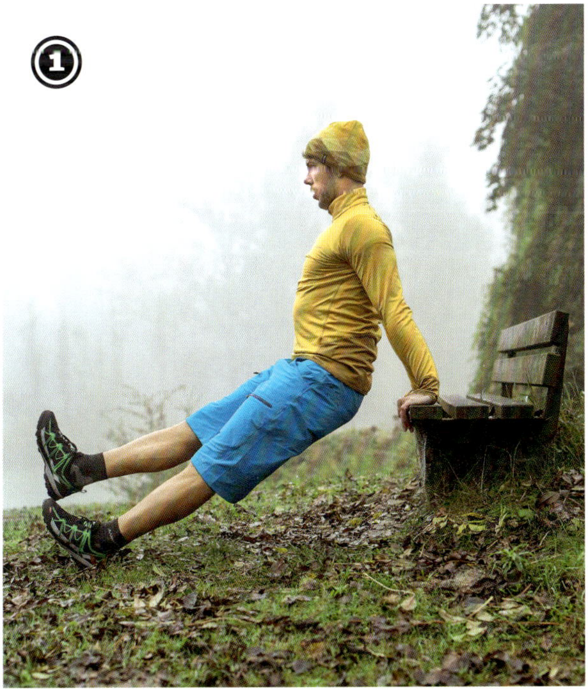

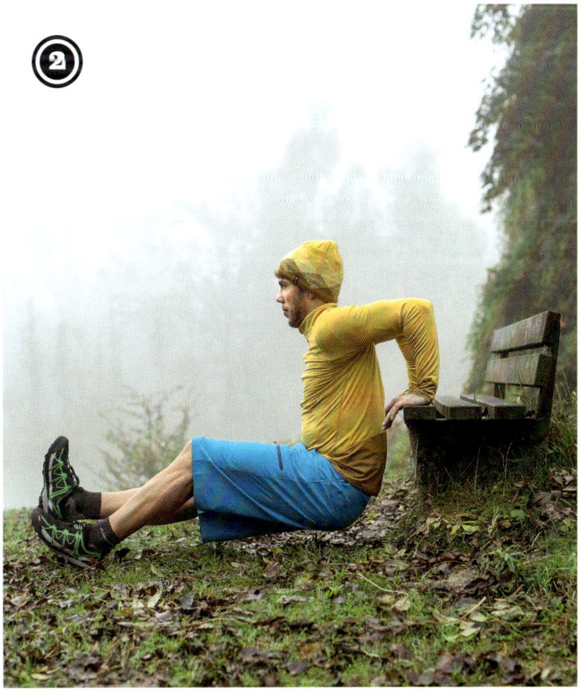

35. Tiefer Liegestütz

Die schnelle Weg, um Arm- und Rumpfmuskulatur zu stärken

1} Stellen Sie die Zehenspitzen auf die Bank. Die Füße schulterbreit. Die Hände auf dem Boden etwas über schulterbreit aufstellen und in einer Linie mit der Schulter positionieren. Beine, Gesäß, Rücken und Kopf bilden eine Gerade. **2}** Senken Sie den Oberkörper kontrolliert ab. Achten Sie darauf, dass Sie nicht ins Hohlkreuz fallen oder einen Buckel machen. Spannen Sie permanent Gesäß und Bauch an.

TIPP: Achten Sie beim Hochkommen darauf, dass Sie in den Lendenwirbeln nicht einknicken.

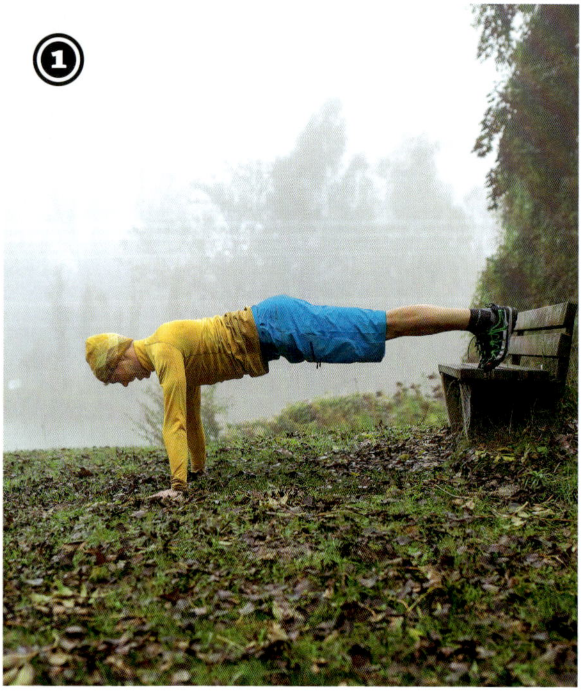

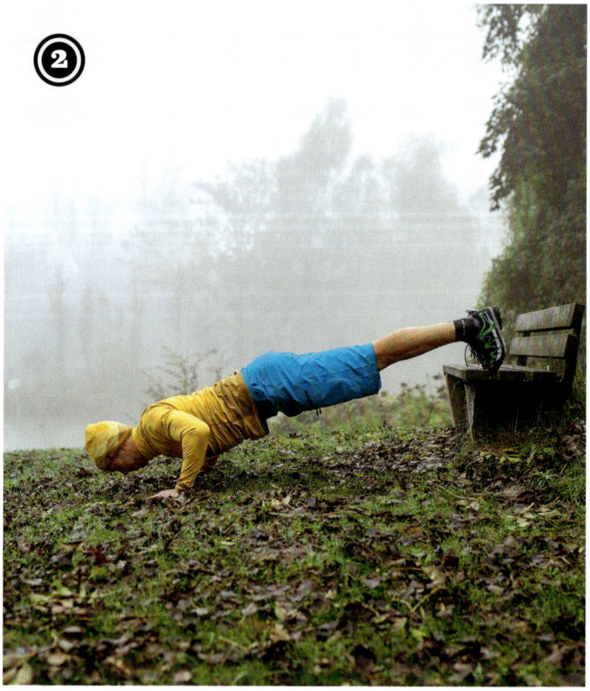

36. Hoher Liegestütz einbeinig

Verbessert die Kraftausdauer und Haltung

1} Stellen Sie die Zehenspitzen auf den Boden. Die Füße schulterbreit. Die Hände auf der Bank etwas über schulterbreit aufstellen und in einer Linie mit der Schulter positionieren. Heben Sie das rechte Bein leicht ab. Beine, Gesäß, Rücken und Kopf bilden eine Gerade. **2}** Senken Sie den Oberkörper kontrolliert ab. Achten Sie darauf, dass Sie nicht ins Hohlkreuz fallen oder einen Buckel machen. Spannen Sie permanent Gesäß und Bauch an.

TIPP: Bei Schwierigkeiten mit dieser Übung sollten Sie anfangs nur beim Absenken das Bein anheben.

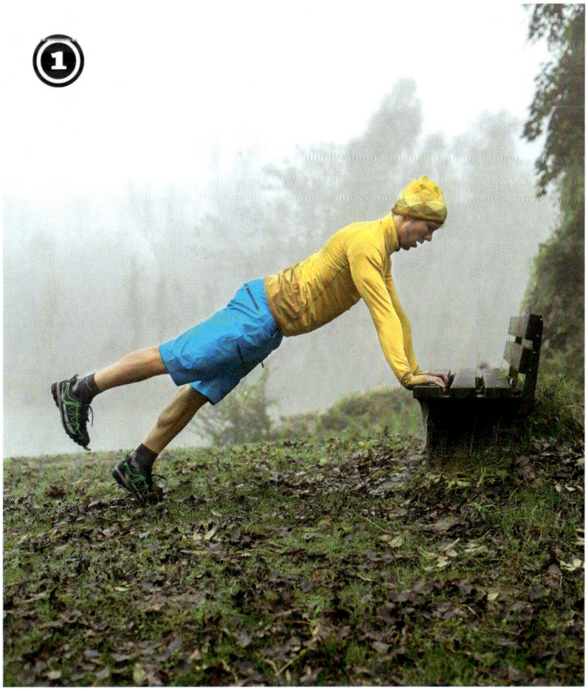

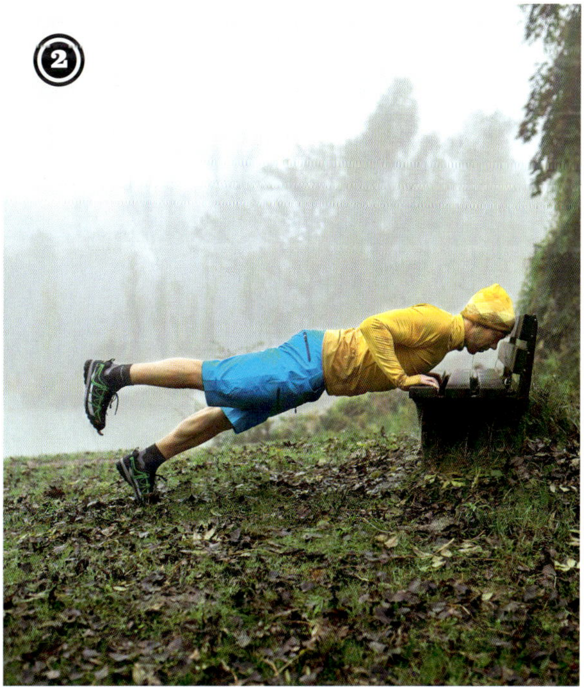

37. Hoher Liegestütz

Der Klassiker für Arm- und Brustmuskulatur. Stärkt auch die Bauchmuskeln

1} Stellen Sie die Zehenspitzen auf den Boden. Die Füße schulterbreit. Die Hände auf der Bank etwas über schulterbreit aufstellen und in einer Linie mit der Schulter positionieren. Beine, Gesäß, Rücken und Kopf bilden eine Gerade. **2}** Senken Sie den Oberkörper kontrolliert ab. Achten Sie darauf, dass Sie nicht ins Hohlkreuz fallen oder einen Buckel machen. Spannen Sie permanent Gesäß und Bauch an.

TIPP: Versuchen Sie, die Ellenbogen möglichst eng am Oberkörper zu lassen.

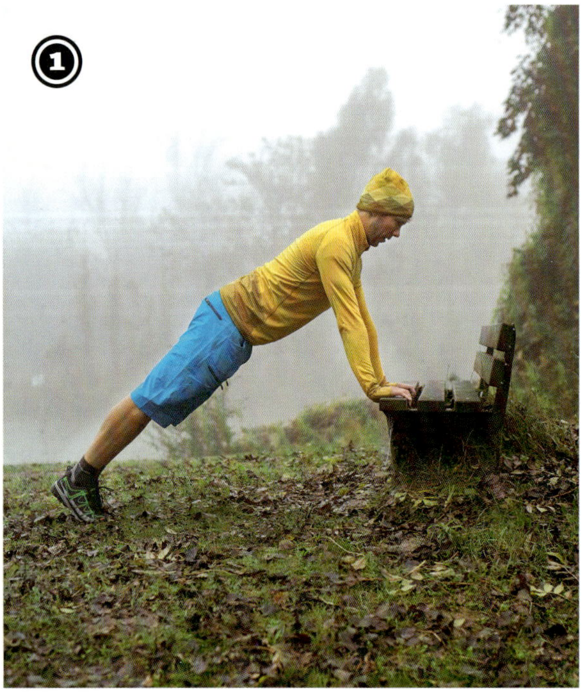

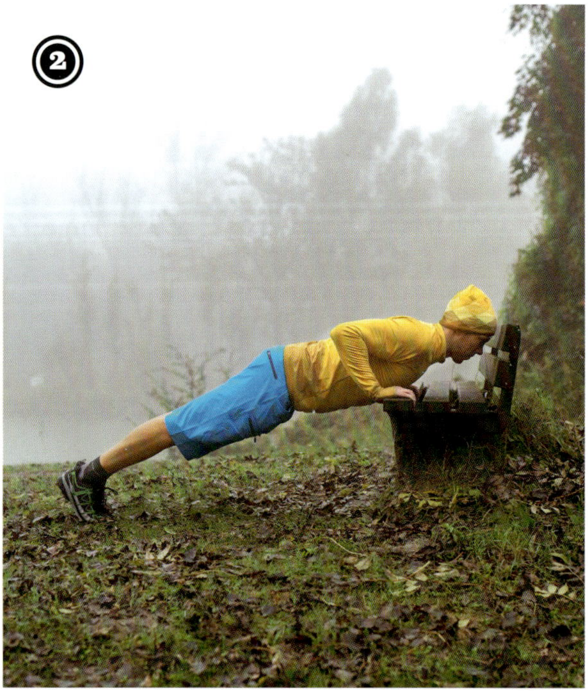

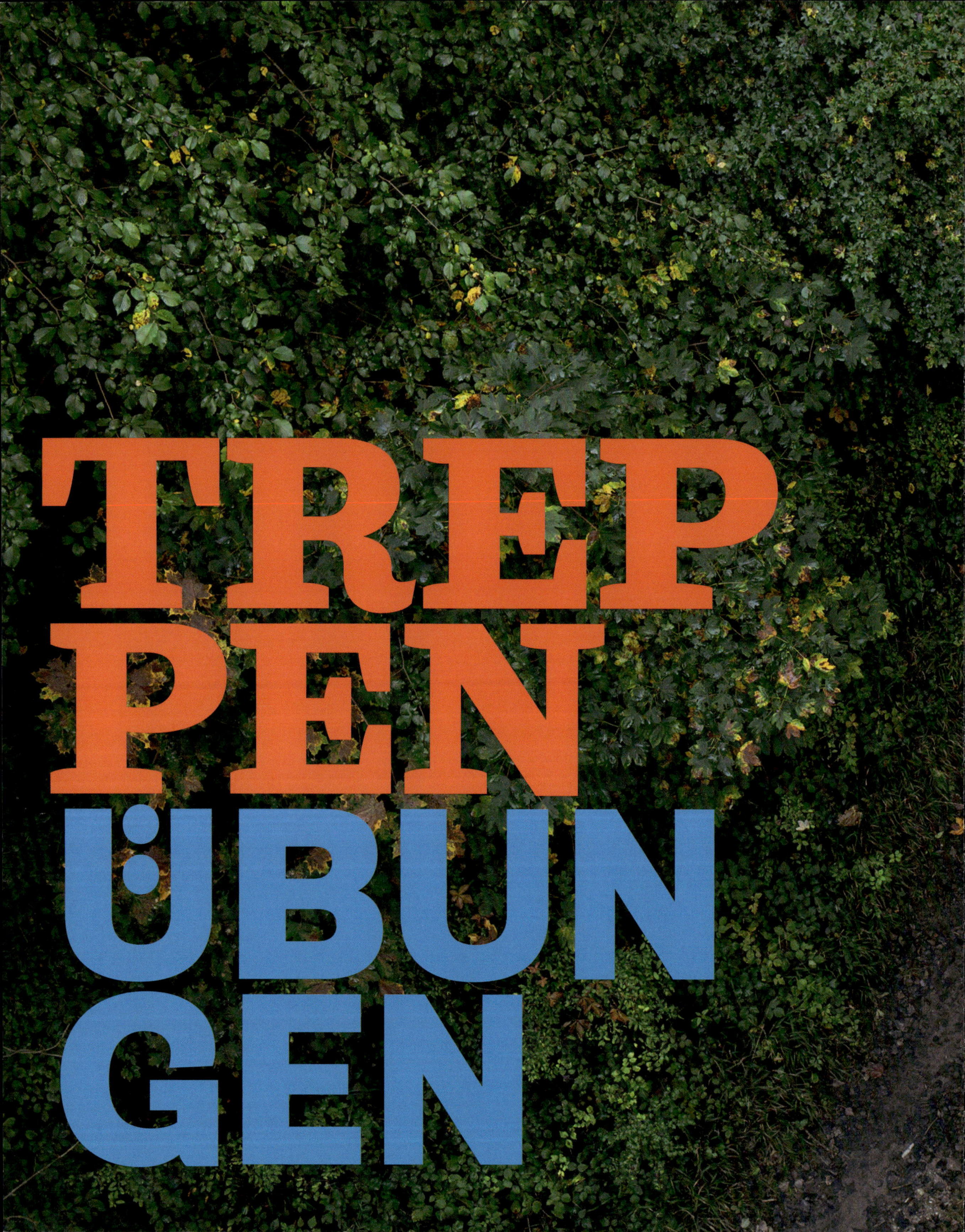

TREPPENÜBUNGEN

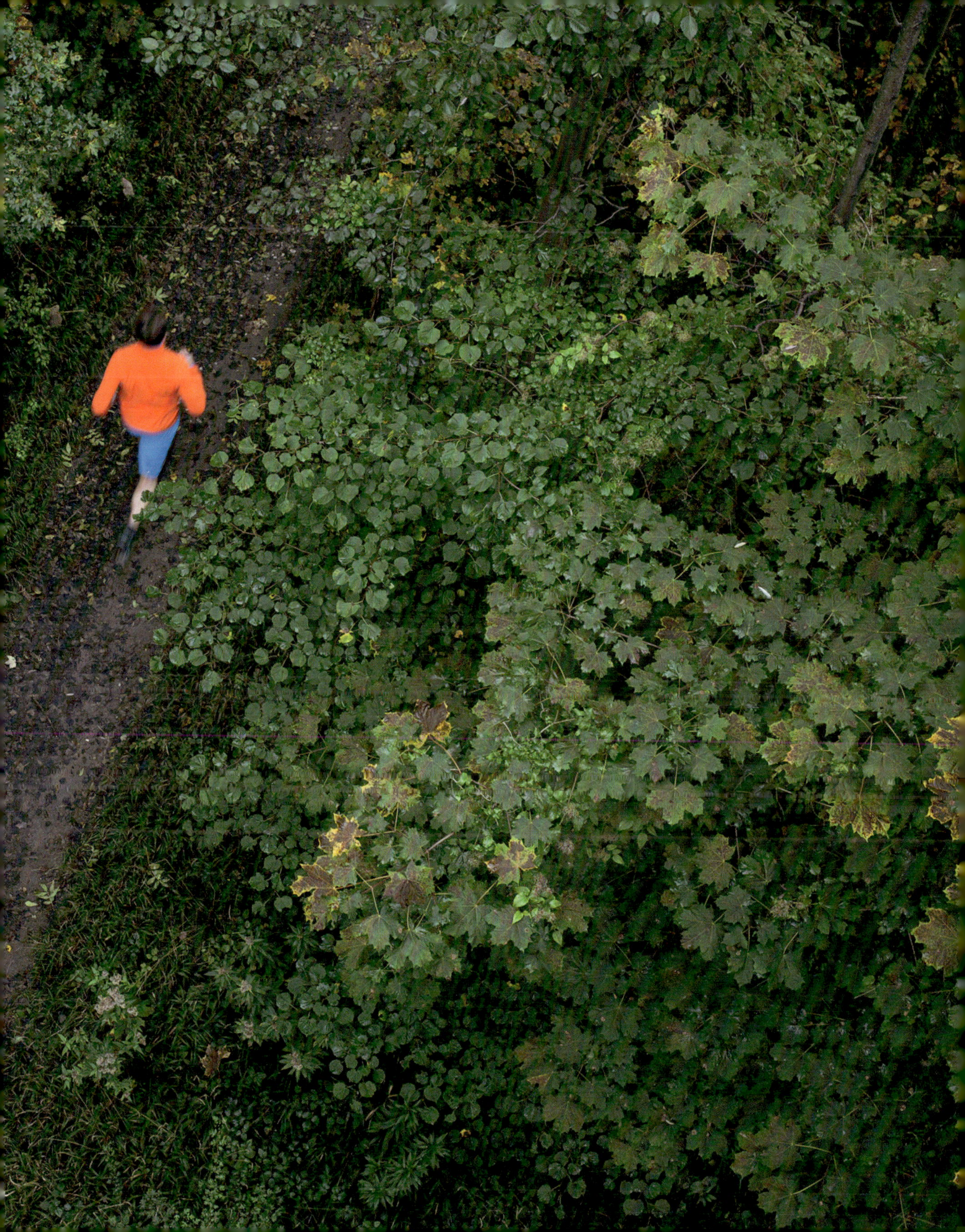

38. Seitstütz

Die einfache Variante des Klassikers

1} Seitlage rechts. Der rechte Arm ist auf der untersten Treppenstufe aufgestellt. Ellenbogen unter der Schulter, Beine gerade, Knie übereinander, Hüfte fast gestreckt. Richten Sie den Oberkörper auf und strecken Sie den linken Arm nach oben. Beine und Oberkörper bilden eine Linie. Diese Position ein Intervall lang halten.

TIPP: Halten Sie permanent Körperspannung und verdrehen Sie sich nicht in der Hüfte.

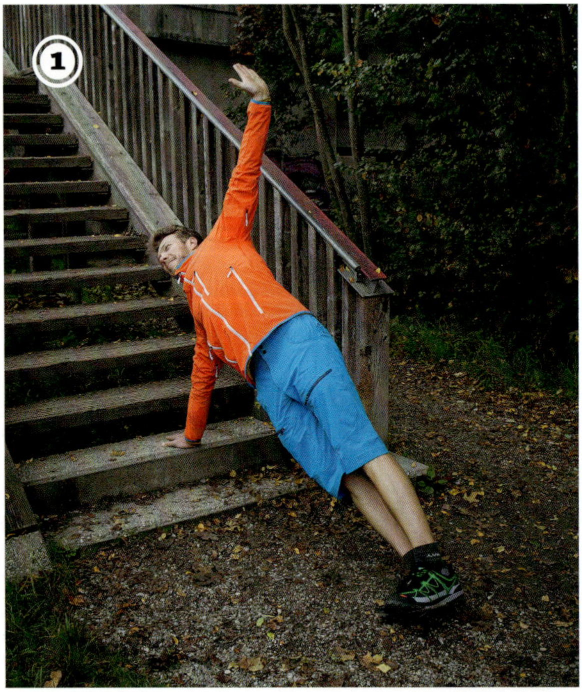

39. Seitstütz mit angehobenem Bein

Härter können Sie die seitlichen Bauchmuskeln kaum belasten

1} Seitlage rechts. Der rechte Arm ist auf der untersten Treppenstufe. Ellenbogen unter der Schulter, Beine gerade, Knie übereinander, Hüfte fast gestreckt. Richten Sie den Oberkörper auf und strecken den linken Arm nach oben. Beine und Oberkörper bilden eine Linie. **2}** Heben Sie nun das linke Bein ab. Diese Position ein Intervall lang halten.

TIPP: Anfänger beginnen damit, dass sie das Bein nur wenige Sekunden abheben – somit wird die Übung leichter.

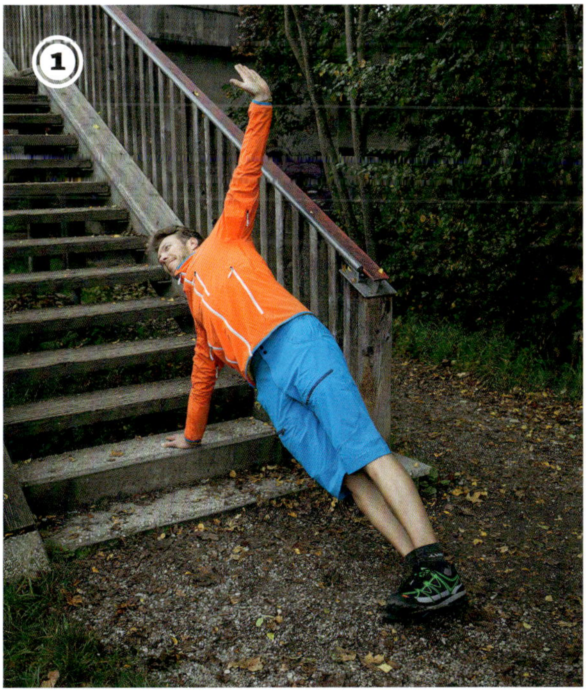

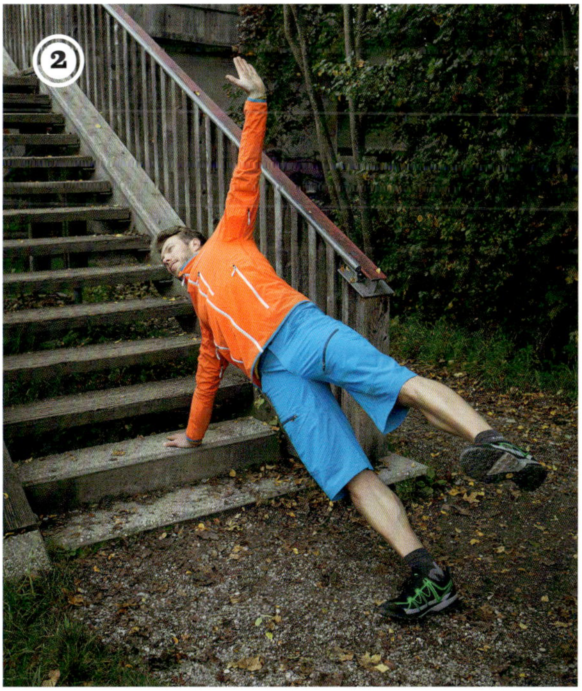

40. Seitstütz hoch

Für gesunde Schultern und ausdauernde Rumpfmuskeln

1} Seitlage rechts. Der rechte Arm ist auf einer oberen Treppenstufe. Ellenbogen unter der Schulter, Beine gerade, Knie übereinander, Hüfte fast gestreckt. Richten Sie den Oberkörper auf und strecken den linken Arm nach oben. Beine und Oberkörper bilden eine Linie. Diese Position ein Intervall lang halten.

TIPP: Tasten Sie sich an die Schwierigkeit heran: Starten Sie auf einer oberen Treppenstufe. Im Lauf der Zeit sollten Sie immer wieder eine Stufe hinuntergehen.

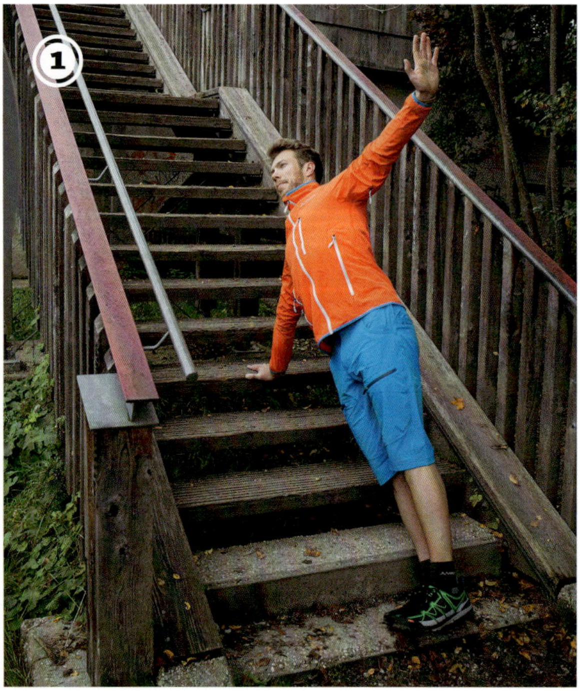

41. Seitstütz hoch mit einem Bein

Die verschärfte Version des Seitstütz

1} Seitlage rechts. Der rechte Arm ist auf einer oberen Treppenstufe. Ellenbogen unter der Schulter, Beine gerade, Knie übereinander, Hüfte fast gestreckt. Richten Sie den Oberkörper auf und strecken Sie den linken Arm nach oben. Beine und Oberkörper bilden eine Linie. **2}** Heben Sie nun das linke Bein ab. Diese Position ein Intervall lang halten.

TIPP: Versuchen Sie, das Bein möglichst weit abzuspreizen.

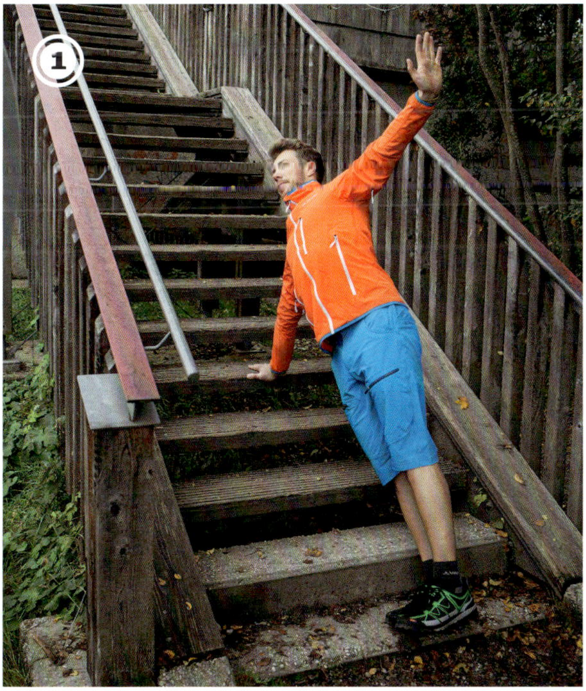

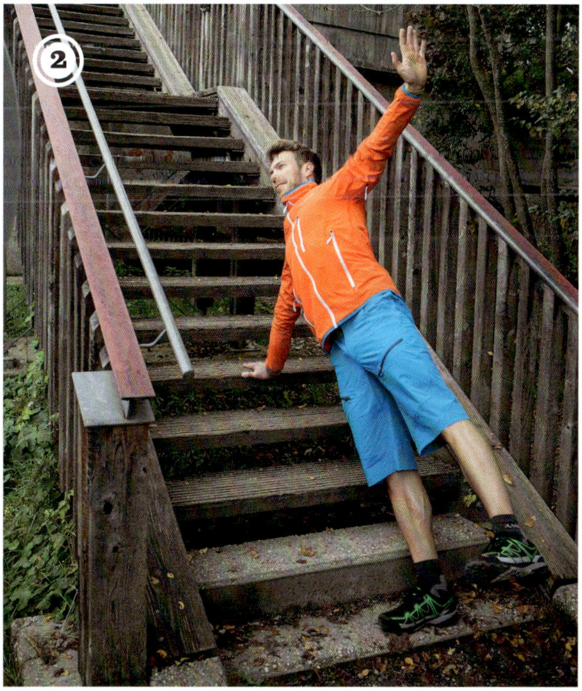

42. Lange Planke

Ein Feuerwerk für Rumpf und Schultern

1} Nehmen Sie die Liegestützhaltung auf der Treppe ein, Kopf nach unten. Ihr Körper bildet von den Schultern bis zu den Füßen eine Gerade. Der Kopf bleibt ebenfalls in dieser Linie. Wandern Sie mit den Händen die Treppenstufen weiter runter. Spannen Sie Rumpf und Gesäß an und verharren Sie ein Intervall lang in dieser Position; atmen Sie durchgehend.

TIPP: Je weiter Sie runterwandern, desto schwerer wird diese Übung.

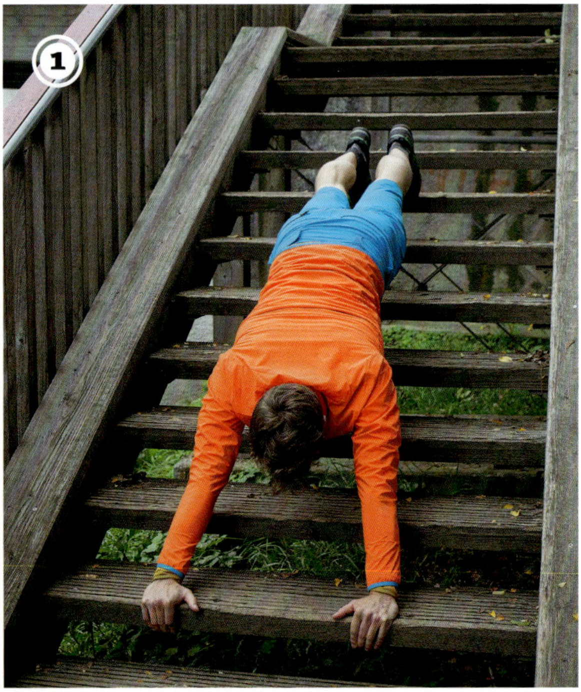

43. Lange Planke einbeinig

Statisches Muskelspiel für den gesamten Rumpf

1} Nehmen Sie die Liegestützhaltung auf der Treppe ein, Kopf nach unten. Ihr Körper bildet von den Schultern bis zu den Füßen eine Gerade. Der Kopf bleibt ebenfalls in dieser Linie. Wandern Sie mit den Händen die Treppenstufen weiter runter. Spannen Sie Rumpf und Gesäß an. **2}** Heben Sie das rechte Bein ab und halten Sie diese Position ein Intervall lang.

TIPP: Achten Sie darauf, dass Ihre Hüfte nicht zu einer Seite hin abkippt.

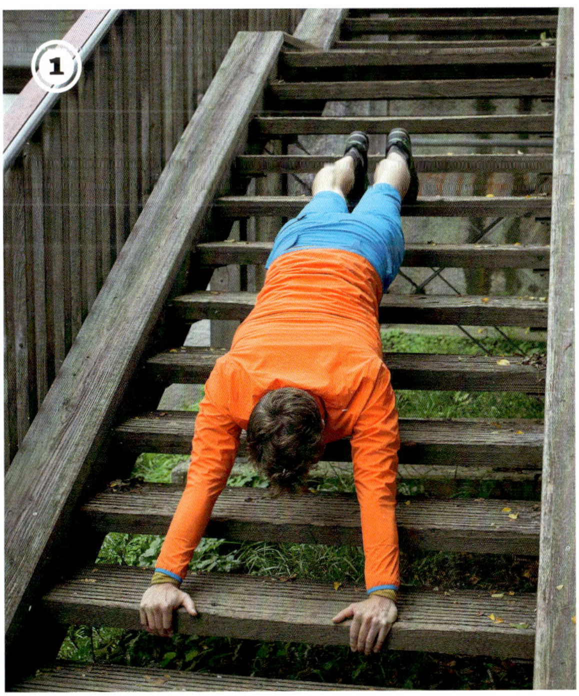

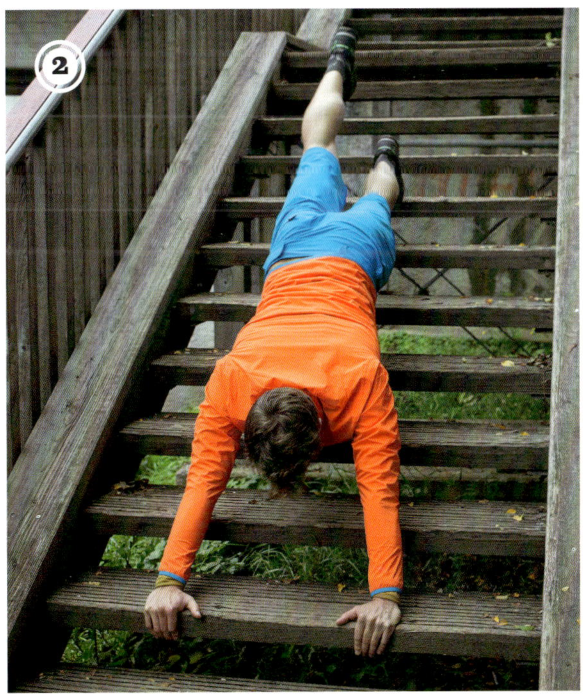

44. Lange Planke hoch

Schulter- und Rumpfkraft vereint

1} Nehmen Sie die Liegestützhaltung auf der Treppe ein, Kopf nach oben. Ihr Körper bildet von den Schultern bis zu den Füßen eine Gerade. Der Kopf bleibt ebenfalls in dieser Linie. Wandern Sie mit den Händen die Treppenstufen weiter hoch. Spannen Sie Rumpf und Gesäß an und verharren Sie ein Intervall lang in dieser Position; atmen Sie weiter.

TIPP: In dieser Position kann man sich auch an Liegestützen versuchen.

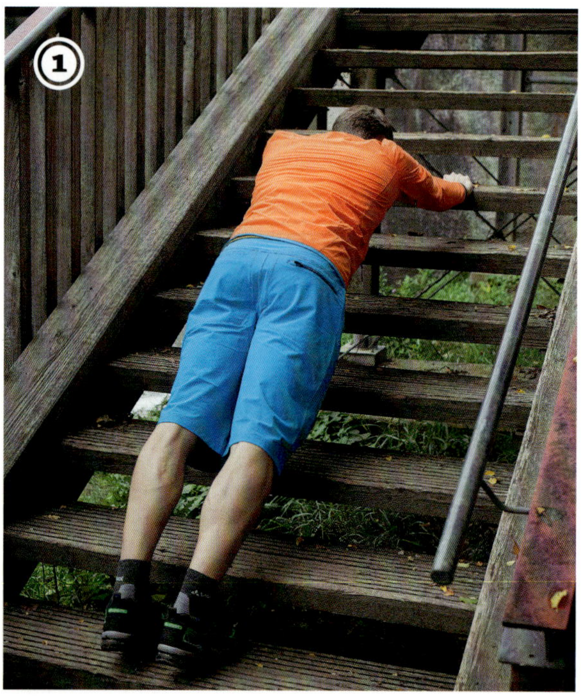

45. Lange Planke einbeinig

Wem die Planke zu einfach ist, der findet hier die richtige Herausforderung

1} Nehmen Sie die Liegestützhaltung auf der Treppe ein, Kopf nach oben. Ihr Körper bildet von den Schultern bis zu den Füßen eine Gerade. Der Kopf bleibt ebenfalls in dieser Linie. Wandern Sie mit den Händen die Treppenstufen weiter hoch. Spannen Sie Rumpf und Gesäß an. **2}** Heben Sie das linke Bein ab und halten Sie diese Position ein Intervall lang.

TIPP: Nicht seitlich abkippen – falls Sie dazu neigen, bitte den Fuß absetzen. Die Qualität der Übung ist entscheidend, nicht die Dauer.

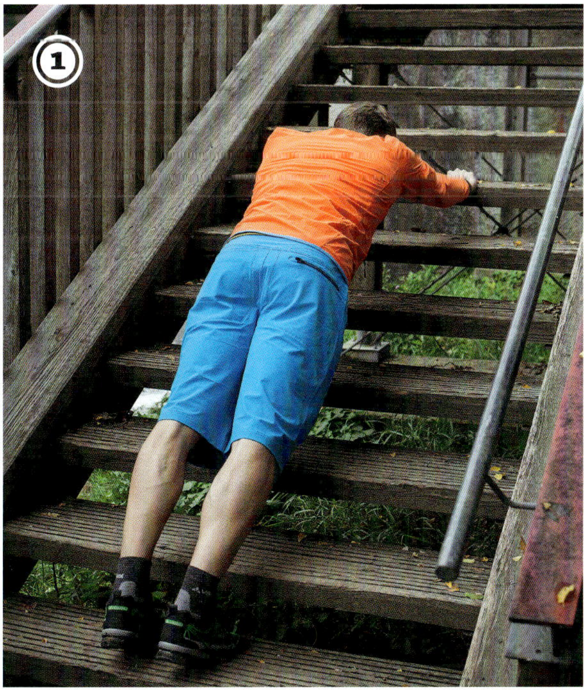

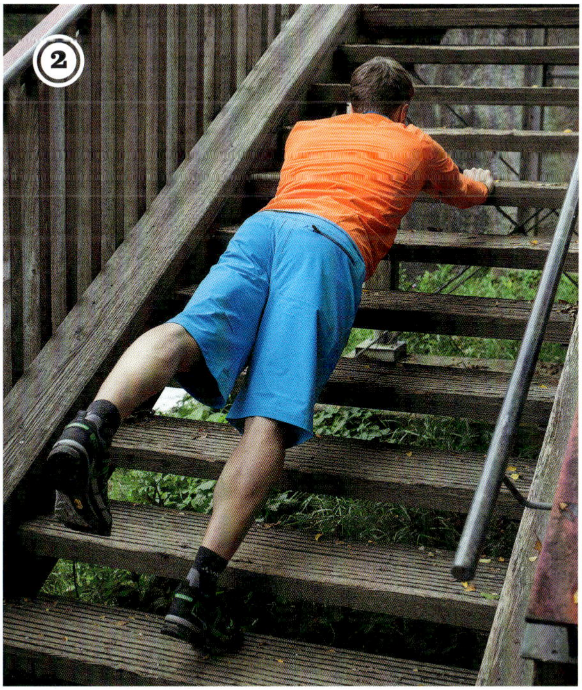

46. Wurm treppauf

Hüftbeweglichkeit und Rumpfkraft

1} Stehen Sie mit geraden Beinen. Die Handflächen platzieren Sie so auf der Treppenstufe, dass Sie gerade noch die Knie durchgestreckt lassen können. **2}** Laufen Sie mit den Händen nach vorn. **3}** Sie erreichen die Liegestützposition. Kehren Sie jetzt auf gleichem Weg zurück in die Ausgangsposition.

TIPP: Fortgeschrittene können in der Endposition auch für einige Sekunden einen Arm abheben.

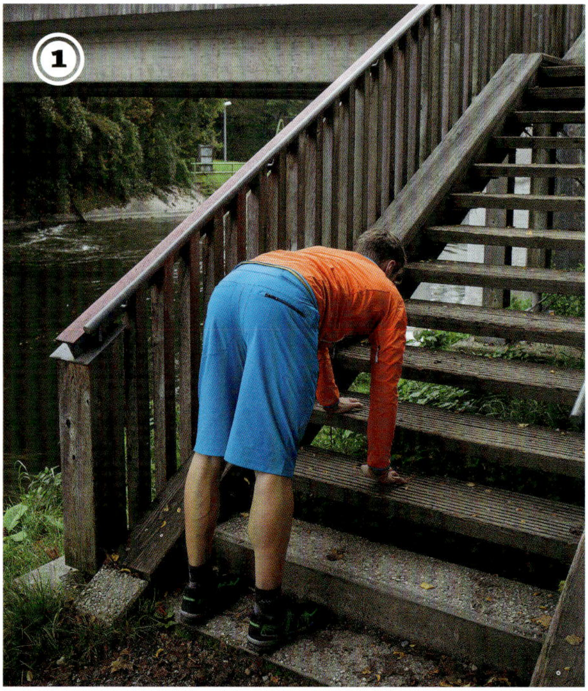

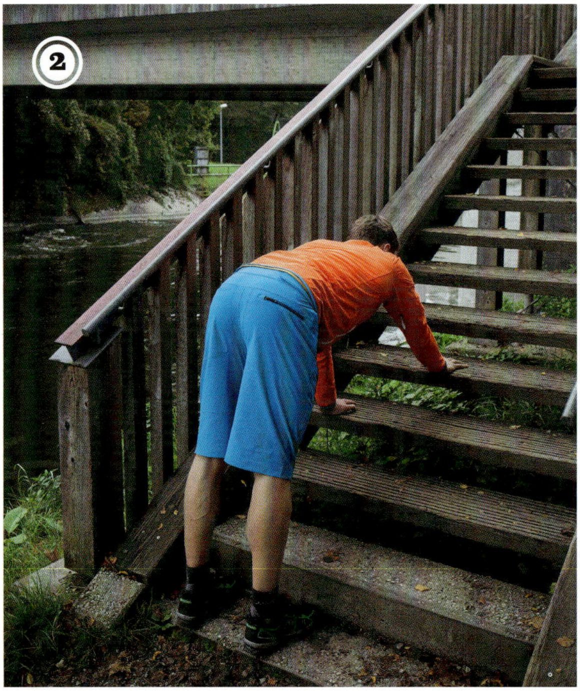

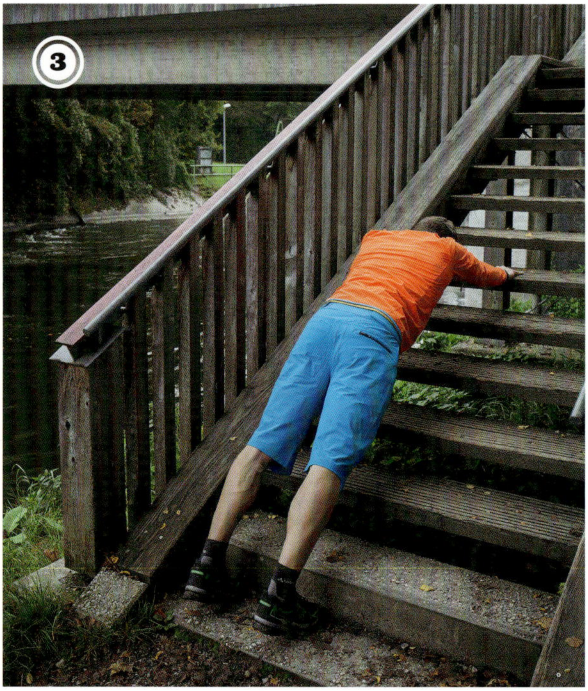

47. Tiefe Liegestütz

Der Klassiker für Arm- und Brustmuskulatur. Stärkt auch die Bauchmuskeln

1} Stellen Sie die Zehenspitzen auf die Treppenstufe, Beine parallel. Die Hände auf dem Boden etwas über schulterbreit aufstellen und in einer Linie mit der Schulter positionieren. Beine, Gesäß, Rücken und Kopf bilden eine Gerade. **2}** Senken Sie den Oberkörper kontrolliert ab. Achten Sie darauf, dass Sie nicht ins Hohlkreuz fallen oder einen Buckel machen. Spannen Sie permanent Gesäß und Bauch an.

TIPP: Auch hier gilt: je höher die Füße, desto schwerer die Übung.

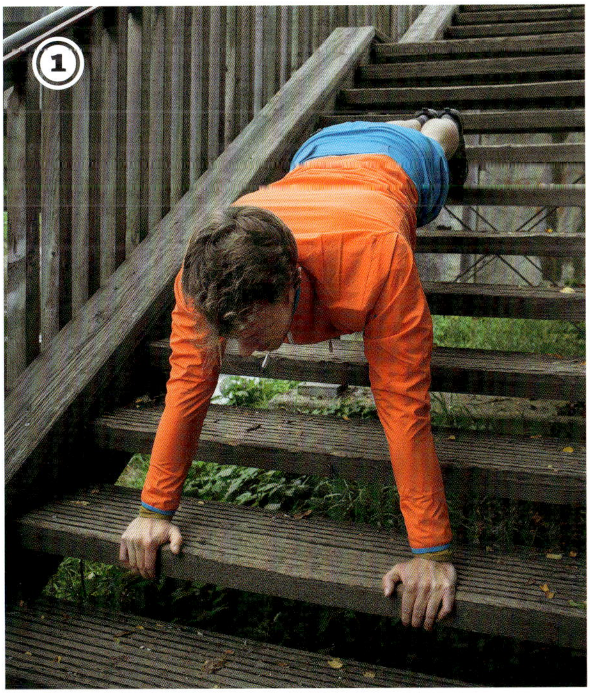

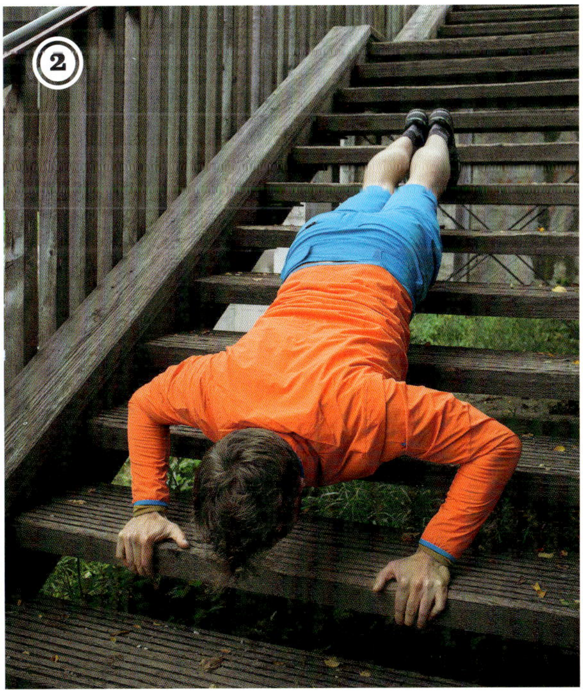

48. Hohe Liegestütz

Der Einstieg in die Liegestütz

1} Stellen Sie die Zehen auf den Boden, Beine parallel. Die Hände auf der Treppe etwas über schulterbreit aufstellen und in einer Linie mit der Schulter positionieren. Beine, Gesäß, Rücken und Kopf bilden eine Gerade. **2}** Senken Sie den Oberkörper kontrolliert ab. Achten Sie darauf, dass Sie nicht ins Hohlkreuz fallen oder einen Buckel machen. Spannen Sie permanent Gesäß und Bauch an.

TIPP: Je höher Sie mit den Händen auf den Stufen stehen, desto leichter wird es.

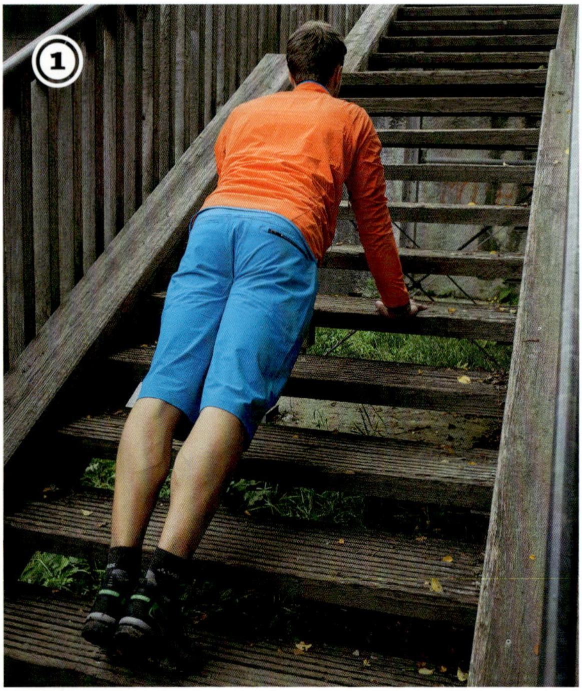

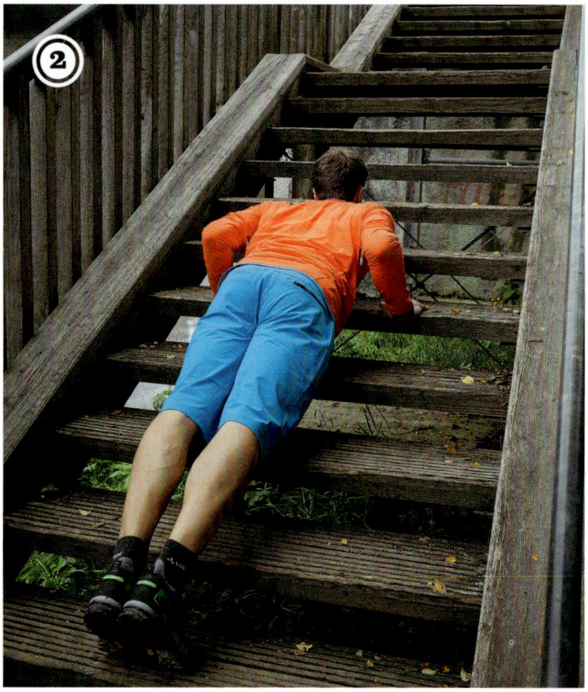

49. Entengang

Oberschenkelknaller und Hüftmobilität

1} Stellen Sie sich vor die Treppe. Senken Sie Ihr Gesäß ab und gehen Sie in eine Kniebeugeposition, bei der die Beine mindestens einen 90-Grad-Beugewinkel haben. Hände vor dem Körper. **2}** Heben Sie jetzt das rechte Bein und laufen Sie hoch, eine Stufe nach der anderen.

TIPP: Diese Übung erfordert sehr viel Hüftmobilität. Wer Probleme damit hat, sollte sich über den Goblet Squat rantasten.

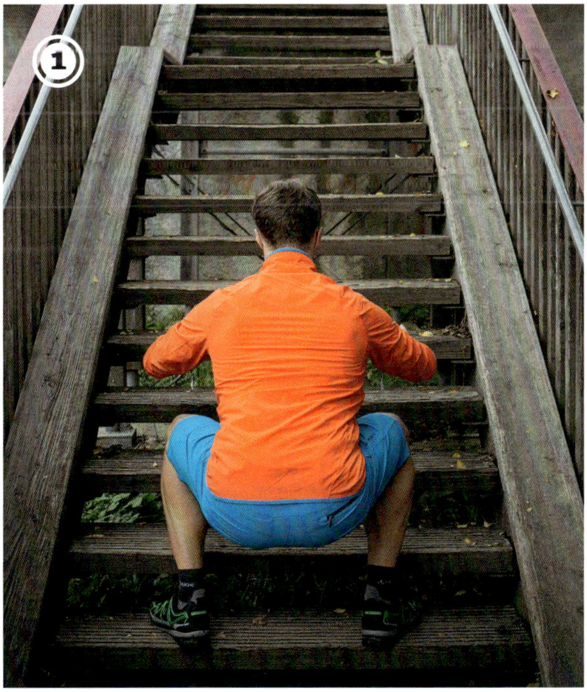

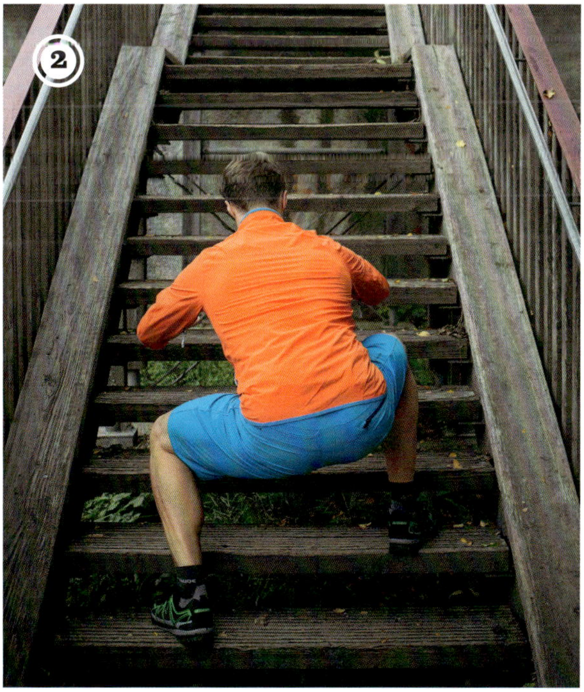

50. Froschsprung

Schnelligkeit, Kraft und Ausdauer in einem sportlichen Paket

1} Stellen Sie sich vor die Treppe. Senken Sie Ihr Gesäß ab und gehen Sie in eine Kniebeugeposition, bei der die Beine mindestens einen 90-Grad-Beugewinkel haben. Hände vor dem Körper. **2}** Springen Sie jetzt ab und strecken Sie die Hüfte. **3}** Landen Sie wieder in einer tiefen Beugeposition.

TIPP: Achten Sie darauf, dass Sie beim Sprung die Hüfte voll durchstrecken.

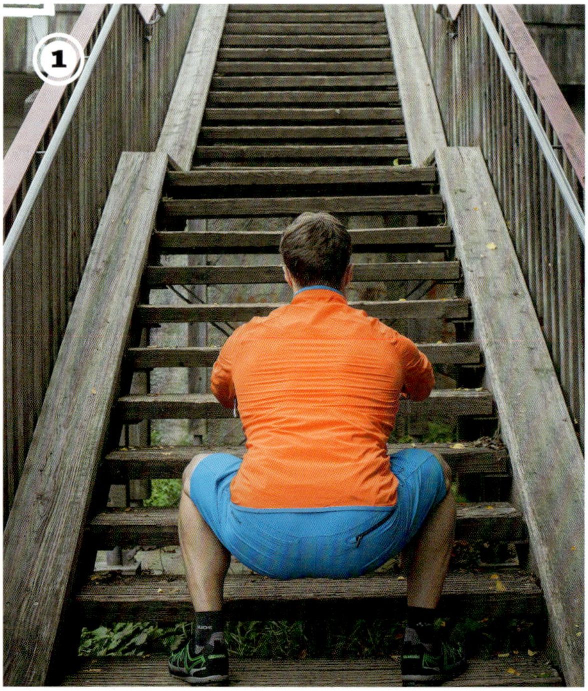

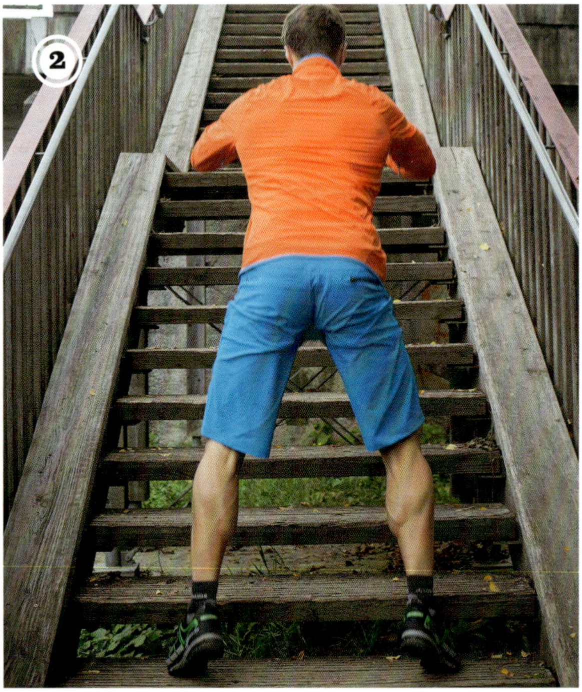

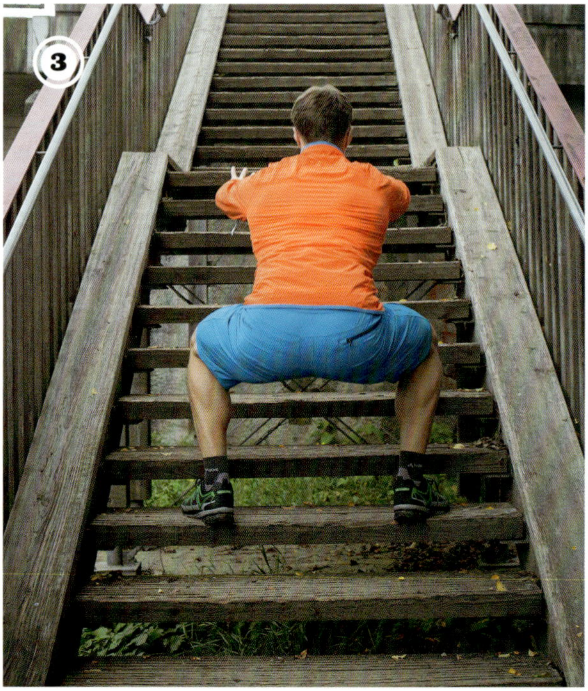

51. Seitlauf

Bewegliche Hüfte verschmilzt mit Balance und Koordination

1} Stellen Sie sich seitlich und gerade auf die Treppe. Die Arme seitlich ausstrecken, Blick gerade. Kreuzen Sie das rechte Bein über das linke. Das rechte Bein ist auf der unteren Stufe. **2}** Heben Sie das linke Bein und kreuzen es hinter dem rechten. Den linken Fuß auf die Stufe über dem rechten abstellen. **3}** Jetzt wieder mit dem rechten Bein kreuzen.

TIPP: Führen Sie diese Bewegung langsam und kontrolliert aus. Sie können sowohl hoch- als auch runtergehen.

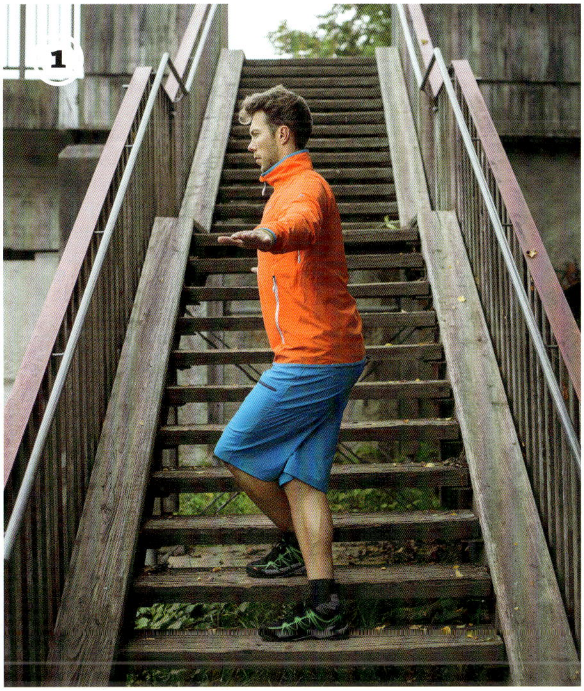

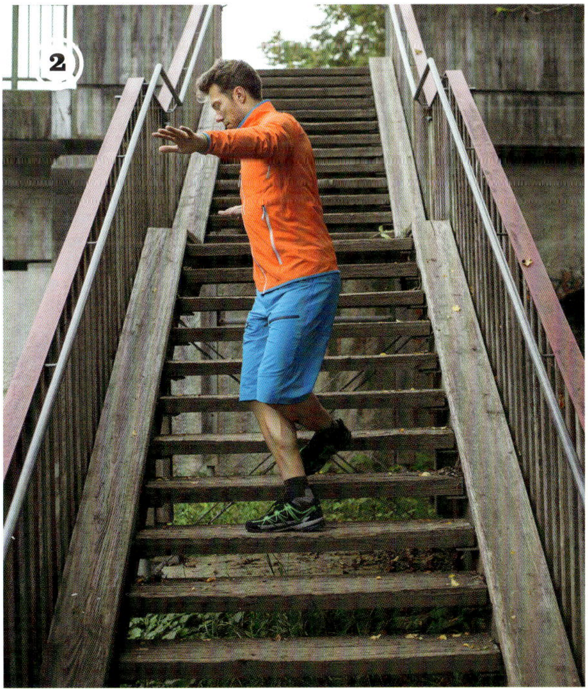

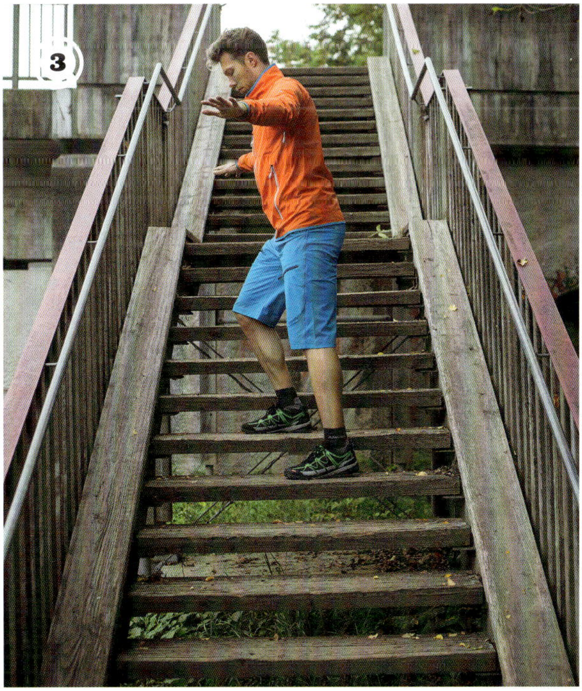

52. Sprung

Stärkt Kreislauf und hält die Hüfte flexibel

1} Stellen Sie sich vor die Treppe. Senken Sie Ihr Gesäß leicht ab, die Hände nach hinten. **2}** Springen Sie jetzt explosiv ab und strecken Sie die Hüfte. Landen Sie in einer leichten Beugeposition und springen Sie danach sofort wieder ab.

TIPP: Viel wichtiger als die Höhe des Sprunges ist die kurze Bodenkontaktzeit. Versuchen Sie, so schnell wie möglich weiterzuspringen.

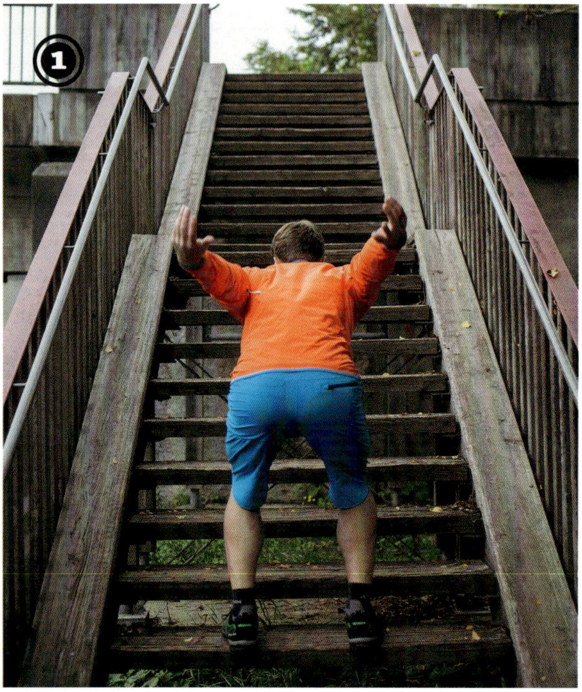

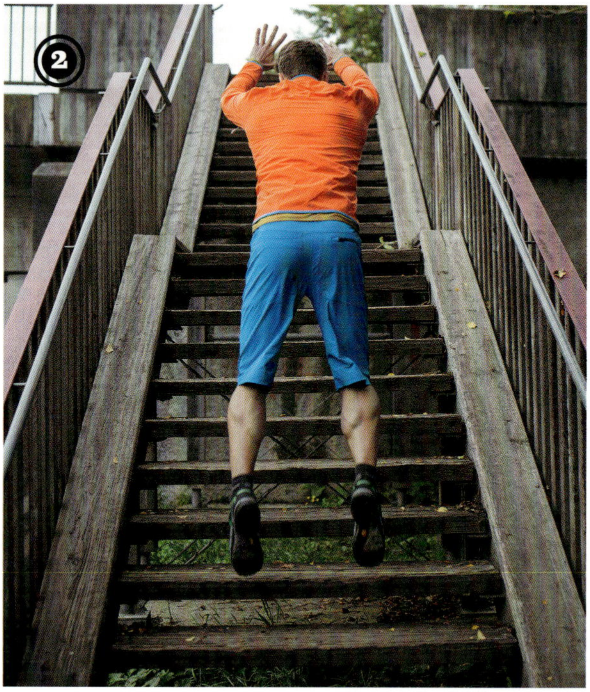

53. Einbeinsprung

Hier trifft Balance auf Durchhaltevermögen

1} Stellen Sie sich vor die Treppe. Stehen Sie auf dem rechten Bein. Senken Sie Ihr Gesäß leicht ab, die Hände nach hinten. **2}** Springen Sie jetzt explosiv ab und strecken Sie die Hüfte. Landen Sie in einer leichten Beugeposition auf dem rechten Bein und springen Sie sofort wieder weiter.

TIPP: Wechseln Sie von Intervall zu Intervall das Sprungbein – nicht während eines Intervalls.

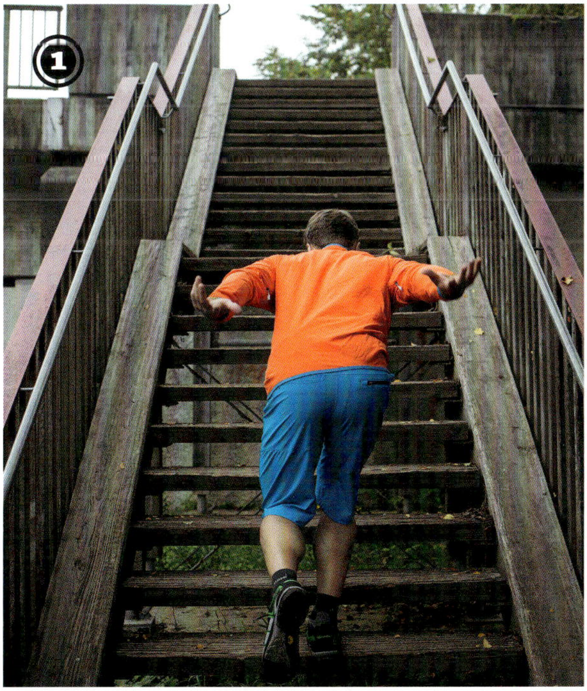

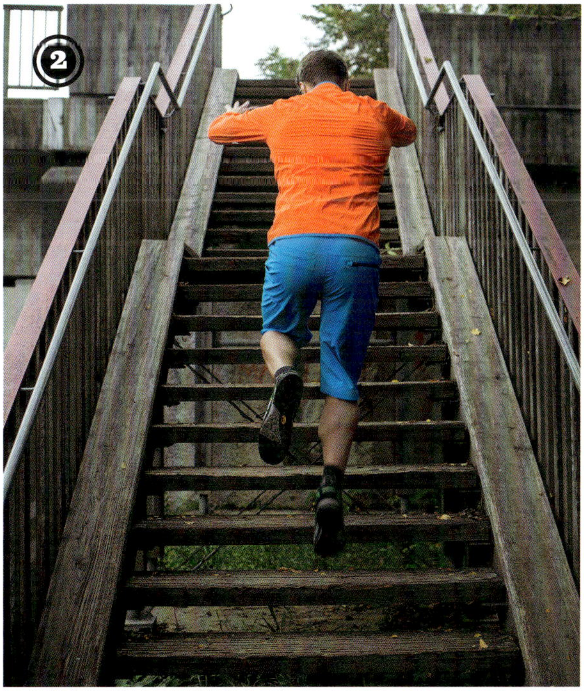

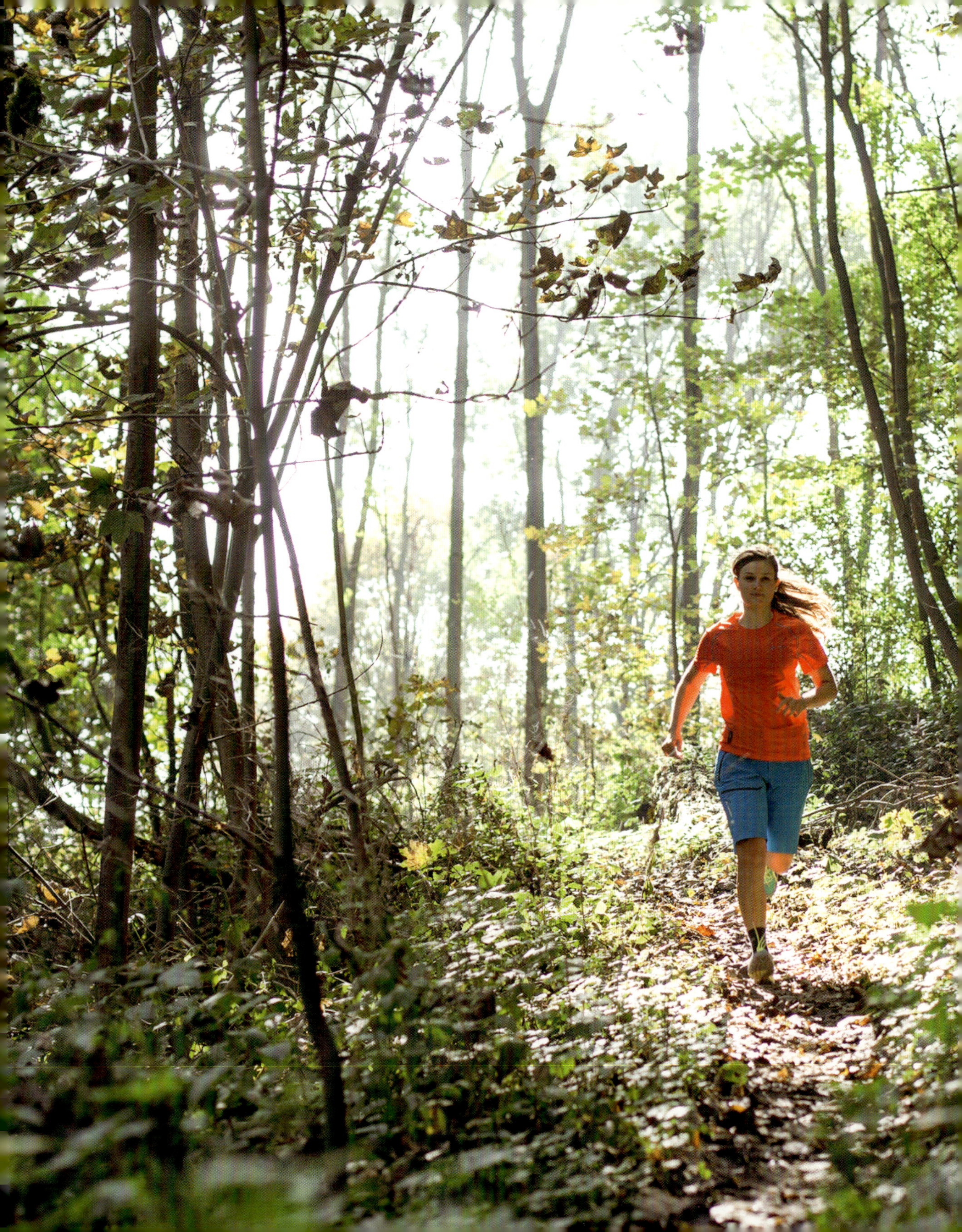

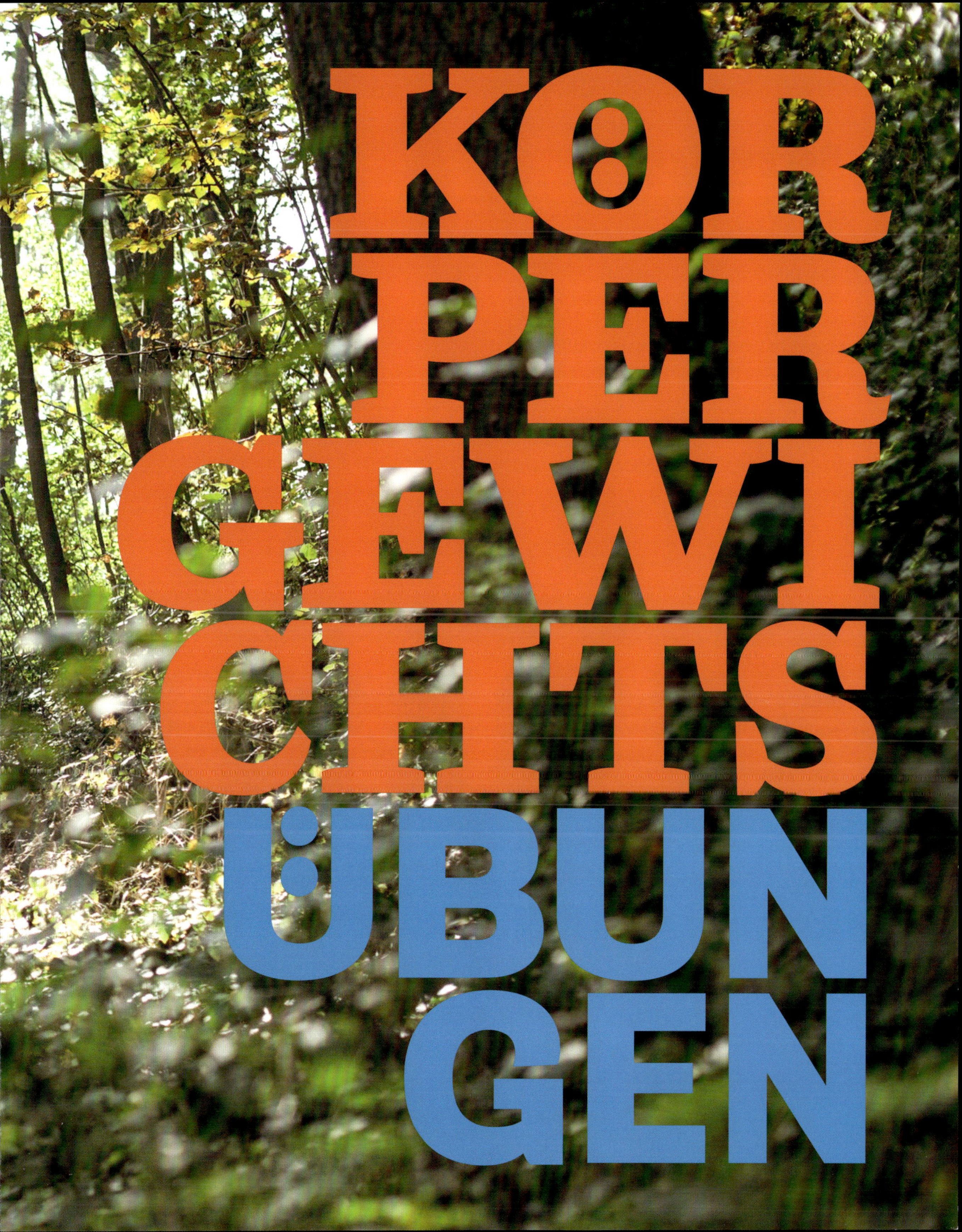

KÖRPERGEWICHTSÜBUNGEN

54. Bergsteiger

Hüftbeweglichkeit und Rumpfkraft

1} Nehmen Sie die Liegestützposition ein. Bauch und Gesäß anspannen. Kopf und Oberkörper in einer Linie.

2} Heben Sie jetzt das linke Bein seitlich ab und ziehen Sie es zum linken Ellenbogen. Führen Sie das Bein wieder zurück und wiederholen Sie die Bewegung mit dem anderen Bein.

TIPP: Diese Übung verbessert auch die Hüftbeweglichkeit. Versuchen Sie, das angewinkelte Bein so weit wie möglich vom Boden zu heben.

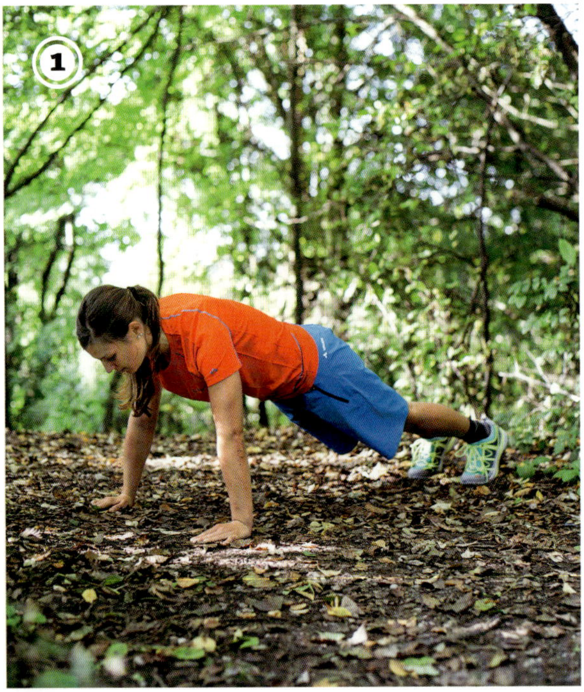

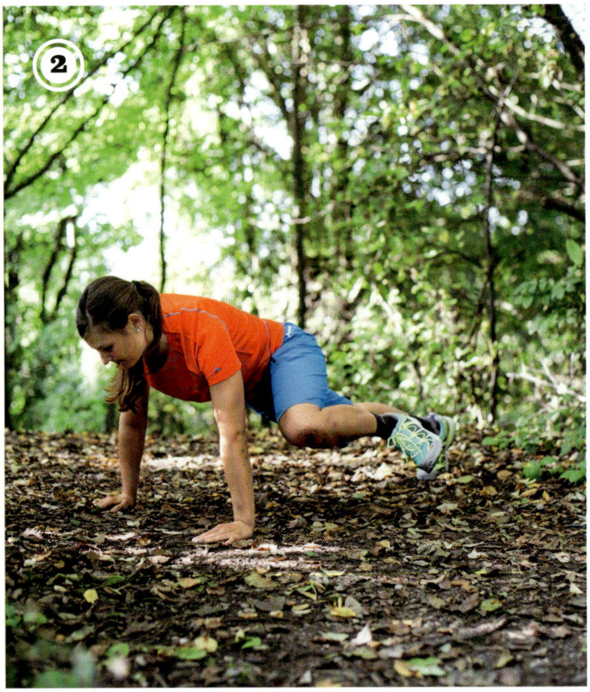

55. Standwaage

Simpel und effektiv, um Balance und Kraft zu verbessern

1} Stehen Sie gerade. Die Füße schulterbreit. Die Arme seitlich abgestellt. Heben Sie das linke Bein leicht an. **2}** Senken Sie den Oberkörper nach vorn, bis Arme, Oberkörper und Beine waagerecht zum Boden stehen. Halten Sie diese Position für etwa 20 Sekunden. Danach Beinwechsel.

TIPP: Lassen Sie sich anfangs in der Endposition von jemanden kontrollieren – dadurch vermeiden Sie Fehlhaltungen.

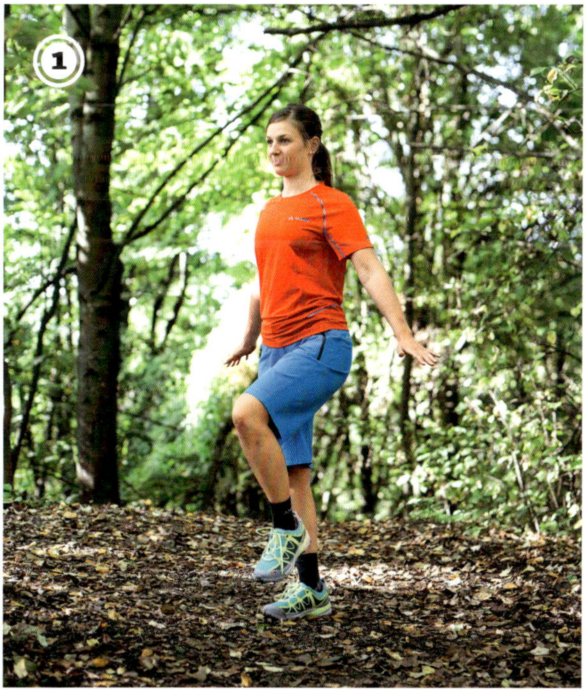

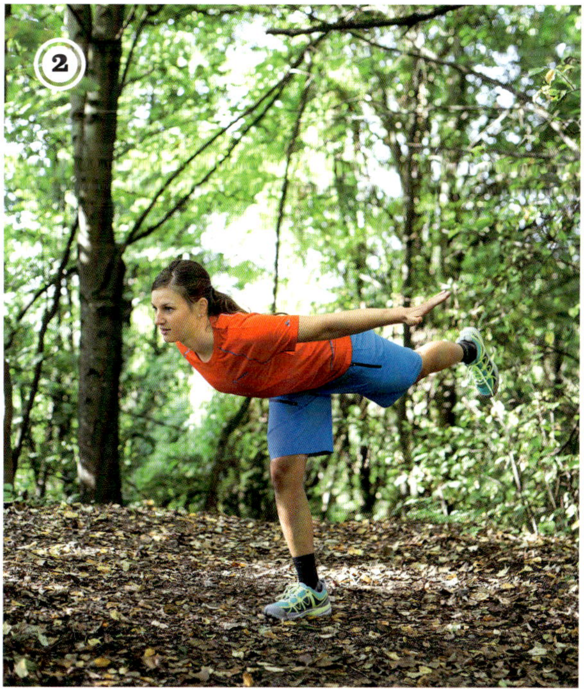

56. Seitstütz

Klassiker für seitgleiche Rumpfstärke

1} Sie sitzen auf dem Boden, die rechte Hand ist aufgestützt. Gehen Sie auf den rechten Unterarm und drehen Sie die linke Schulter leicht nach außen. Strecken Sie beide Beine, bis der Körper eine Gerade bildet. Heben Sie den Po an. Halten Sie diese Position ein Intervall lang.

TIPP: Achten Sie darauf, dass Sie mit dem Becken nicht nach vorn oder hinten ausweichen.

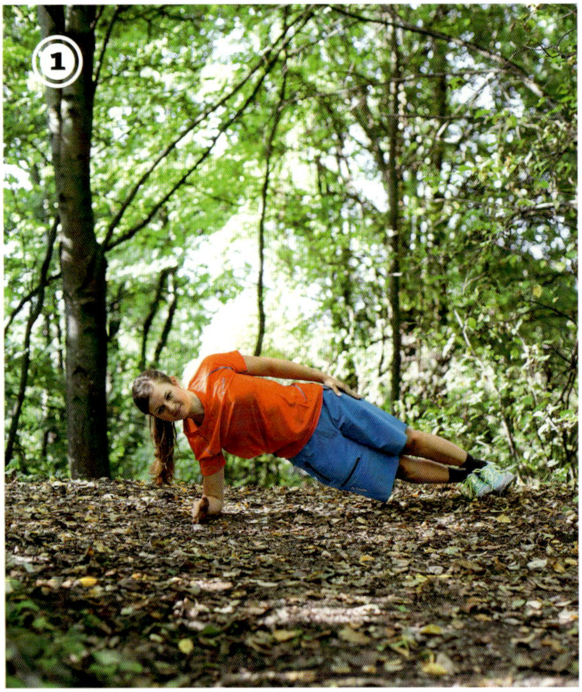

57. Seitstütz mit abgespreiztem Bein

Die fortgeschrittenen Variante mit dem Extra für die Hüfte

1} Sie sitzen auf dem Boden, die rechte Hand ist aufgestützt. Gehen Sie auf den rechten Unterarm und drehen Sie die linke Schulter leicht nach Außen. Strecken Sie beide Beine, bis der Körper eine Gerade bildet. Heben Sie den Po an. **2}** Spreizen Sie jetzt das linke Bein und den linken Arm ab. Halten Sie diese Position ein Intervall lang.

TIPP: Wer anfangs nicht ein ganzes Intervall halten kann, sollte sich auf 10–20 Sekunden beschränken.

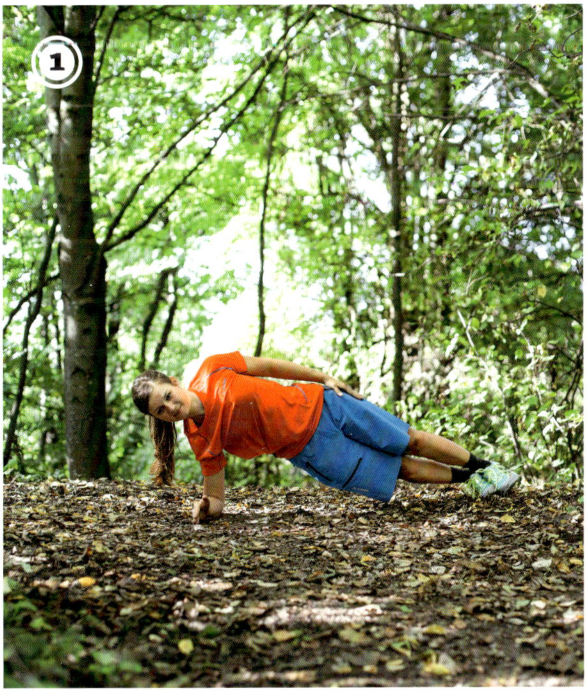

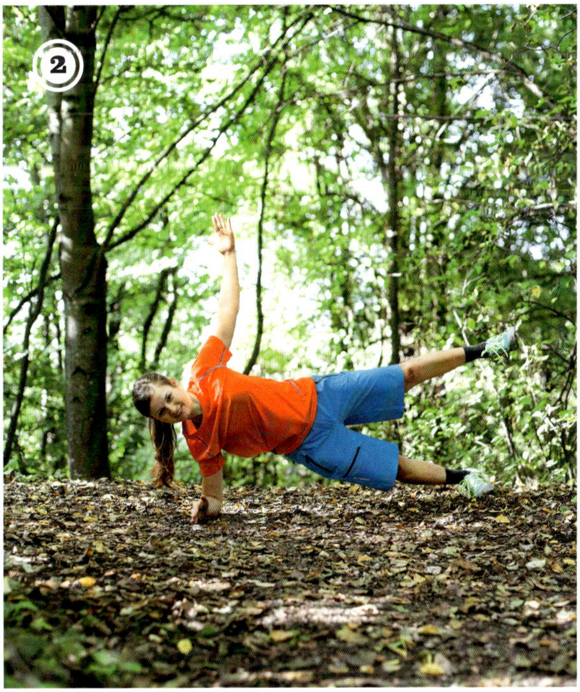

58. Planke

Feuerwerk für den gesamten Rumpf

1} Nehmen Sie die Liegestützhaltung ein. Legen Sie das Körpergewicht auf den Unterarmen ab, nicht auf den Händen. Ihr Körper bildet von den Schultern bis zu den Füßen eine Gerade. Der Kopf bleibt ebenfalls in dieser Linie. Spannen Sie Rumpf und Gesäß an und verharren Sie ein Intervall lang in dieser Position; atmen Sie durchgängig.

TIPP: Achten Sie darauf, im Lauf der Übung weder in Richtung Katzenbuckel noch Richtung Hängebauch auszuweichen.

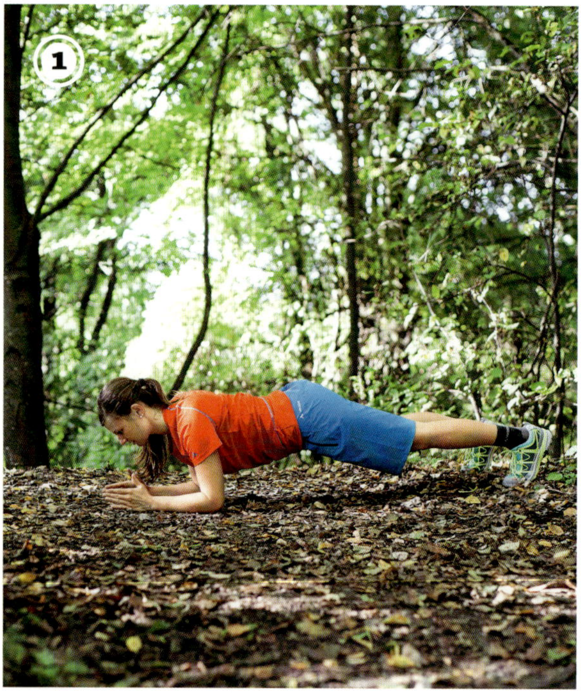

59. Planke mit abgehobenem Bein

Solider können Sie Ihre Rumpfmuskeln kaum trainieren

1} Nehmen Sie die Liegestützhaltung ein. Legen Sie das Körpergewicht auf den Unterarmen ab, nicht auf den Händen. Ihr Körper bildet von den Schultern bis zu den Füßen eine Gerade. Der Kopf bleibt ebenfalls in dieser Linie. Spannen Sie Rumpf und Gesäß an; atmen Sie durchgängig. **2}** Heben Sie jetzt das linke Bein hoch und halten Sie diese Position ein Intervall lang.

TIPP: Wer das Knie anwinkelt, vereinfacht die Übung. Achten Sie darauf, dass Sie den Kopf in einer Gerade mit dem Oberkörper halten.

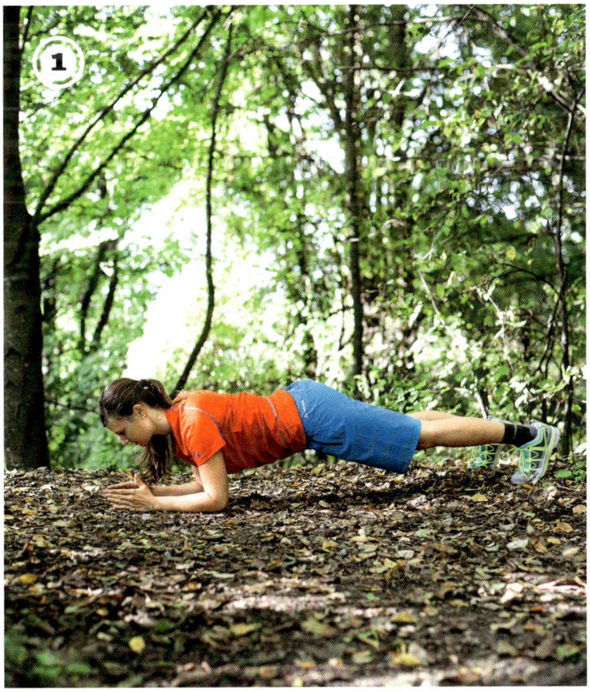

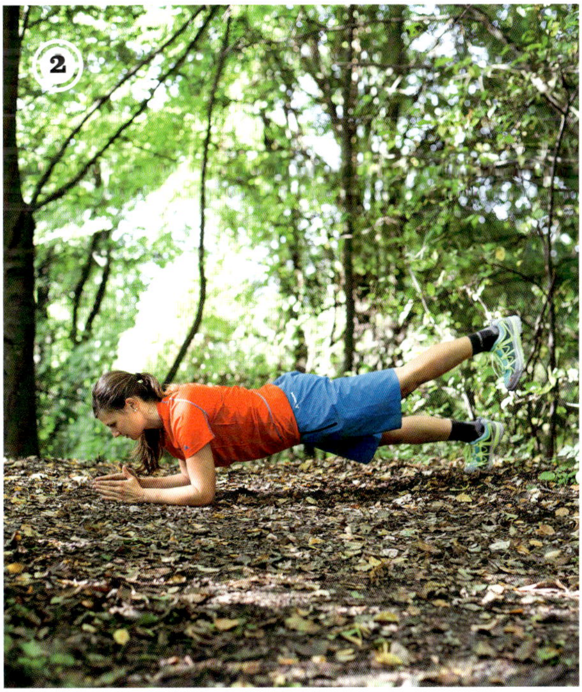

60. Planke mit Arm- und Beinhalte

Maximale Hebel für maximale Rumpfkraft

1} Nehmen Sie die Liegestützhaltung ein. Legen Sie das Körpergewicht auf den Unterarmen ab, nicht auf den Händen. Ihr Körper bildet von den Schultern bis runter zu den Füßen eine Gerade. Der Kopf bleibt ebenfalls in dieser Linie. Spannen Sie Rumpf und Gesäß an; atmen Sie weiter. **2}** Heben Sie jetzt das linke Bein hoch. **3}** Heben Sie jetzt noch den rechten Arm hoch und halten Sie diese Position ein Intervall lang.

TIPP: Achten Sie darauf, nicht den Kopf sinken zu lassen.

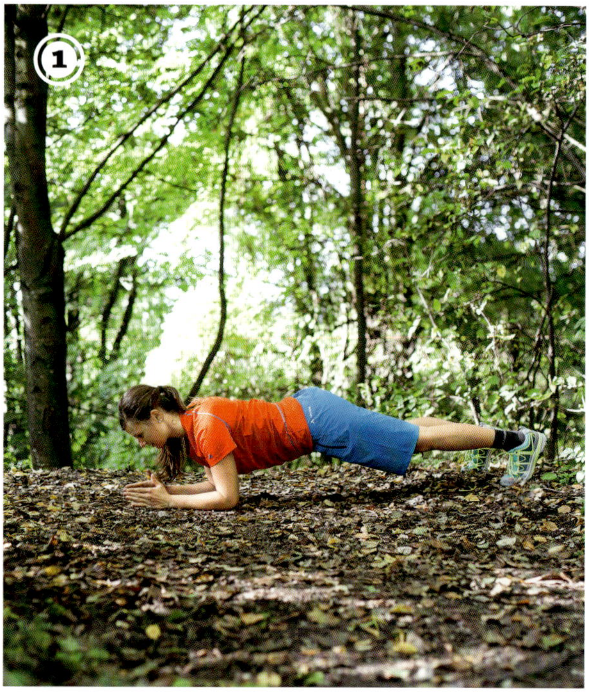

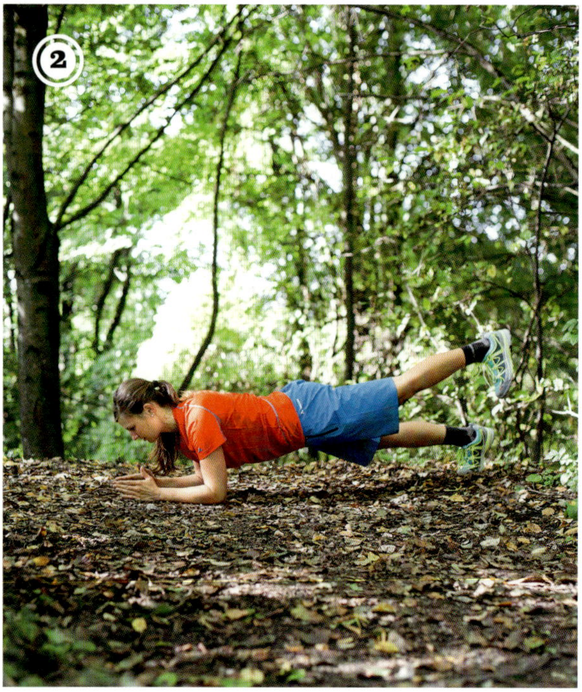

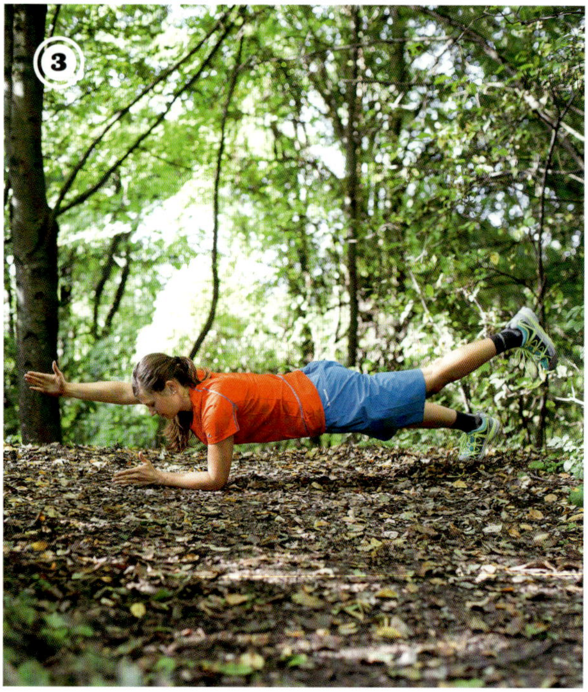

61. Twist

Perfekt für Kraft und Koordination der seitlichen Bauchmuskeln

1} Sitzen Sie auf dem Boden. Die Füße anheben, sodass Ober- und Unterschenkel einen 45-Grad-Winkel ergeben.

2} Falten Sie Ihre Hände und bewegen Sie diese zur linken Seite. Ihr Oberkörper dreht sich in dieselbe Richtung. Tippen Sie mit den gefalteten Händen leicht auf den Boden und wechseln Sie die Seite. Bewegung zur rechten Seite wiederholen.

TIPP: Halten Sie die Beine zusammen und achten Sie darauf, dass Sie die Füße auf einer Höhe halten.

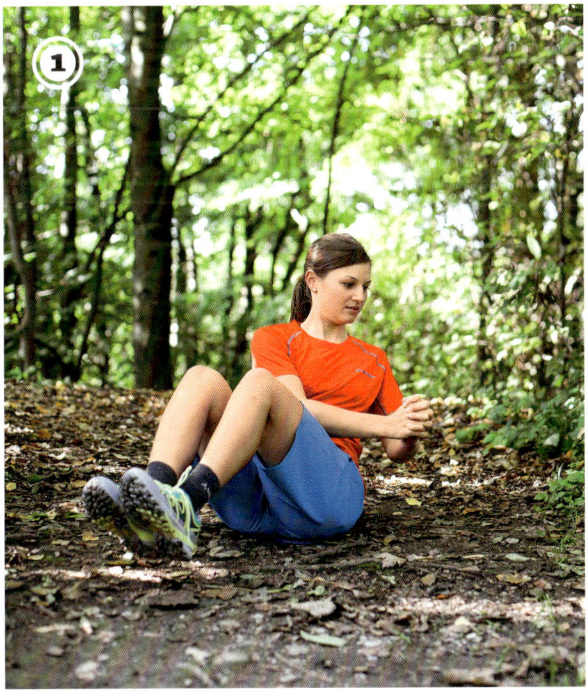

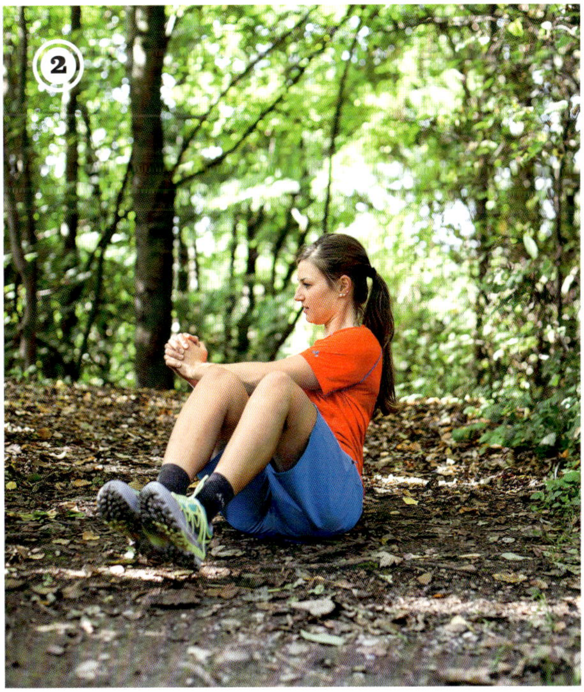

62. Radfahrer

Für eine dynamische und kräftige Mitte

1} Setzen Sie sich auf den Boden und heben Sie die Beine an. Die Arme auseinanderstrecken. Den Oberkörper gerade halten – keinen Rundrücken machen. Strecken Sie das rechte Bein nach vorn.
2} Ziehen Sie das rechte Bein zurück. Gleichzeitig das linke Bein gerade ausstrecken.

TIPP: Die Übung erfordert Koordination – beginnen Sie mit langsamen Wiederholungen.

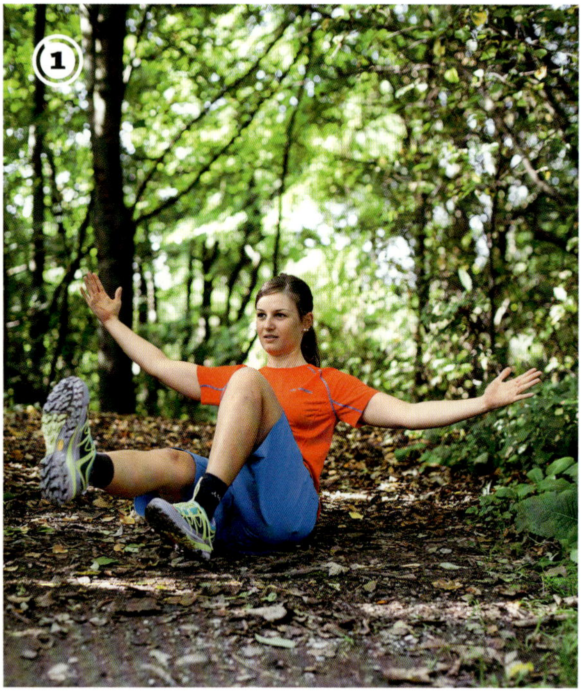

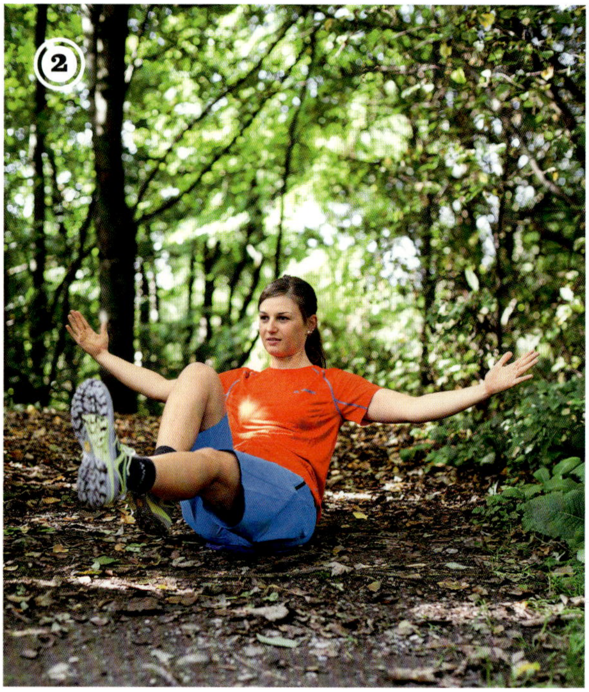

63. Beinstrecker

Koordination und Rumpfkraft in Kombination

1} Setzen Sie sich auf den Boden und heben Sie die Beine an. Arme gerade vor dem Körper. Den Oberkörper gerade halten – keinen Rundrücken machen.
2} Strecken Sie beide Beine nach vorn. Die Arme auseinanderstrecken. Ziehen Sie beide Beine danach wieder an den Körper heran.

TIPP: Wem die Übung zu schwer ist, der kann in der Position eins auch die Arme kurz um die Beine schließen – dadurch entlasten Sie die Bauchmuskulatur.

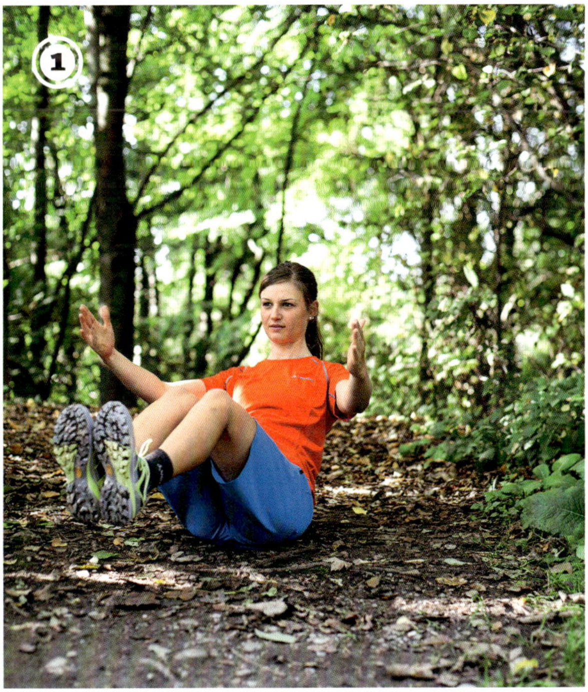

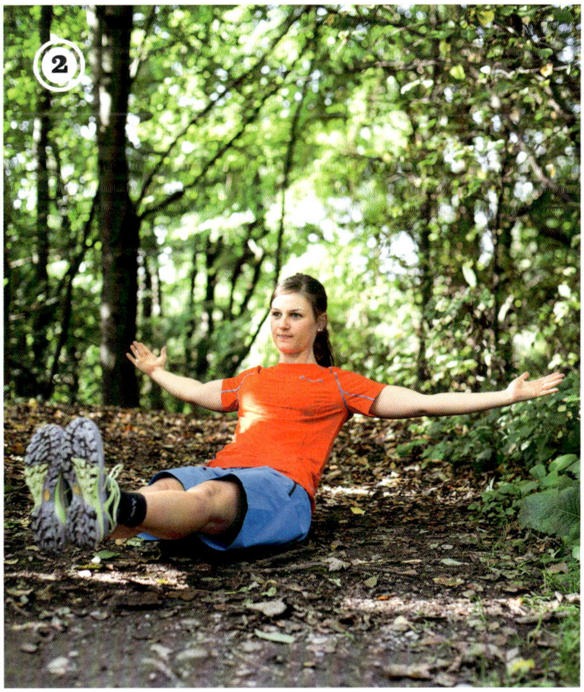

64. Seitsprung

Kräftigt die gesamte Beinmuskulatur in wenigen Minuten

1} Stehen Sie etwas über schulterbreit. Das Körpergewicht liegt auf den gesamten Fußsohlen. Die Fußspitzen zeigen in die gleiche Richtung wie die Knie. Blick geradeaus, Rücken gerade, Arme nach hinten ausgestreckt. Jetzt schnell Becken absenken. **2}** Danach explosiv nach links hochspringen, Arme nach oben strecken. **3}** Mit leicht gebeugten Knien den Sprung abfangen. Danach zurückspringen.

TIPP: Versuchen Sie, beim Hochspringen den ganzen Körper in der Luft zu strecken.

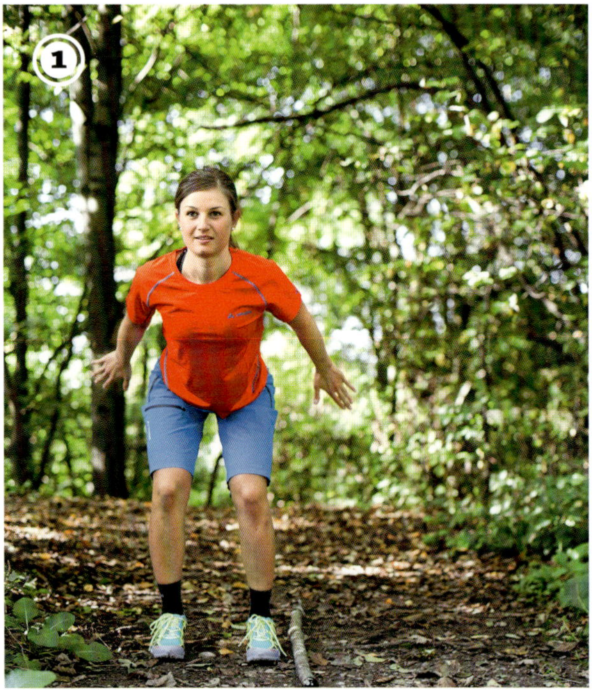

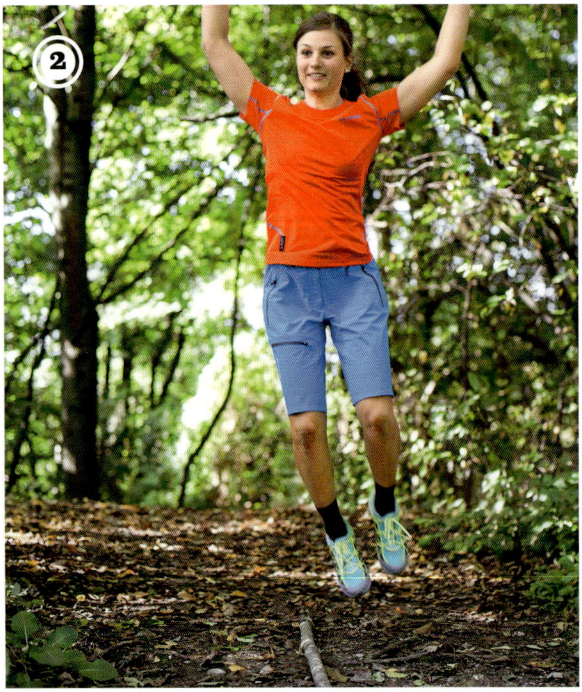

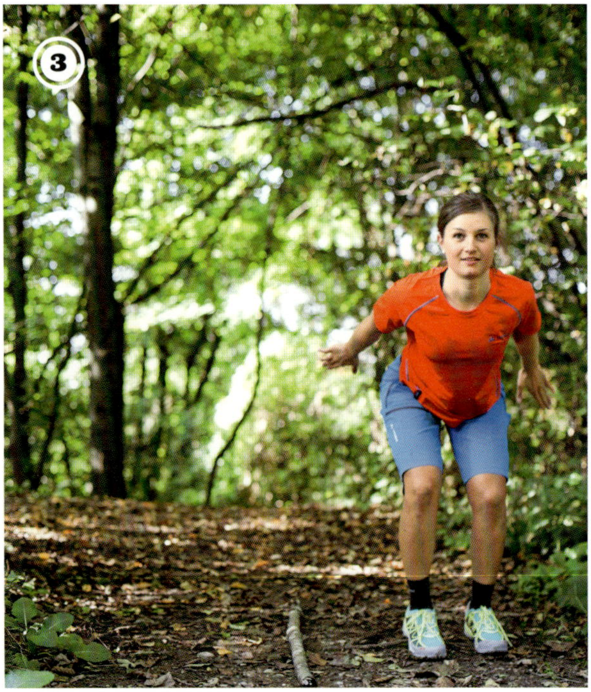

65. Hampelmann

Heiterer Name, ernste Vorteile. Stärkt Kreislauf und hält Hüfte und Schulter flexibel

1} Stellen Sie sich schulterbreit auf. Die Arme liegen an den Oberschenkeln an.
2} Springen Sie hoch. Dabei die Arme in einer Kreisbewegung über den Kopf bringen. Die Beine im Sprung auf doppelte Schulterbreite spreizen. Bei der Landung klatschen die Hände über dem Kopf aneinander. Die Füße stehen auf doppelter Schulterbreite. Springen Sie wieder zurück in die Ausgangslage.

TIPP: Die Intensität dieser Übung bestimmen Sie. Mit steigender Form sollte auch das Tempo erhöht werden; so kommen auch Fortgeschrittene auf ihre Kosten.

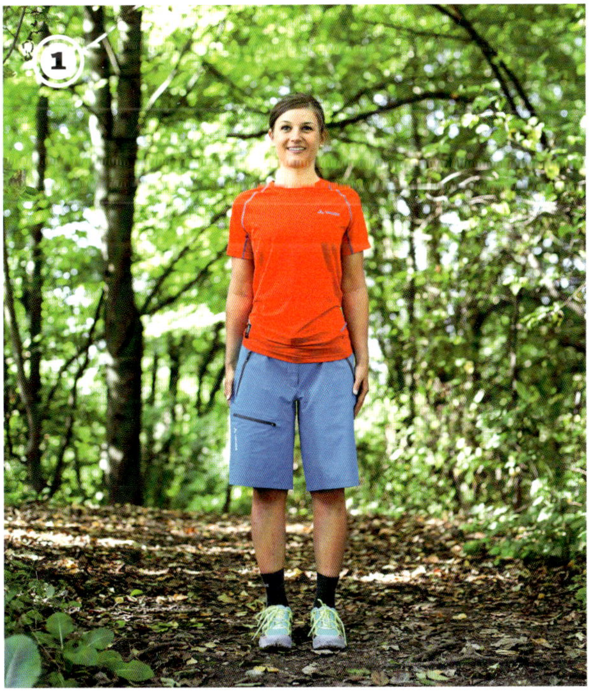

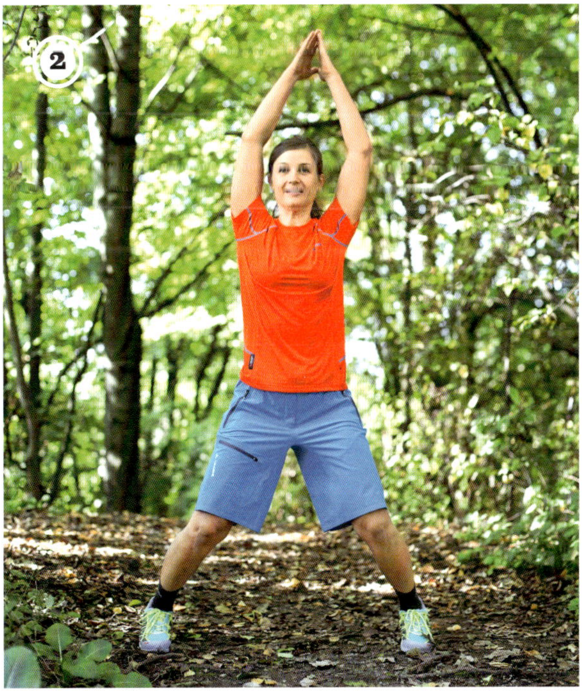

66. Ausfallschritt-Sprung

Balance trifft auf Durchhaltevermögen

1} Stehen Sie schulterbreit und machen Sie einen Schritt nach vorn. Beugen Sie das vordere Bein, bis der Oberschenkel parallel zum Boden steht. Der Blick geht geradeaus. Hände seitlich anlegen. **2}** Drücken Sie sich explosiv mit dem vorderen Bein vom Boden ab und wechseln Sie die Schrittstellung in der Luft. **3}** Landen Sie so, dass Ihr anderes Bein vorn ist. Danach wieder hochspringen und die Schrittstellung wechseln.

TIPP: Fangen Sie den Sprung mit gebeugten Beinen ab. Dadurch bekommen Sie mehr Stabilität in diese Übung hinein.

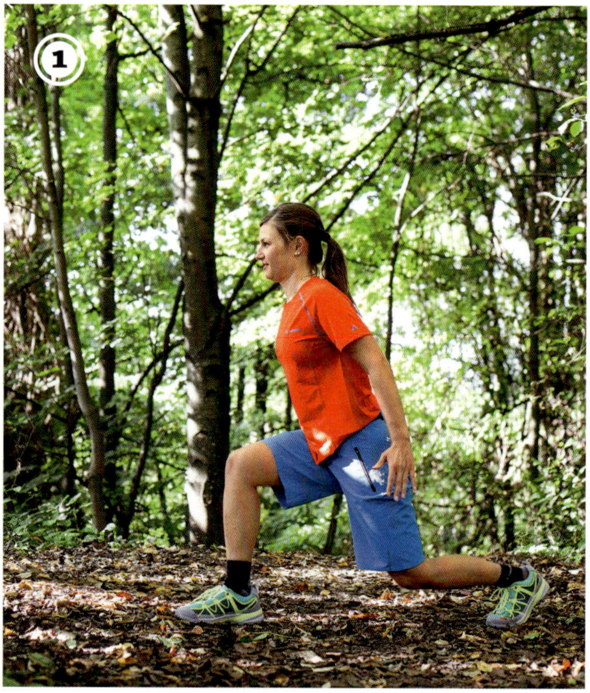

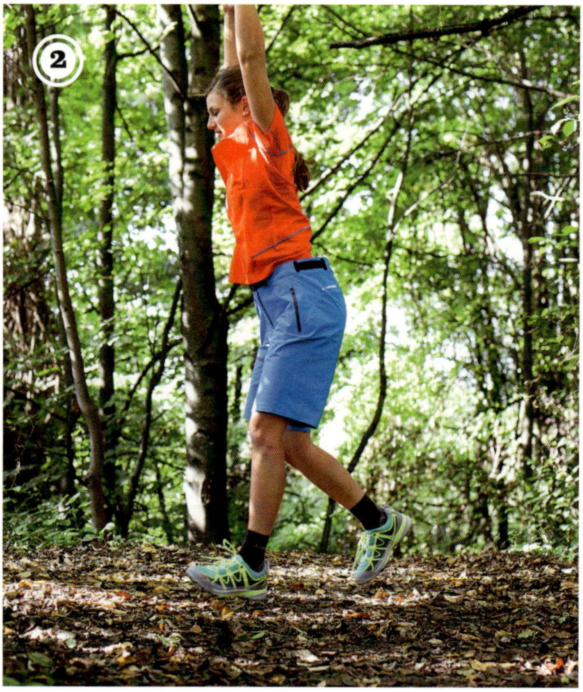

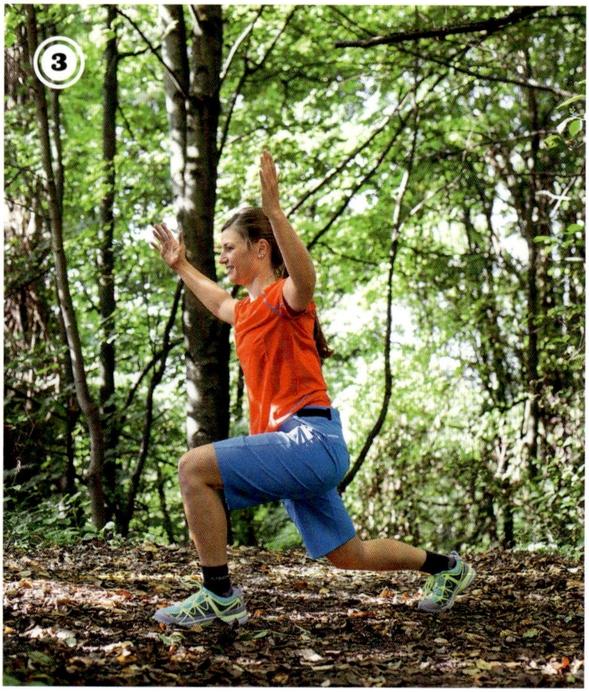

67. Hocksprung

Herz-Kreislauf-Kracher und Explosivität in einem

1} Stehen Sie etwas über schulterbreit. Das Körpergewicht liegt auf den gesamten Fußsohlen. Die Fußspitzen zeigen in die gleiche Richtung wie die Knie. Blick geradeaus, Rücken gerade. Jetzt schnell Becken absenken, bis die Oberschenkel etwa parallel zum Boden stehen. **2}** Danach explosiv hochspringen und die Knie Richtung Brust ziehen. Nach der Landung sofort wieder springen.

TIPP: Die Übung wird durch eine kurze Bodenkontaktzeit sehr anstrengend. Arbeiten Sie deshalb an der Geschwindigkeit bei dieser Übung.

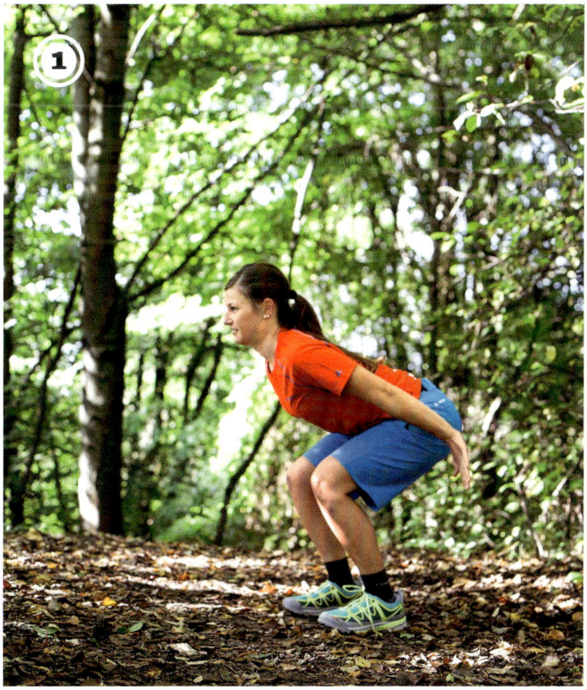

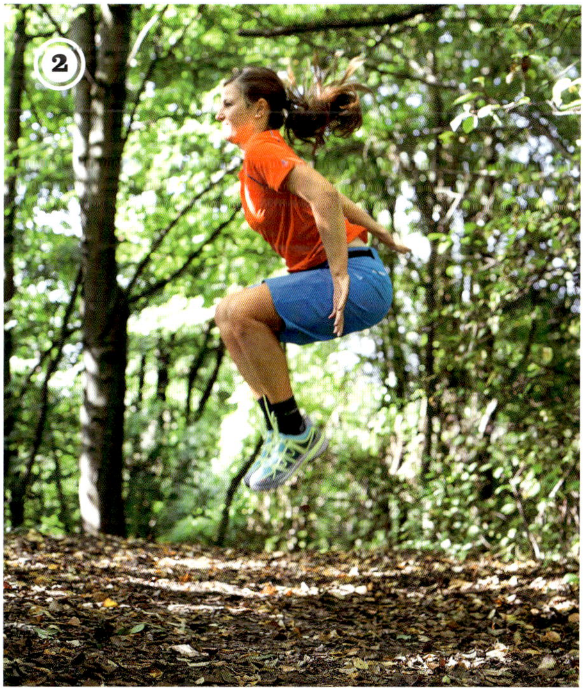

68. Pistol

Vielleicht die beste Beinübung der Welt

1} Stehen Sie hüftbreit. Heben Sie das linke Bein sowie beide Arme gestreckt nach vorn. **2}** Senken Sie Ihr Becken so weit ab, dass Sie fast den Fersensitz erreichen. Verlagern Sie bei der Bewegung den Oberkörper nach vorn. Wichtig: Die Fußsohle des belasteten Beines hält vollständig den Bodenkontakt.

TIPP: Tasten Sie sich an diese Übung heran: Suchen Sie sich einen Bank oder Baumstumpf, auf die/den Sie sich beim Absenken setzen können.

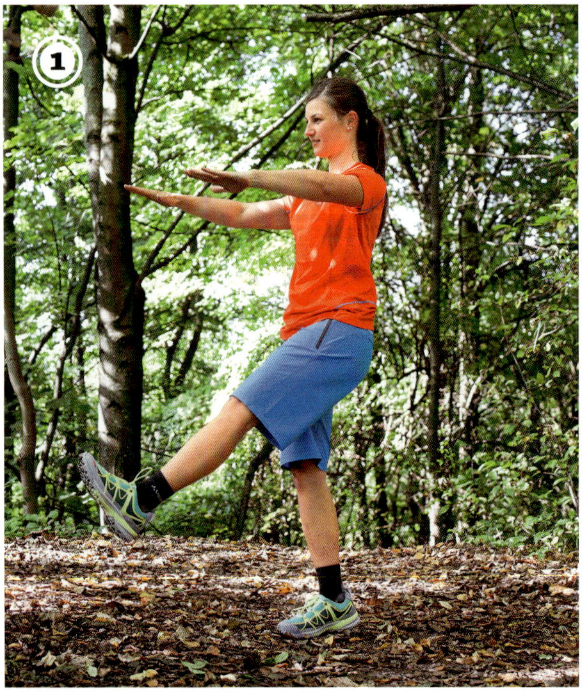

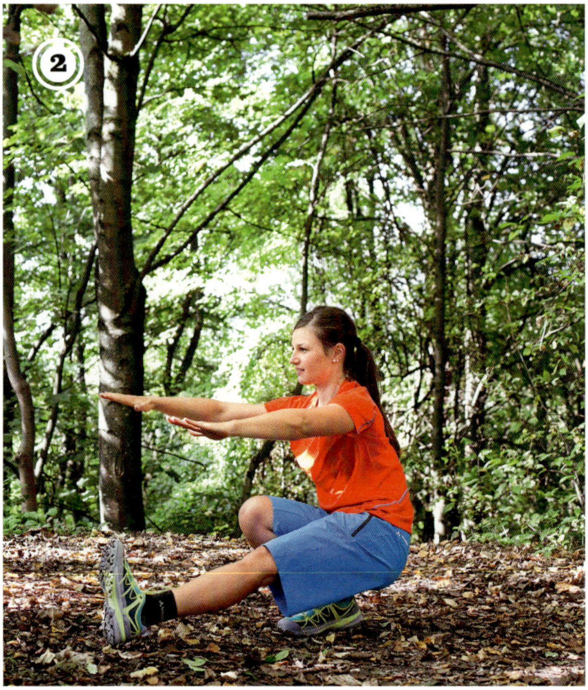

69. W-Ausfallschritt

Verbesserung der Hüftstreckung und Haltung der Brustwirbelsäule – ideal für Bürohengste

1} Stehen Sie hüftbreit. Den Rumpf aufrichten. Die Arme formen den Buchstaben W. **2}** Ihr linkes Bein macht einen Schritt nach hinten. Sie beugen die Knie, bis der rechte Oberschenkel waagerecht und der linke senkrecht stehen. Ihr Rumpf bleibt gerade. Kehren Sie in die Ausgangsposition zurück und nehmen Sie das andere Bein.

TIPP: Achten Sie darauf, dass Ihre Arme mit dem Oberkörper in einer Flucht bleiben. Das fällt besonders Menschen mit Schreibtischjobs schwer.

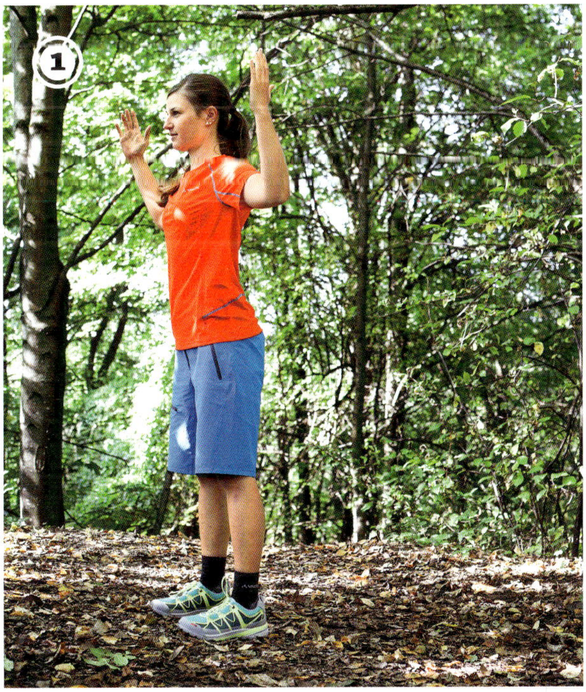

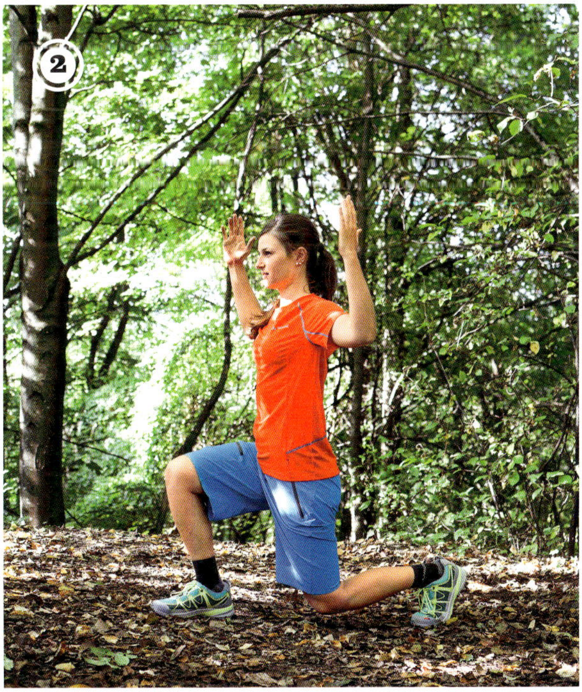

70. Kniebeuge

Die Kniebeuge stärkt die Beinmuskulatur und das Herz-Kreislauf-System

1} Stehen Sie etwas mehr als schulterbreit. Das Körpergewicht liegt auf den gesamten Fußsohlen. Die Fußspitzen zeigen in die gleiche Richtung wie die Knie. Die Arme gestreckt vor den Oberkörper. **2}** Jetzt die Beine beugen und das Gesäß möglichst weit nach hinten führen. Wenn die Oberschenkel parallel zum Boden sind, wieder hochkommen.

TIPP: Achten Sie darauf, dass Ihr Knie bei der Beuge nicht über die Zehen wandert. Knie und Zehen sind in einer Flucht.

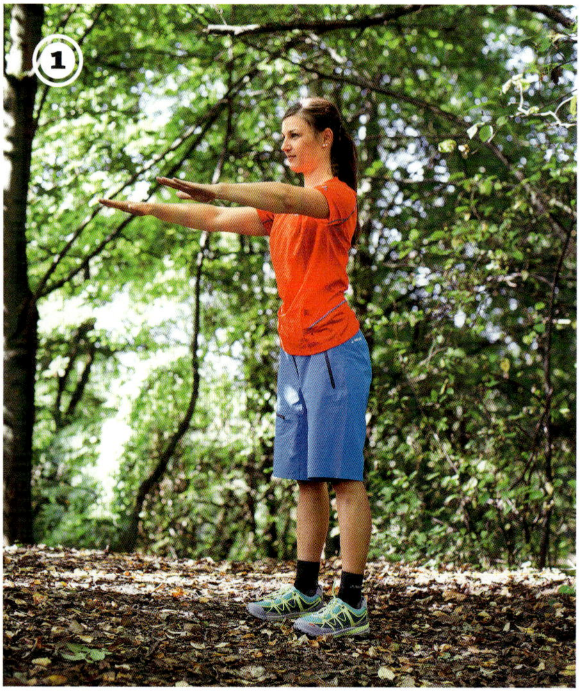

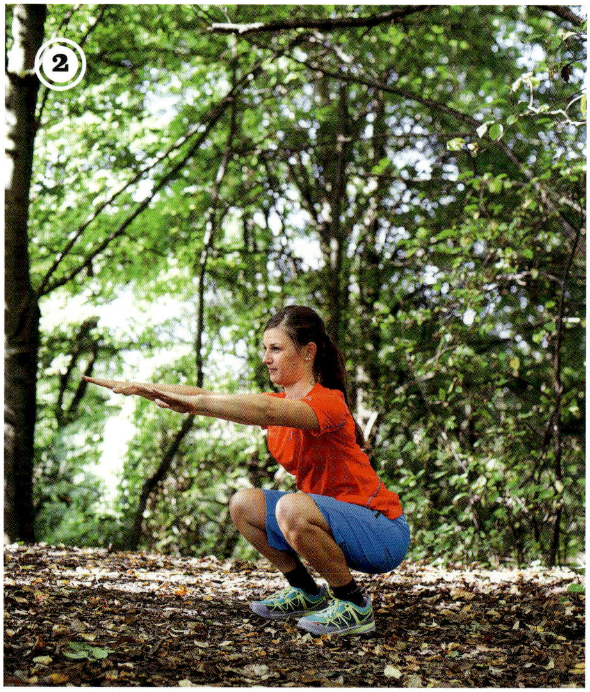

71. Händehoch-Liegestütz

Vielleicht die effektivste Übung bei schwachen und steifen Oberkörpermuskeln

1} Stellen Sie sich auf die Zehen. Die Füße schulterbreit. Die Hände etwas über schulterbreit aufstellen und in einer Linie mit der Schulter positionieren. Beine, Gesäß, Rücken und Kopf bilden eine Gerade. **2}** Senken Sie den Oberkörper kontrolliert ab, bis die Brust auf dem Boden aufliegt. Achten Sie darauf, dass Sie nicht ins Hohlkreuz fallen oder einen Buckel machen. **3}** Heben Sie die Hände einige Zentimeter hoch. Danach wieder vom Boden abdrücken und in die Ausgangsposition zurückkehren.

TIPP: Spannen Sie permanent Gesäß und Bauch an.

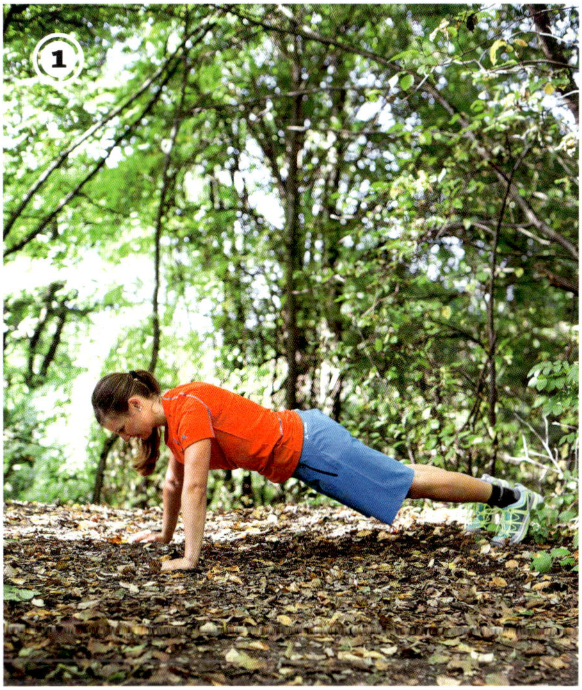

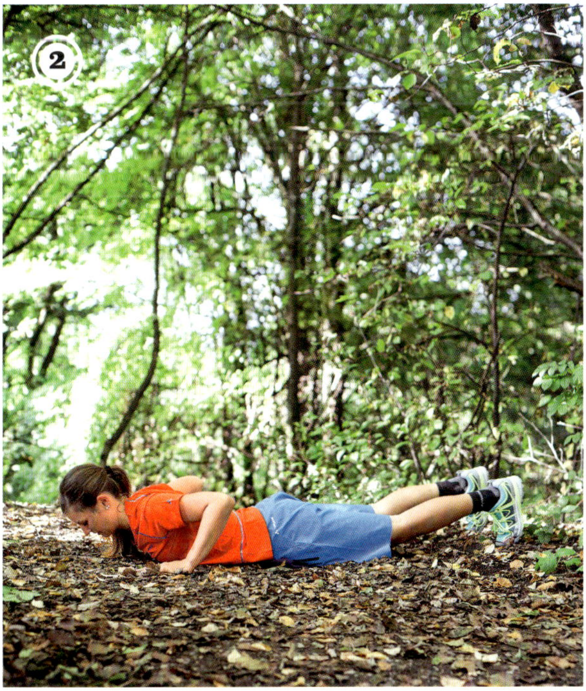

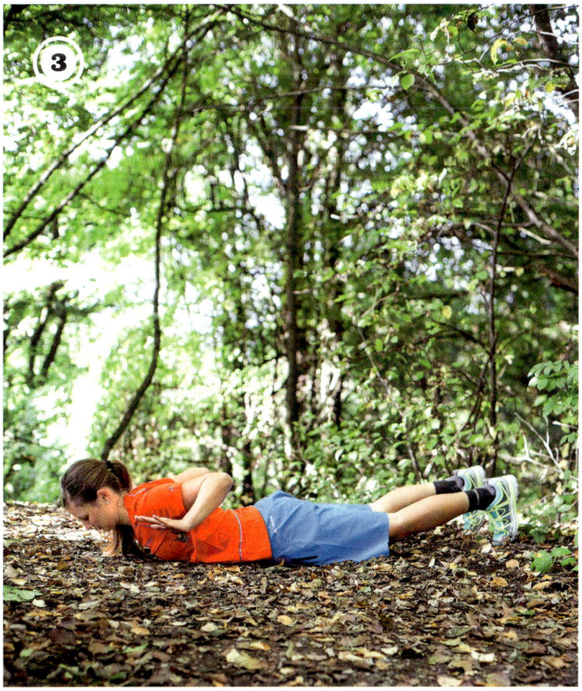

72. Knieliegestütz

Die einfachste Form, um Arm- und Rumpfmuskulatur zu stärken

1} Hocken Sie sich schulterbreit auf die Knie. Die Hände etwas über schulterbreit aufstellen und in einer Linie mit den Schultern positionieren. Oberschenkel, Gesäß, Rücken und Kopf bilden eine Gerade. **2}** Senken Sie den Oberkörper kontrolliert ab. Achten Sie darauf, dass Sie nicht ins Hohlkreuz fallen oder einen Buckel machen. Spannen Sie permanent Gesäß und Bauch an.

TIPP: Die Hände sollten sich während des gesamten Bewegungsablaufs unterhalb der Schultergelenke befinden.

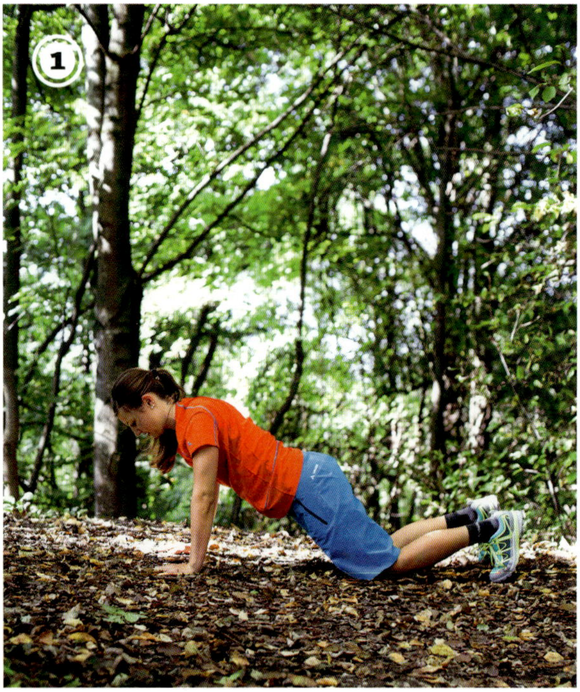

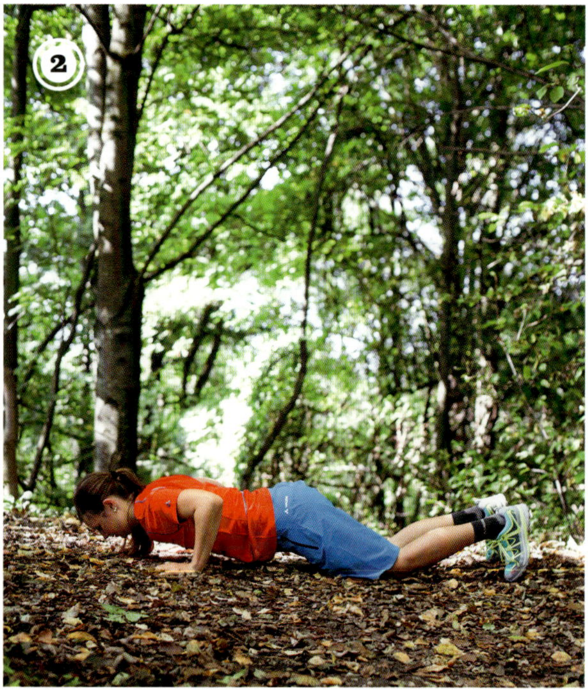

73. Liegestütz

Der Klassiker für Arm- und Brustmuskulatur in Reinform

1} Stellen Sie sich auf die Zehen. Die Füße schulterbreit. Die Hände etwas über schulterbreit aufstellen und in einer Linie mit der Schulter positionieren. Beine, Gesäß, Rücken und Kopf bilden eine Gerade.
2} Senken Sie den Oberkörper kontrolliert ab. Achten Sie darauf, dass Sie nicht ins Hohlkreuz fallen oder einen Buckel machen. Spannen Sie permanent Gesäß und Bauch an.

TIPP: Als Variation können die Hände weiter als schulterbreit gestellt werden. Zweite Möglichkeit: Die Hände so eng stellen, dass sich die Daumen berühren.

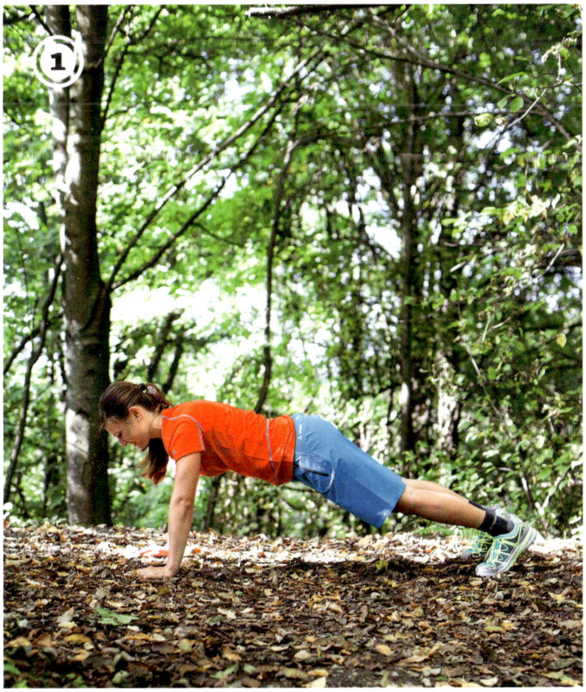

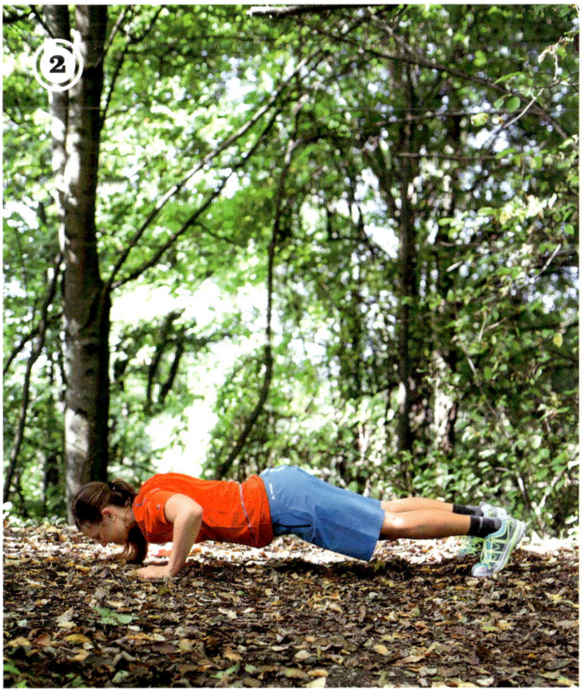

74. Taucher

Der Liegestütz für Fortgeschrittene

1} Setzen Sie Hände und Füße schulterbreit auf den Boden. Beide voll gestreckt. Heben Sie das Gesäß an. Der Winkel zwischen Bauch und Oberschenkel sollte 90 Grad betragen. **2}** Senken Sie den Oberkörper nach vorn, bis die Ellenbogen etwas unter 90 Grad gebeugt sind. **3}** Schieben Sie den Oberkörper unter eine gedachte Linie, die die Ellenbogen verbindet, hindurch. Strecken Sie die Arme durch, bis der Oberkörper aufgerichtet ist. Danach die Bewegung in entgegengesetzter Richtung ausführen, um in die Ausgangsposition zu gelangen.

TIPP: Wem die Bewegung zurück zu schwer ist, der kann das Becken anheben, bis Rumpf und Oberschenkel einen rechten Winkel bilden. Die Arme bleiben gestreckt.

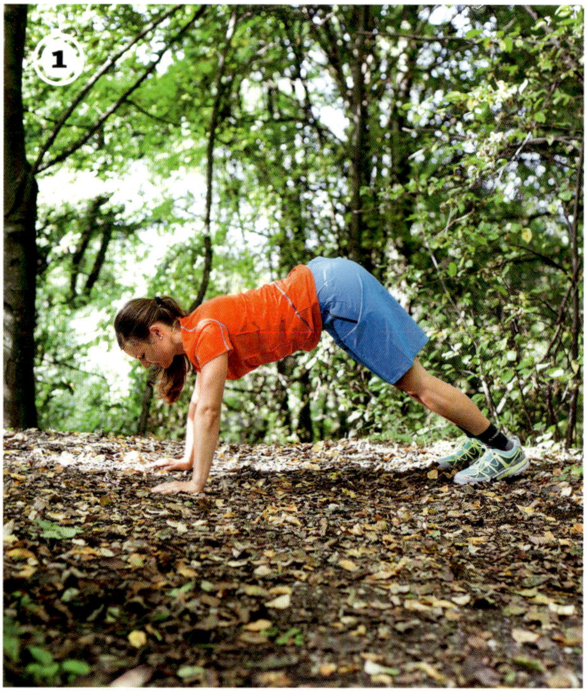

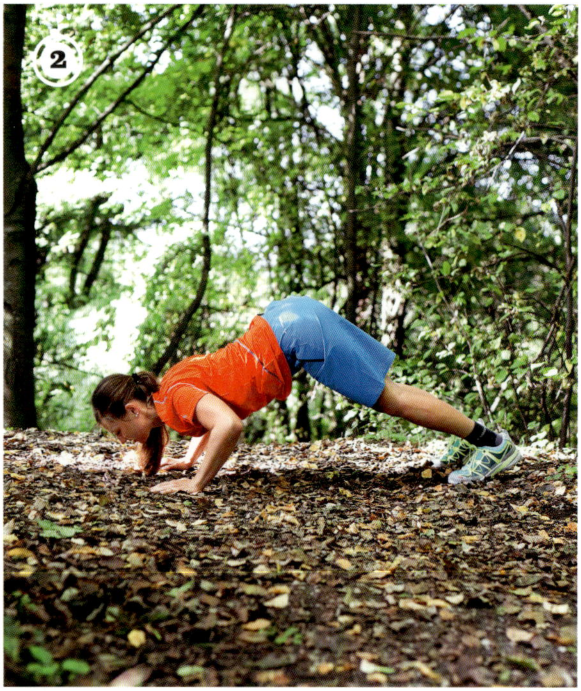

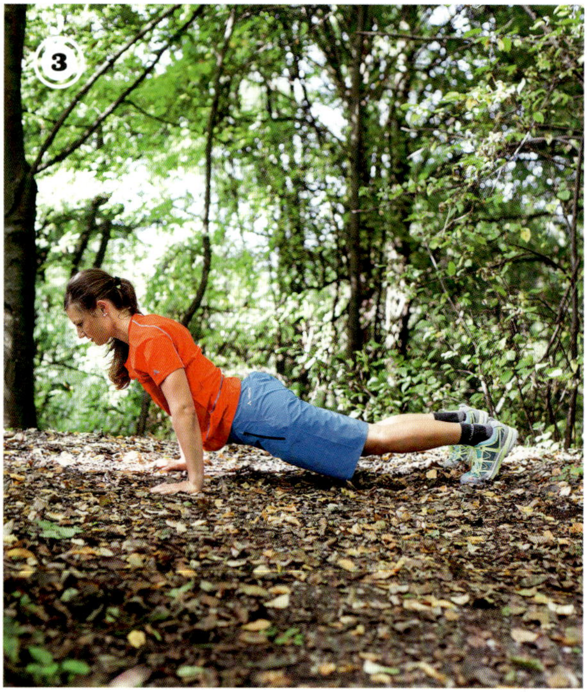

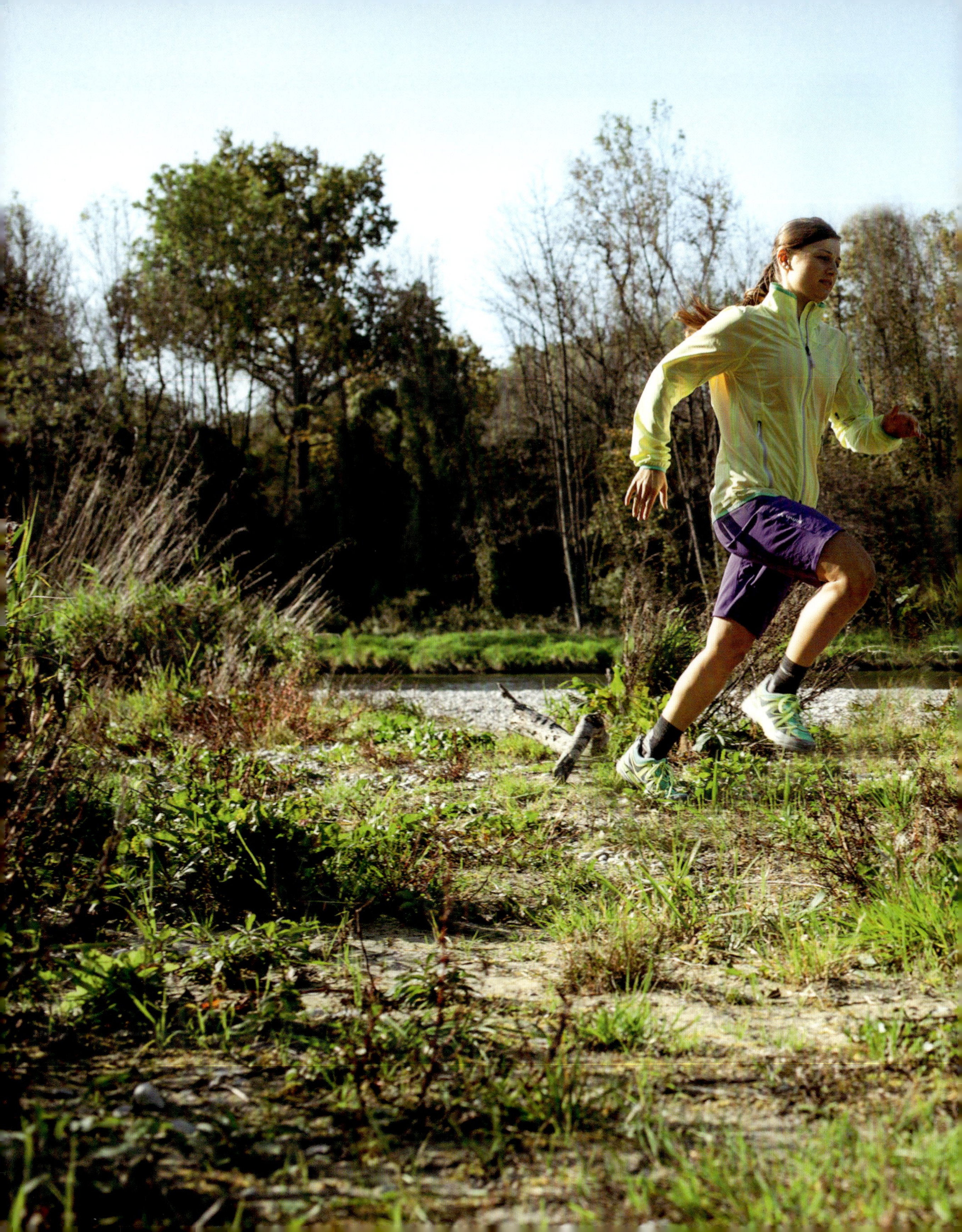

STEIN ÜBUNGEN

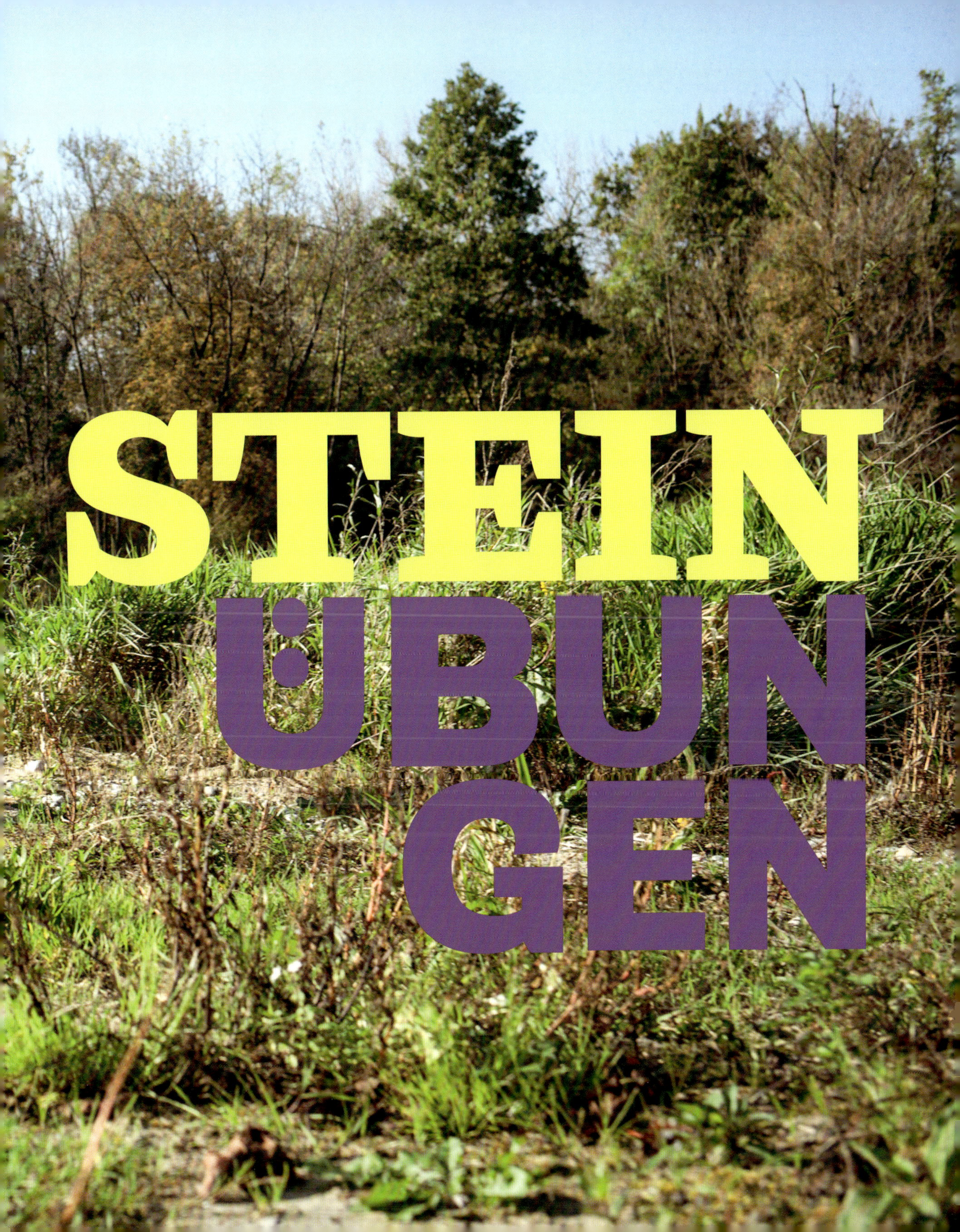

75. Körper absenken

Eine starke Mitte und straffe Beine

1} Knien Sie. Den Oberkörper aufgerichtet und Blick geradeaus. Spannen Sie Bauch und Gesäß an. Den Stein halten Sie vor der Brust. **2}** Senken Sie sich langsam nach hinten ab, bis Sie die Spannung nicht mehr aufrecht halten können. Kehren Sie in die Ausgangsposition zurück.

TIPP: Knicken Sie nicht in der Wirbelsäule ein. Lieber nicht zu weit absenken, dafür aber gerade in der Wirbelsäule bleiben.

1

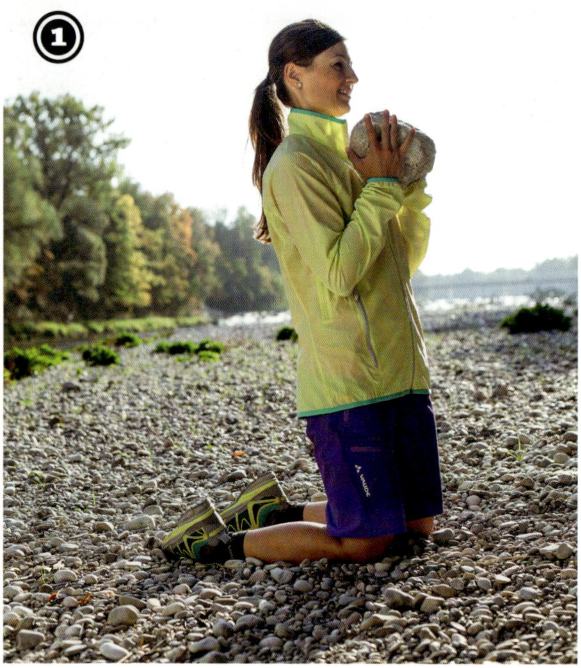

2

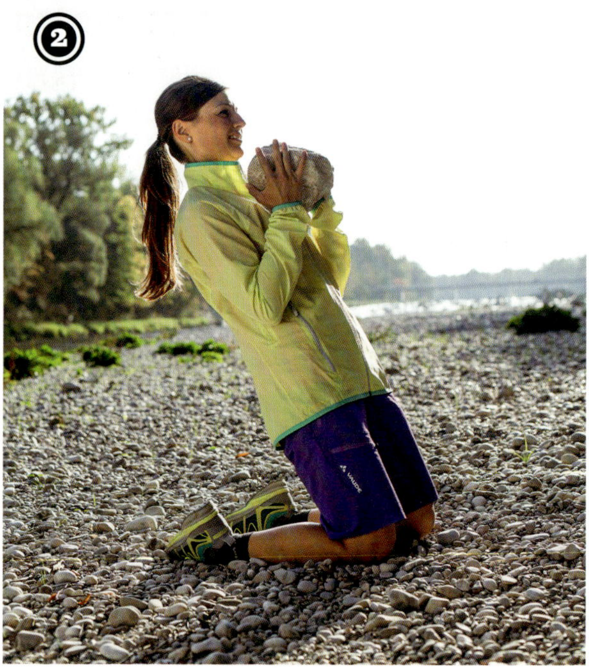

76. Sit-up mit Stein

Die schwere Version des Sit-ups

1} Setzen Sie sich auf den Boden. Die Füße auf den Untergrund gestellt. Die Arme halten den Stein vor der Brust. Beine im 90-Grad-Winkel gebeugt. Senken Sie jetzt den Oberkörper nach hinten ab. Dabei liegt der komplette Rücken auf dem Boden. **2}** Heben Sie jetzt Ihren Oberkörper an, bis Sie aufrecht sind. Senken Sie den Oberkörper wieder ab.

TIPP: Versuchen Sie, besonders das Absenken sehr langsam zu gestalten, da hier mehr Muskeln aktiviert werden.

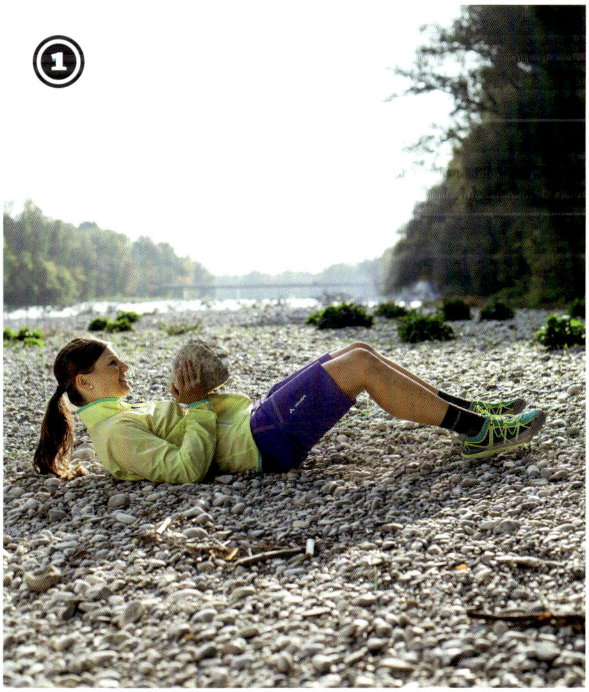

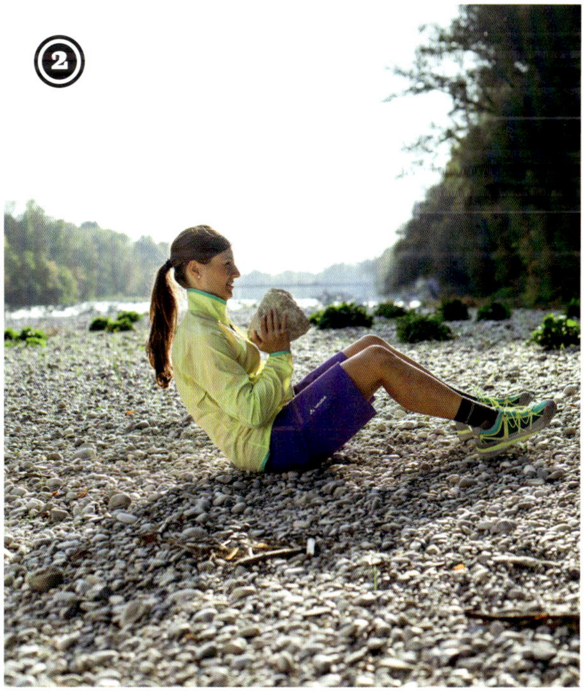

77. Twist mit Stein

Wenn der Twist ohne Gewicht zu leicht wird – hier sind Sie richtig

1} Sitzen Sie auf dem Boden. Die Füße angehoben, sodass Ober- und Unterschenkel einen 45 Grad Winkel ergeben. Nehmen Sie den Stein vor den Bauch.
2} Bewegen Sie den Stein zur rechten Seite. Ihr Oberkörper dreht sich in die gleiche Richtung. Tippen Sie mit dem Gewicht leicht auf den Boden.
3} Wechseln die Seite. Drehen Sie nach links.

TIPP: Sie müssen sich nicht bis ans Bewegungsende verdrehen.

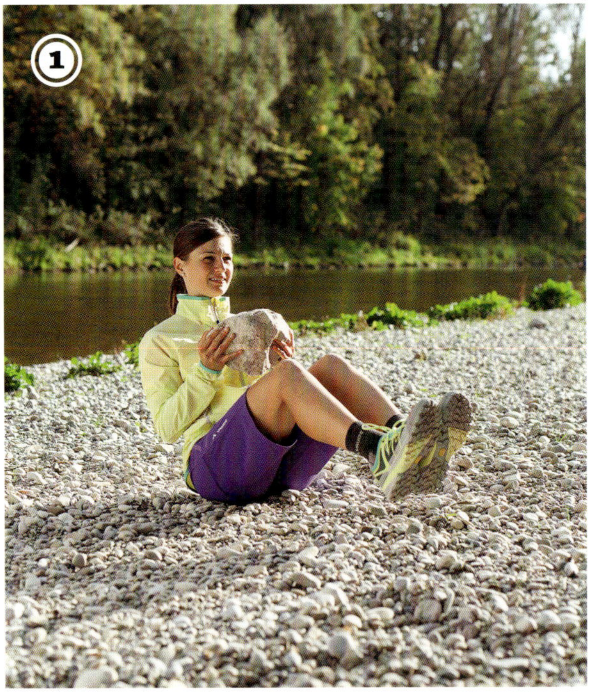

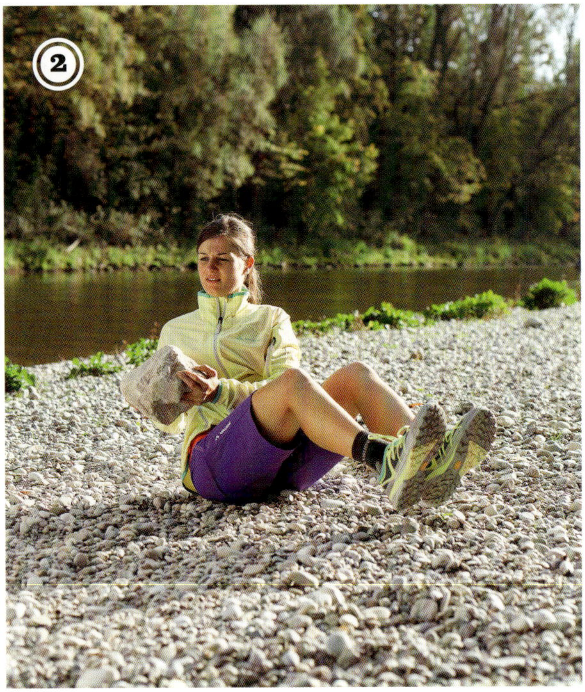

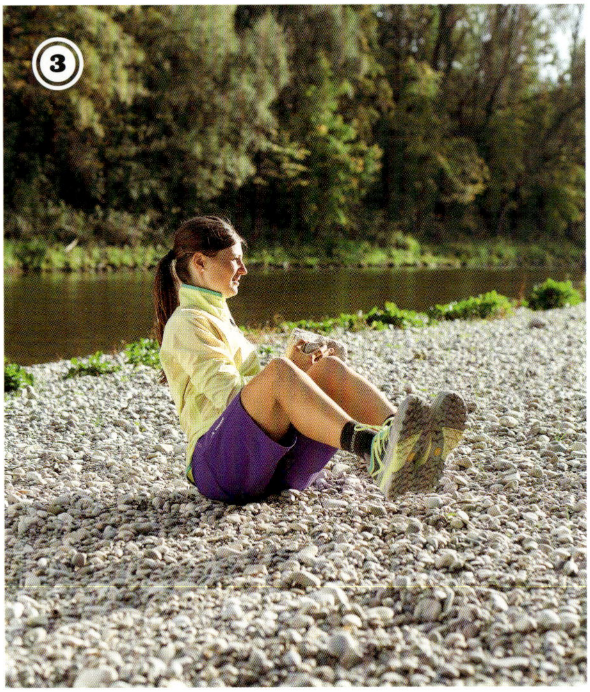

78. Holzhacken

Bringt Haltung und Rumpfmuskeln schnell auf Vordermann

1} Stehen Sie etwas über schulterbreit. Den Stein rechts unterhalb der Hüfte halten. **2}** Strecken Sie die Arme. Dabei heben Sie den Stein nach links oben. Der Oberkörper folgt dieser Richtung. **3}** Am höchsten Punkt halten Sie den Stein kurz. Danach führen Sie den Stein auf der gleichen Bewegungsbahn zurück.

TIPP: Fortgeschrittene, die den Rumpf stabil halten können, dürfen diese Übung auch schnell und explosiv ausführen.

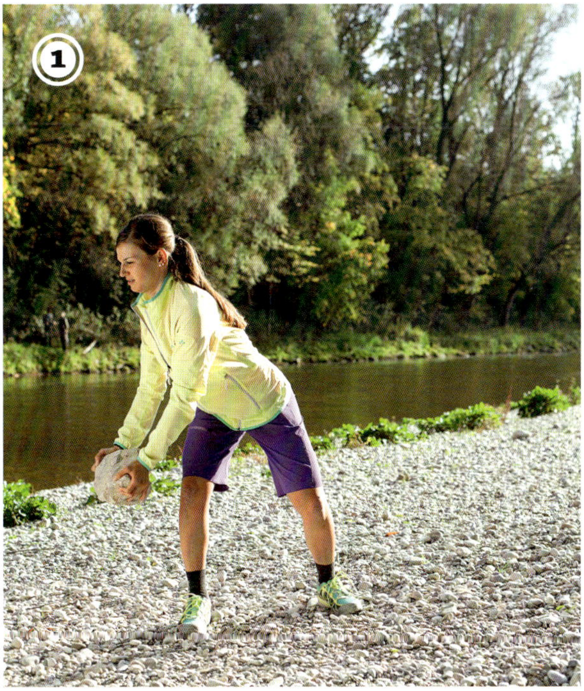

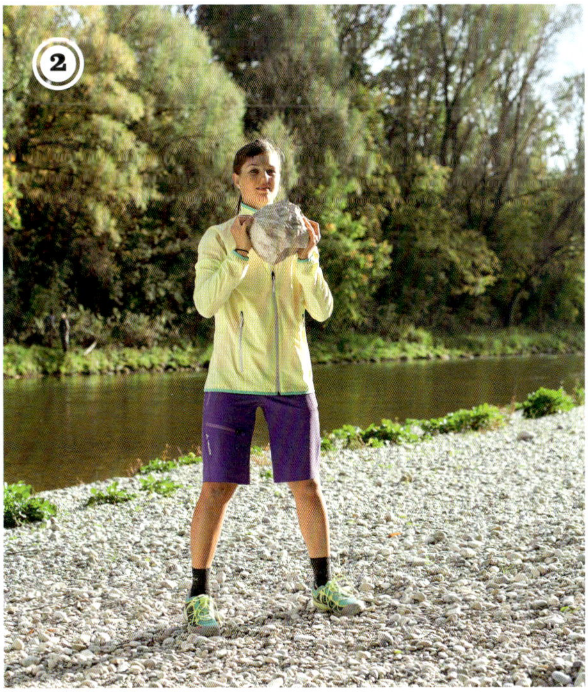

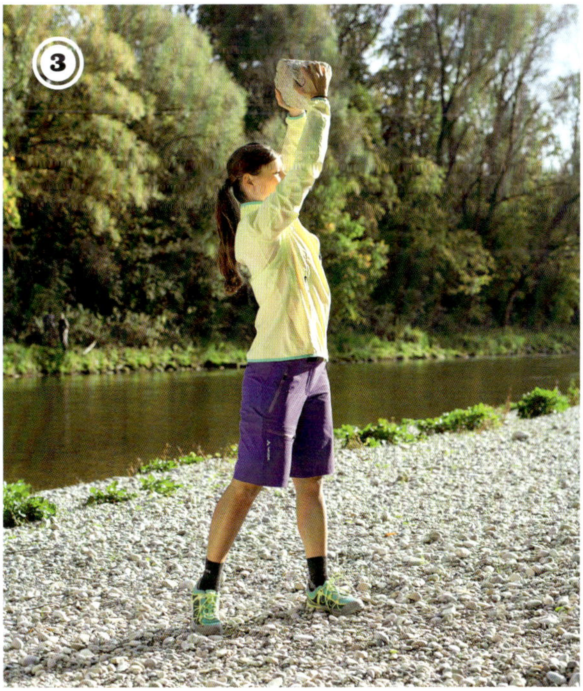

79. Überkopf-Kniebeuge

Kräftigt Beine, die hinteren Rückenanteile und sorgt für mehr Mobilität

1} Blick gerade. Po und Rumpf anspannen. Füße etwas über schulterbreit aufgestellt. Füße leicht nach außen gedreht. Drücken Sie das Gewicht über den Kopf. Die Ohren werden nicht vom Oberarm verdeckt.
2} Gehen Sie in die Beuge. Dabei schieben Sie Ihr Gesäß nach hinten. Oberkörper aufgerichtet. Senken Sie sich so weit ab, bis Sie in einer tiefen Hocke sind. Das Gewicht bewegt sich nach unten – nicht nach vorn oder hinten.

TIPP: Tasten Sie sich an diese Übung mit Goblet Squats heran.

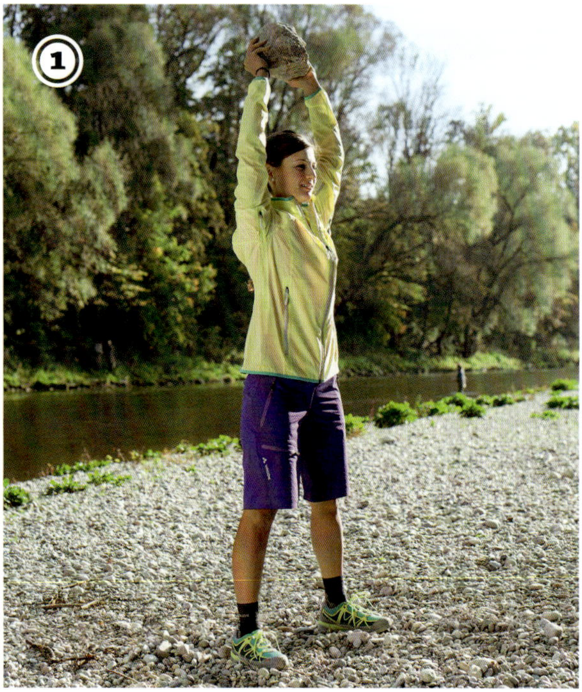

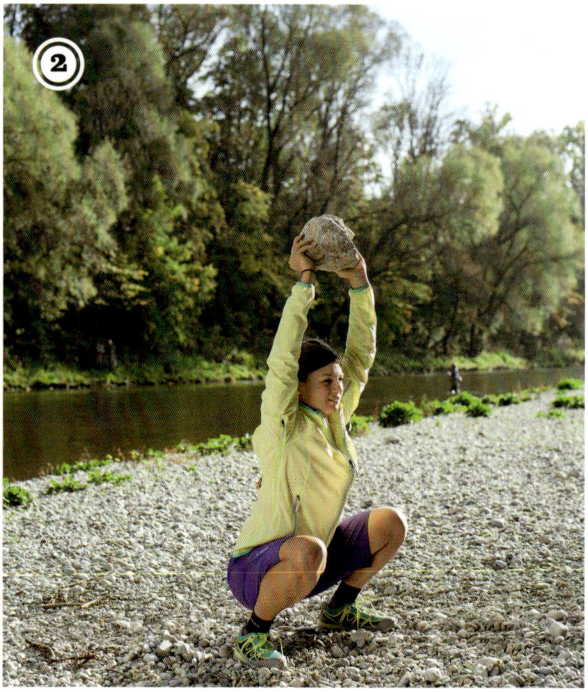

80. Kreuzheben

Die Grundübung für gesundes Heben

1} Der Stein steht zwischen den Füßen, die mehr als schulterbreit auseinanderstehen. Beugen Sie sich in der Hüfte und beugen Sie leicht die Knie, bis Sie den Stein umfassen können. **2}** Rücken und Bauch anspannen und langsam aufrichten. Beim Aufrichten bleibt der Stein nahe an den Beinen. In der Endposition kurz halten und auf dem gleichen Weg wieder langsam absenken.

TIPP: Die Beweglichkeit kommt hier aus der Hüfte. Beugen Sie nicht die Lenden- oder Brustwirbelsäule.

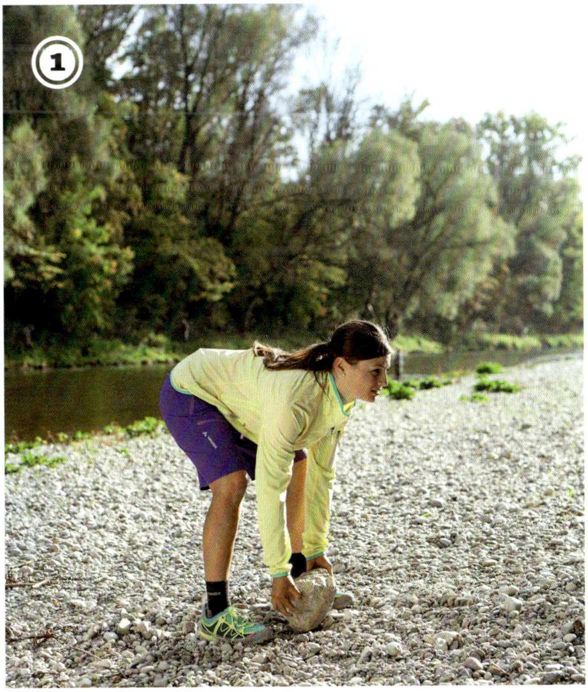

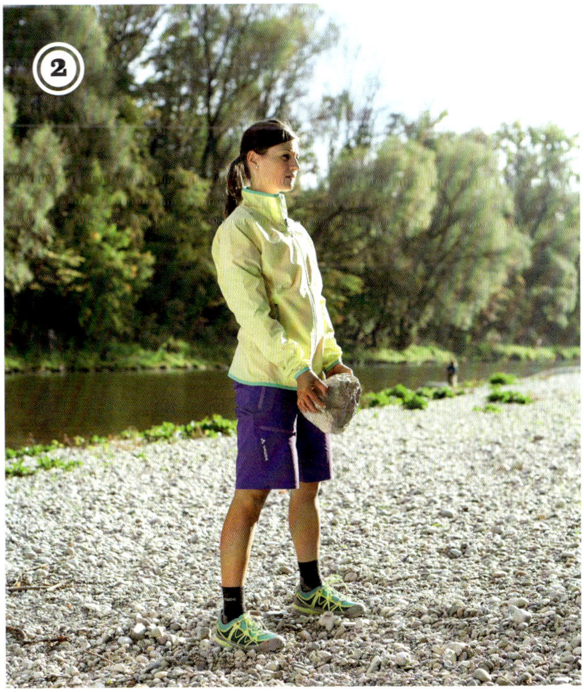

81. Ausfallschritt mit Stein

Kraft, Beweglichkeit und Balance in einer Übung – ideal für Läufer

1} Stehen Sie schulterbreit und halten Sie den Stein vor der Brust. Machen Sie einen Schritt nach vorn. **2}** Beugen Sie das vordere Bein, bis der Oberschenkel parallel zum Boden ist. Das hintere Knie berührt fast den Boden. Gehen Sie zurück in den Aufrechtstand und führen Sie die Bewegung mit dem anderen Bein aus.

TIPP: Fixieren Sie einen entfernten Punkt – das hilft Ihnen beim Gleichwichthalten. Das Knie sollte in der Beugeposition nicht über die Zehen hinausragen.

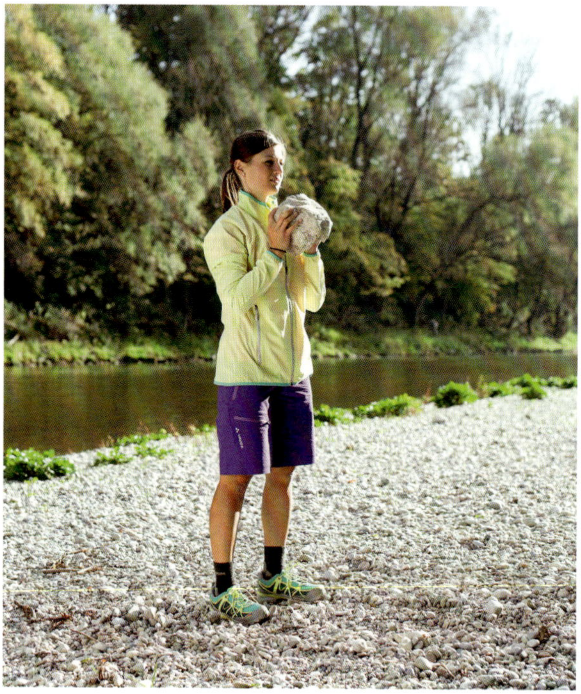

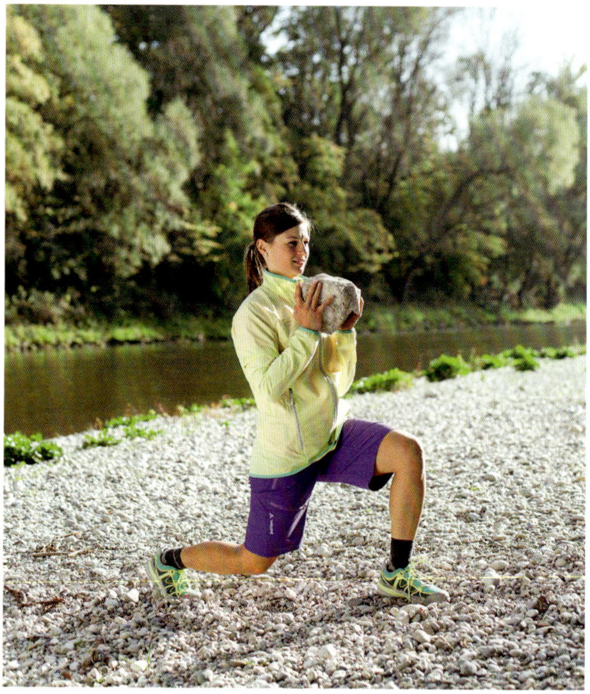

82. Ausfallschritt mit Überkopfdrücken

Verbessert Ungleichgewicht in Bein- und Schulterkraft

1} Stehen Sie schulterbreit und halten Sie den Stein vor der Brust. Machen Sie einen Schritt nach vorn. **2}** Beugen Sie das vordere Bein, bis der Oberschenkel parallel zum Boden ist. Das hintere Knie berührt fast den Boden. **3}** Drücken Sie das Gewicht über den Kopf. Danach in die Ausgangsposition zurück.

TIPP: Spannen Sie aktiv den Rumpf beim Überkopfdrücken an – das stabilisiert und schützt die Wirbelsäule.

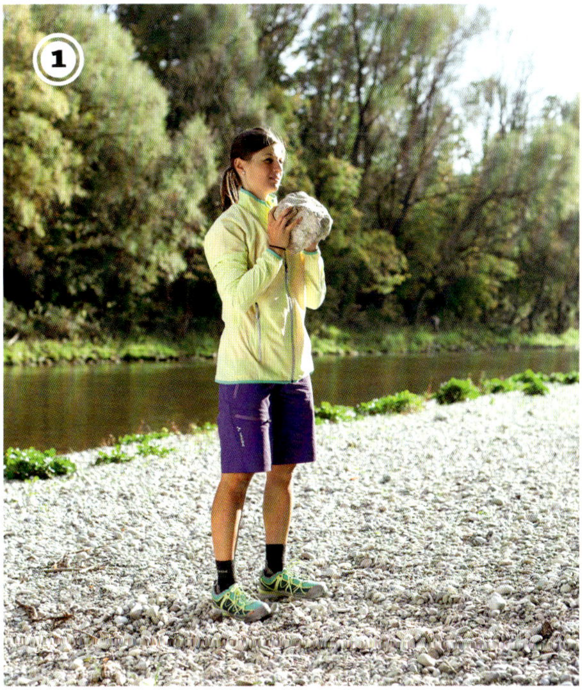

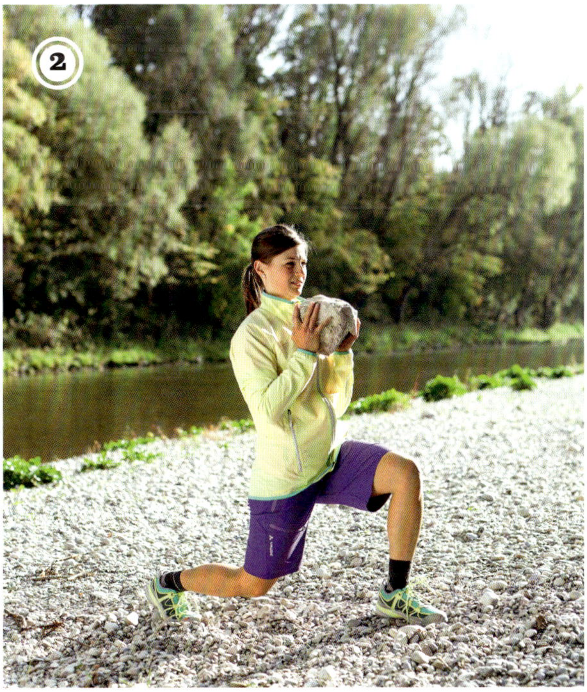

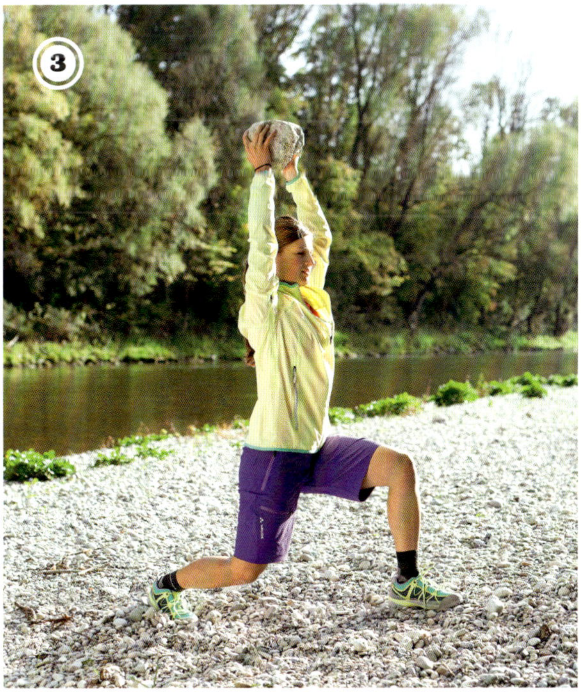

83. Steinwandern

Problemschultern und schwache Rumpfmuskeln weden auf Vordermann gebracht

1} Sie befinden sich in Liegestütz-Position. Beine, Rumpf und Kopf bilden eine Linie. Den linken Arm auf den Stein gestützt. **2}** Die rechte Hand verlässt den Boden und wird auch auf den Stein gestützt. **3}** Jetzt die rechte Hand von dem Stein nehmen und zur Seite aufsetzen. Sie befinden sich wieder in einer Liegestützposition. Danach den gleichen Weg zurück.

TIPP: Die Übung die als Vorbereitung für die Variante mit Liegestützen.

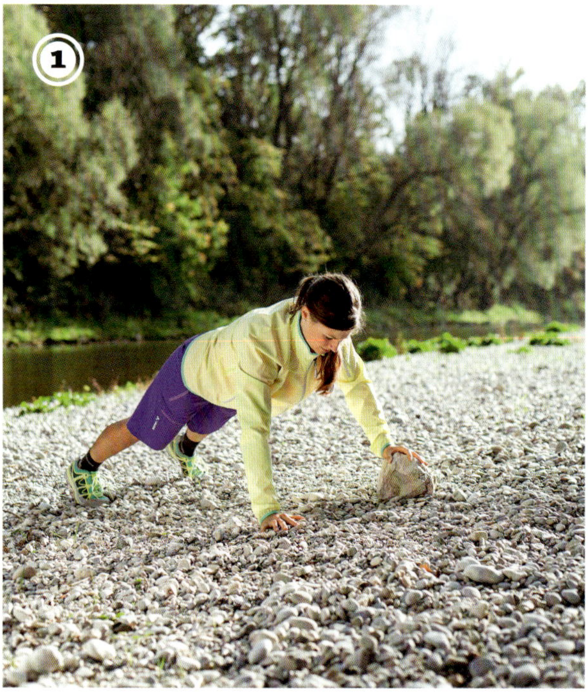

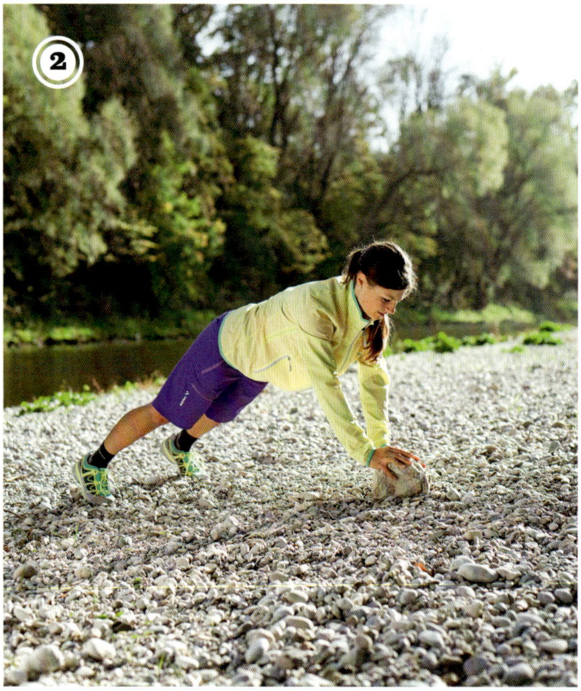

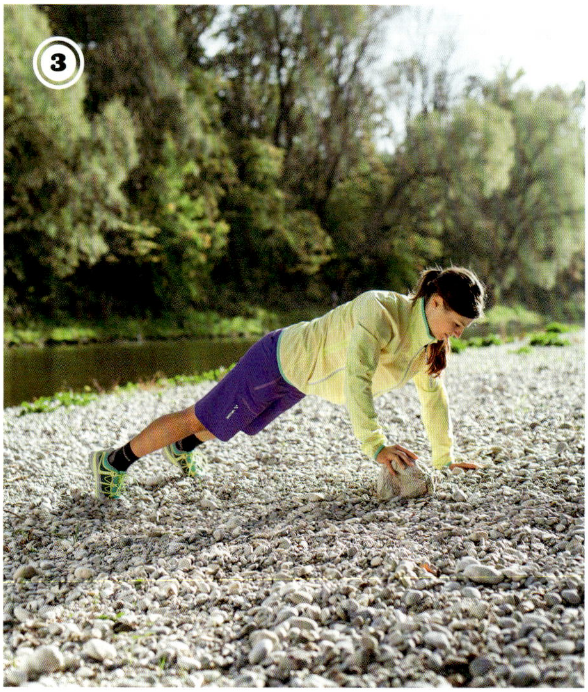

84. Goblet Squat

Die beste Beinübung mit dem Extra für Hüftmobilität

1} Halten Sie den Stein vor der Brust. Die Füße etwas über schulterbreit auseinander. Die Knie und den Rücken gerade halten. **2}** Gehen Sie jetzt tief in die Knie, bis Ihr Gesäß fast den Boden berührt. Versuchen Sie, die Hüfte durch die Beine zu bewegen. Danach wieder in die Startposition zurückkehren.

TIPP: Sie können auch breiter stehen, falls Sie Probleme mit der Beweglichkeit haben.

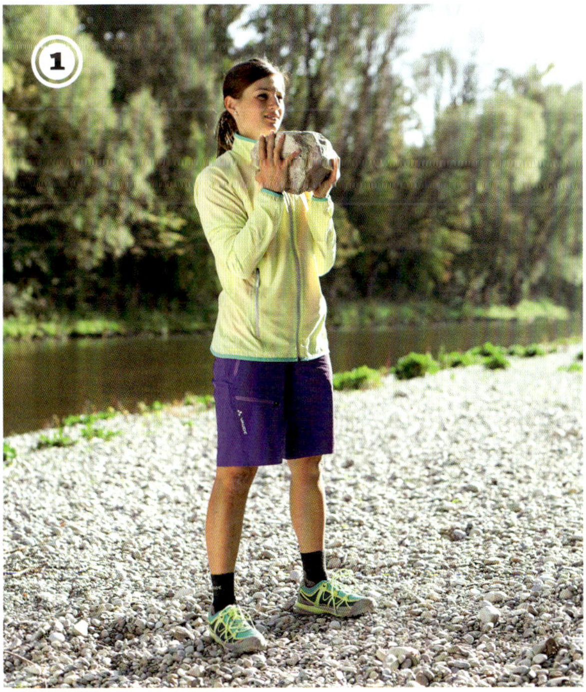

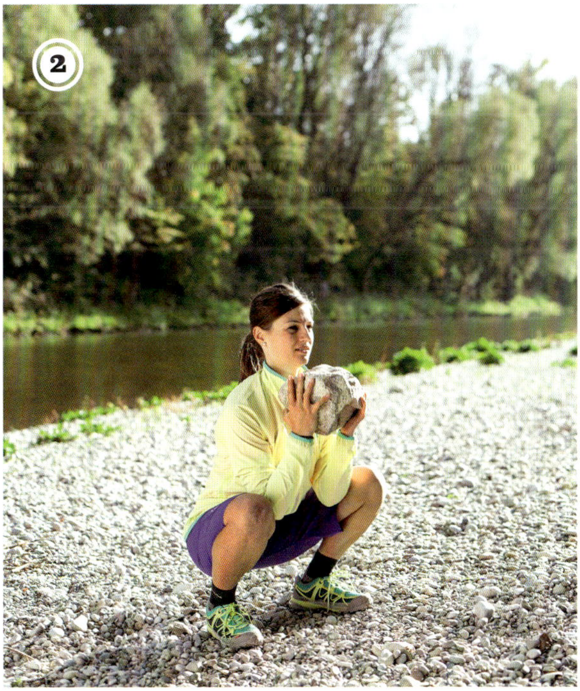

85. Steinwandern mit Liegestütz

Liegestütz mit einer Dimension mehr

1} Sie befinden sich in Liegestütz-Position. Beine, Rumpf und Kopf bilden eine Linie. Die Hände auf den Stein gestützt.
2} Die rechte Hand verlässt den Stein und wird auf den Boden gestützt, der Abstand zwischen den Händen ist mehr als schulterbreit.
3} Machen Sie einen Liegstütz. Kehren Sie in die Ausgangsposition zurück und machen Sie die Übung auf der anderen Seite.

TIPP: Wer es schwerer möchte, kann auch in der Ausgangsposition schon eine Liegestütz machen.

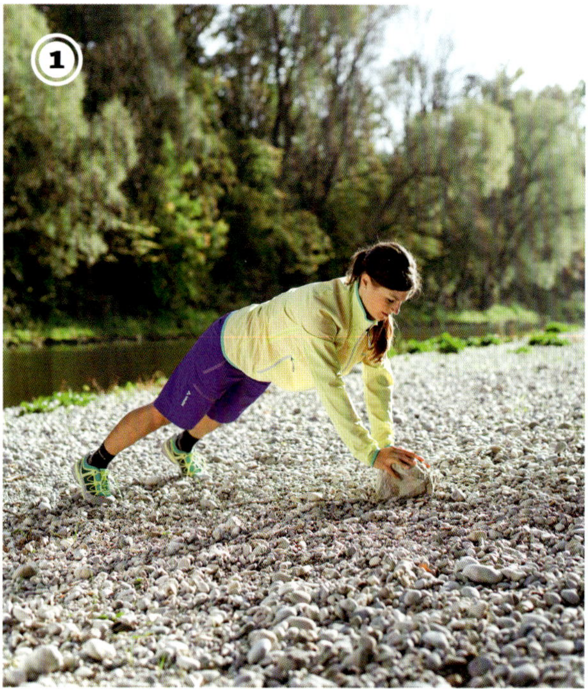

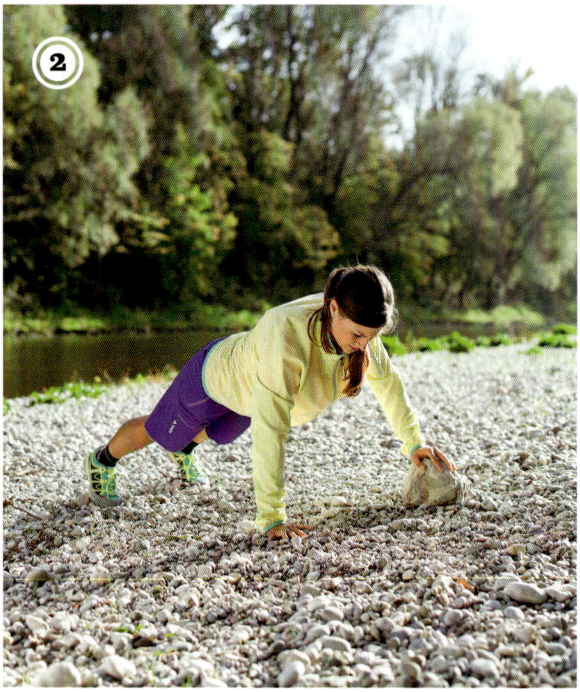

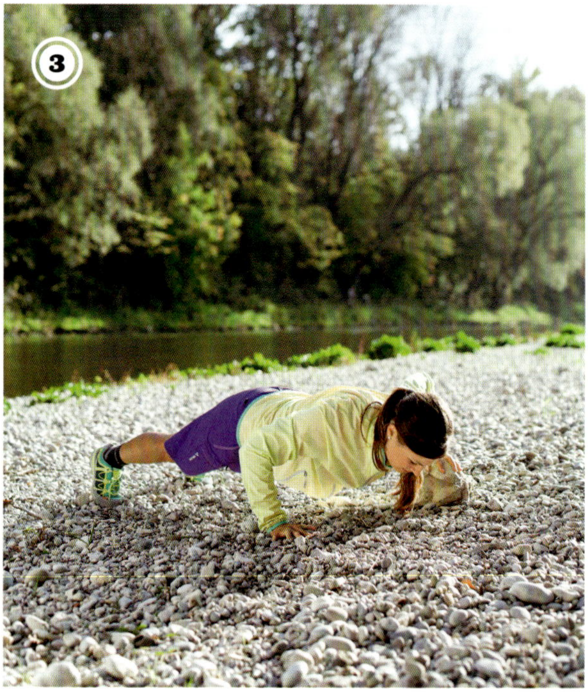

86. Steinwurf frontal

Ideal für mehr Kraft in den Schultern, der Brust und dem Rücken

1} Nehmen Sie den Stein vor die Brust. Die Ellenbogen Richtung Boden. Gehen Sie leicht in die Knie. Rücken gerade und in der Hüfte leicht nach vorn kippen. **2}** Werfen oder drücken Sie jetzt explosionartig den Stein von der Brust nach vorn weg. Die Arme voll strecken und Knie durchdrücken. Die Hüfte streckt sich.

TIPP: Suchen Sie sich einen schweren Stein, da Sie so selbst bei der Haltearbeit einen guten Trainingseffekt haben. Zudem können Sie einen schweren Stein nicht so weit schleudern, was die Holzeit verkürzt.

1

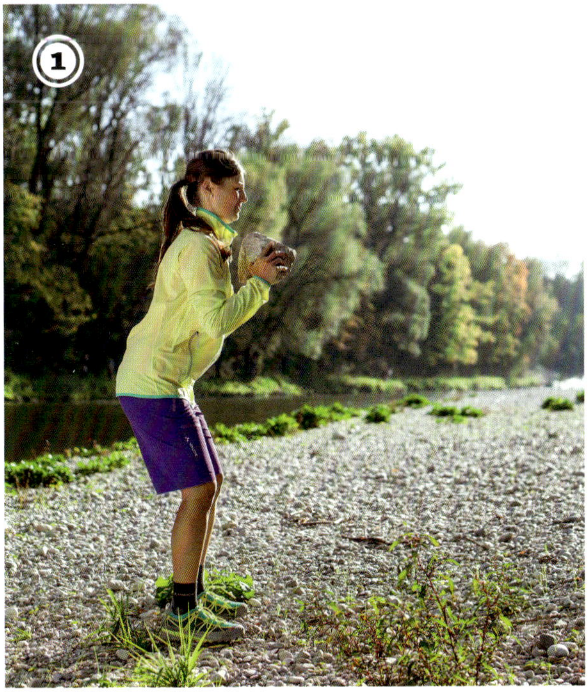

2

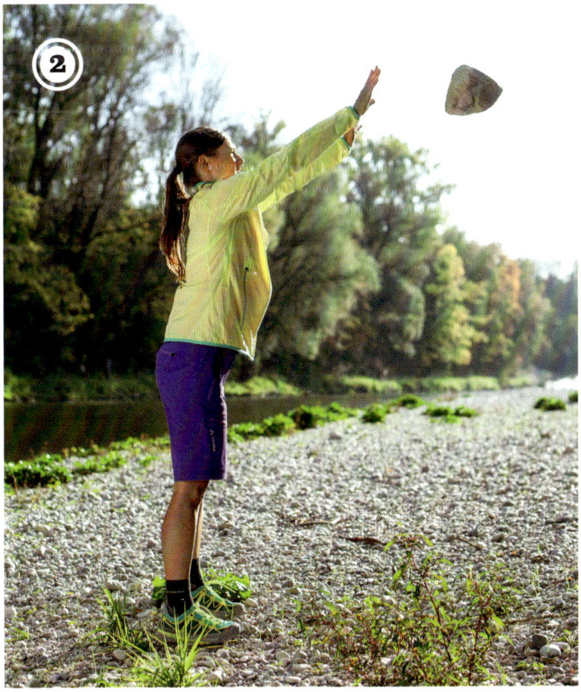

87. Steinwurf seitlich

Dynamische Kraft für die seitlichen Bauchmuskeln

1} Suchen Sie sich eine Freifläche, auf die Sie werfen können. Stehen Sie etwas über schulterbreit. Halten Sie den Stein etwa auf Brusthöhe. Drehen Sie den Oberkörper nach links, die Arme dabei leicht strecken. **2}** Schnellen Sie in Richtung Freifläche zurück und werfen den Stein mit aller Kraft. Danach hinterherrennen und erneut werfen.

TIPP: Diese Übung nur bei wirklich sicherer Umgebung ausführen.

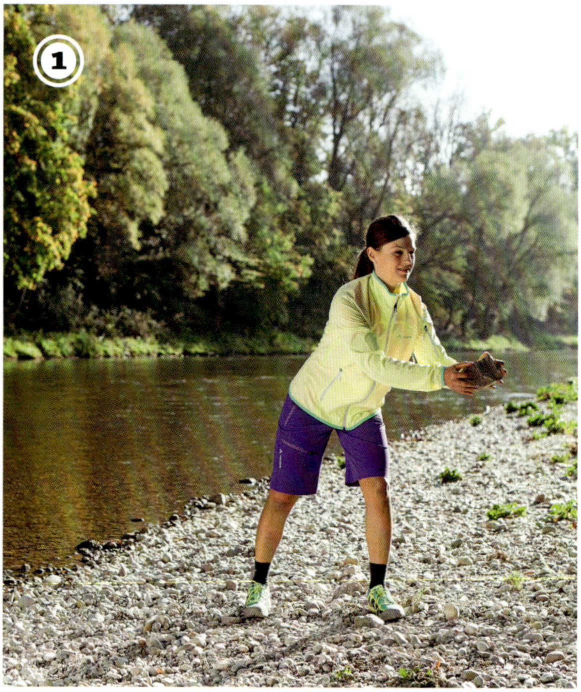

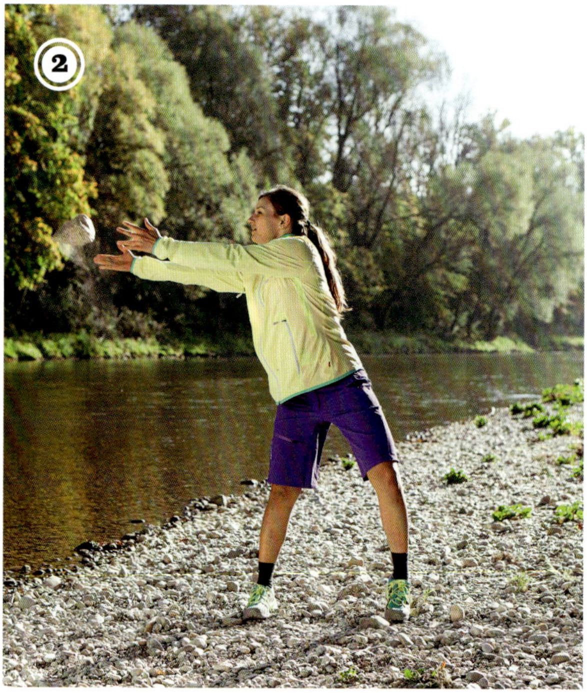

88. Ausstoß

Explosivität für starke Schultern und eine stabile Mitte

1} Das Gewicht ruht vor der Brust. Die Ellenbogen nach außen heben. Blick gerade. Po und Rumpf anspannen. Füße etwas über schulterbreit aufgestellt. Füße leicht nach außen gedreht. Jetzt leicht in die Hocke gehen. **2}** Schnellen Sie explosionsartig nach oben. Drücken Sie gleichzeitig das Gewicht nach oben. Rumpf und Gesäß permanent anspannen. In der Endposition liegt der Oberarm hinter dem Ohr.

TIPP: Gehen Sie nicht ins Hohlkreuz! Wählen Sie ein Gewicht, das Sie gut bewältigen können.

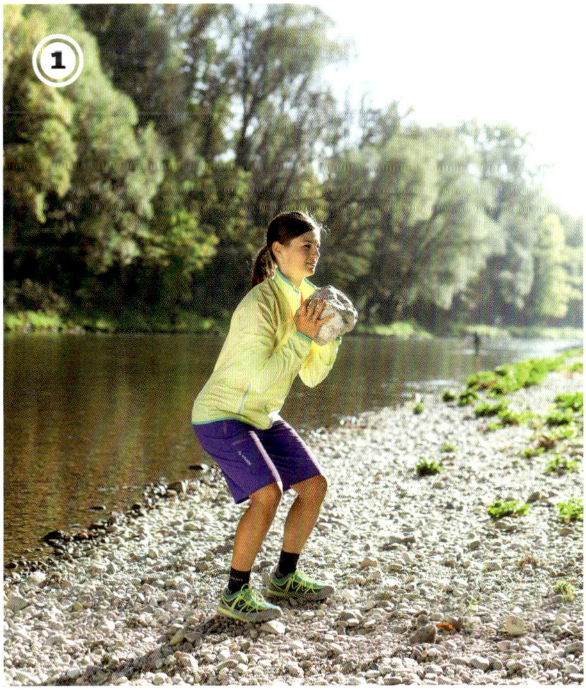

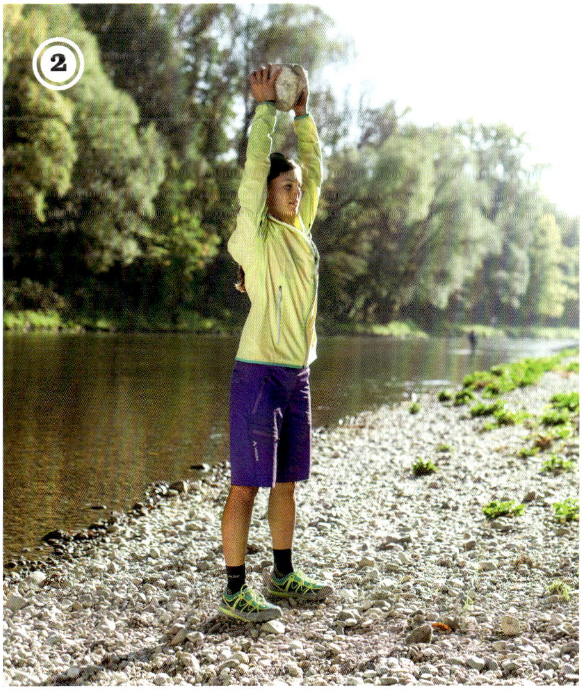

89. Standwaage mit Stein

Gesunder Rücken, Rumpf und starkes Gesäß

1} Sie stehen hüftbreit und halten den Stein mit beiden Händen vor sich. Blick gerade. **2}** Der Oberkörper neigt sich vor, das rechte Bein nach hinten strecken. Der Stein hängt an den gestreckten Armen. Mit der Ausatmung in die Ausgangsstellung zurück.

TIPP: Während der Übung bleibt die Wirbelsäule aufgerichtet und beide Schulterblätter werden zur Wirbelsäule gezogen. Rumpf und Gesäß bleiben gerade und werden nicht verdreht.

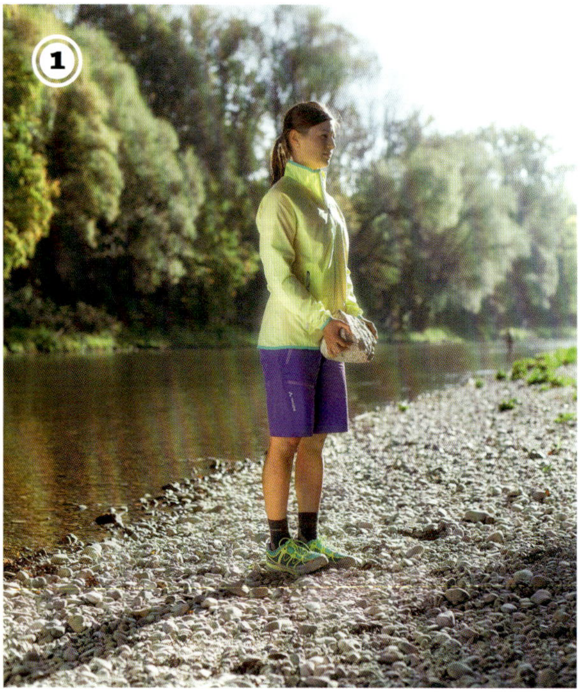

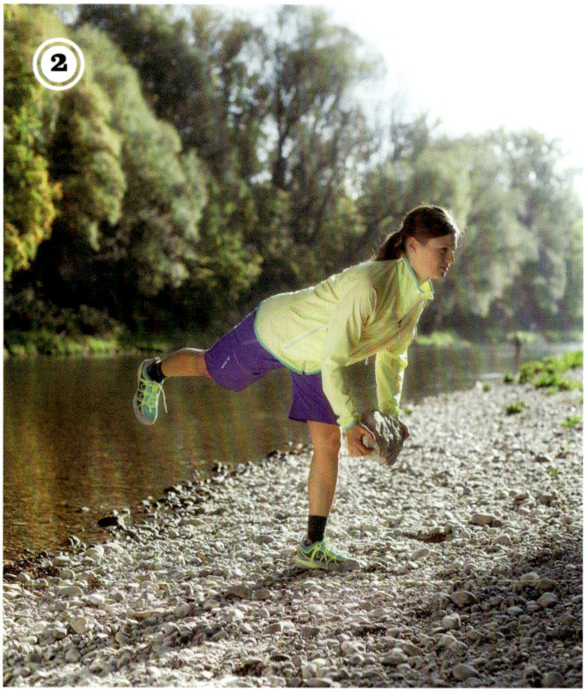

90. Standwaage mit Rudern

Balance kombiniert mit Rumpfstabilität und Rückenmuskulatur

1} Sie stehen hüftbreit und halten den Stein mit beiden Händen vor sich. Blick gerade. **2}** Der Oberkörper neigt sich vor, das rechte Bein nach hinten strecken. Der Stein hängt an den gestreckten Armen. **3}** Ziehen Sie den Stein jetzt langsam Richtung Brust. Mit der Ausatmung in die Ausgangsstellung zurück.

TIPP: Halten Sie Position 3 für etwa fünf Sekunden und kehren langsam zurück.

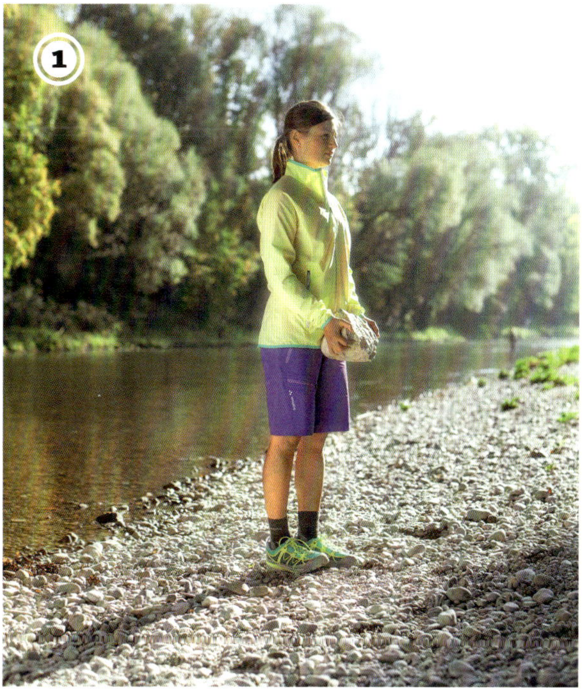

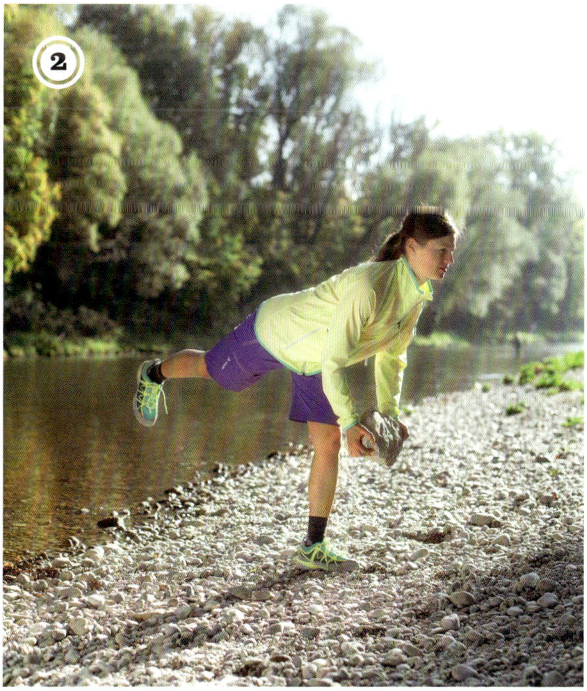

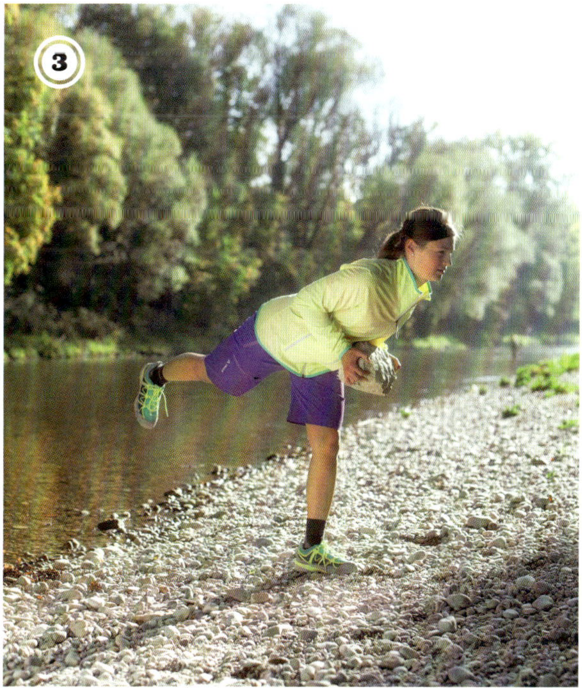

91. Rudern mit Stein

Kräftigt die hinteren Rückenanteile und sorgt für Schultermobilität

1} Greifen Sie den Stein und positionieren Sie ihn unterhalb Ihrer Brust. Die Füße stehen schulterbreit auseinander. Die Knie beugen sich leicht. Den Rücken gerade halten, der Blick geht geradeaus. Beugen Sie sich nun aus den Hüften heraus nach vorn, bis Sie einen 45-Grad-Winkel erreichen. **2}** Ziehen Sie jetzt den Stein zur Brust. Danach langsam runterlassen und wieder anheben.

TIPP: Der Rücken bleibt immer gerade, besonders in den Lendenwirbeln.

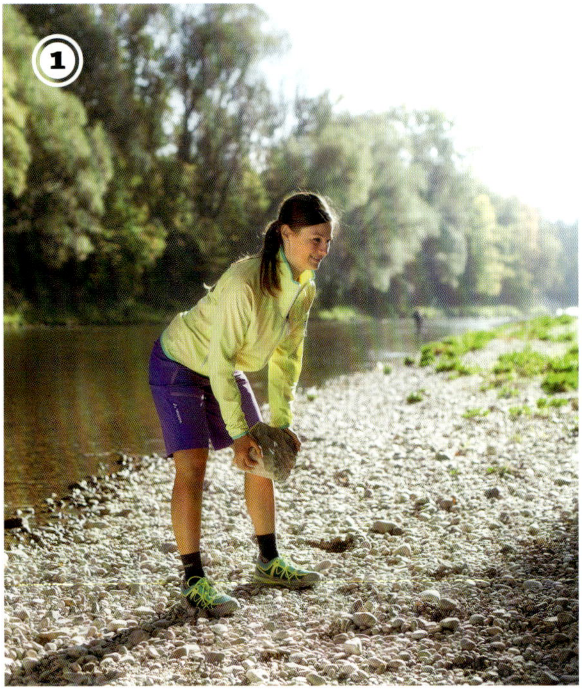

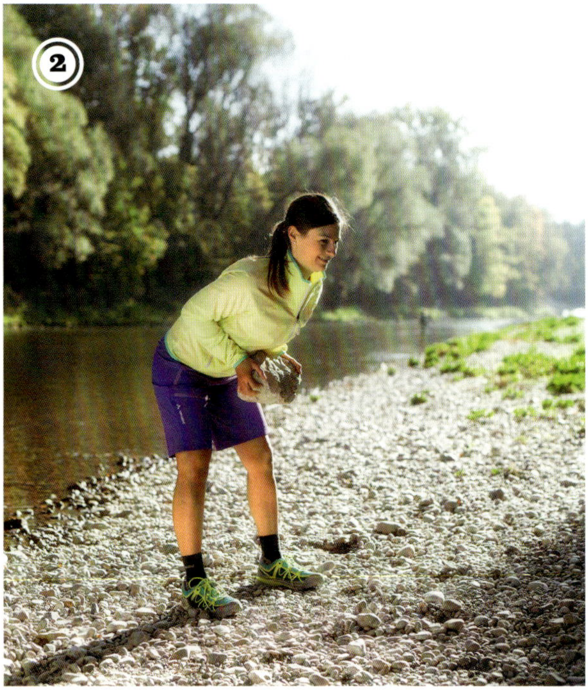

92. Curl

Die Übung für den Bizeps

1} Greifen Sie den Stein und positionieren Sie ihn auf Hüfthöhe. Die Füße stehen schulterbreit auseinander. Gesäß und Bauch anspannen. **2}** Beugen Sie die Ellenbogen. Das Gewicht bis zur Brust heben und langsam wieder in die Ausgangsposition zurückkehren.

TIPP: Variieren Sie mit den Gewichten: Wechseln Sie alle zwei Wochen zwischen leichteren und sehr schweren Steinen. Arbeiten Sie auch an der Geschwindigkeit – mal explosiv, dann sehr langsam.

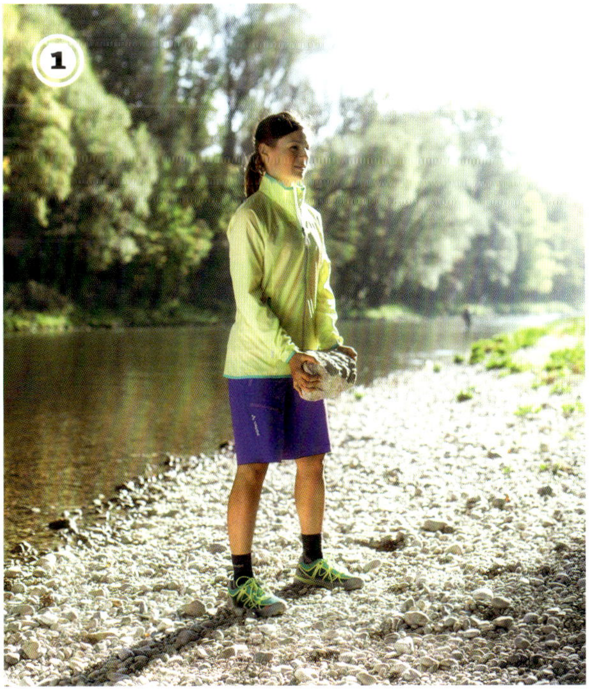

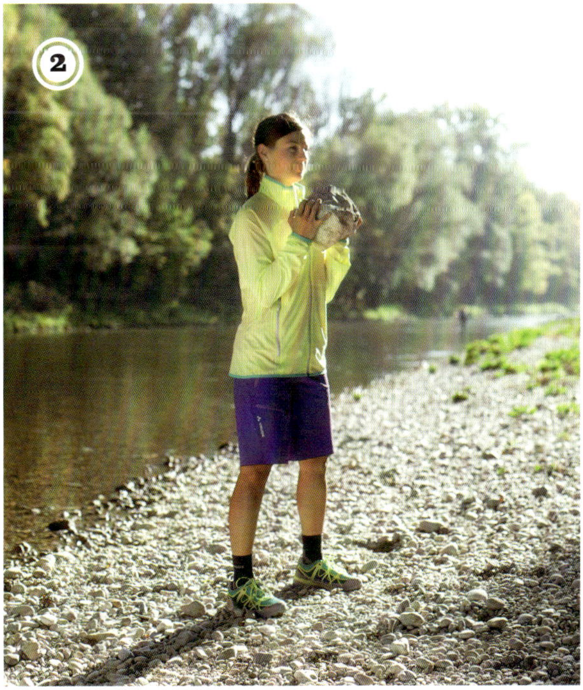

93. Frontalheben

Ideal, um die Schultern zu kräftigen

1} Greifen Sie den Stein und positionieren Sie ihn auf Hüfthöhe. Sie stehen etwa hüftbreit, der Oberkörper ist aufrecht und der Blick nach vorn gerichtet. **2}** Heben Sie jetzt die gestreckten Arme langsam nach oben, bis sie auf Höhe des Schlüsselbeins sind. Spannen Sie permanent den Rumpf. Danach den Stein langsam in die Ausgangsposition führen.

TIPP: Kippen Sie nicht ins Hohlkreuz, um das Gewicht zu bewältigen. Wählen Sie lieber einen leichteren Stein.

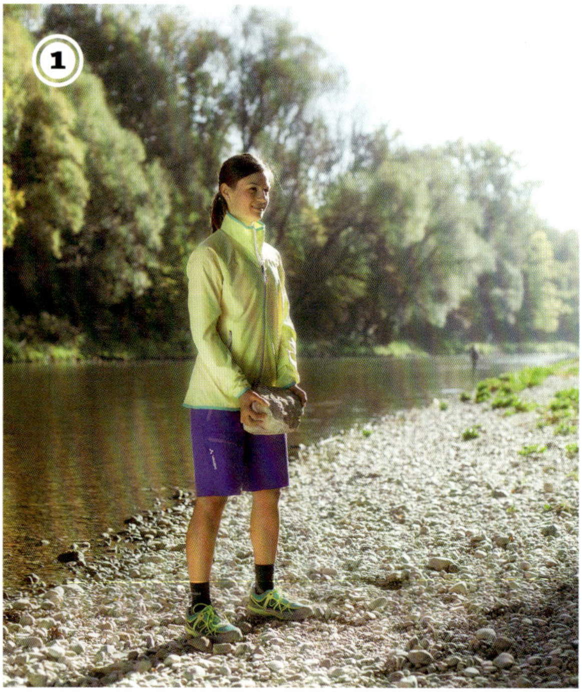

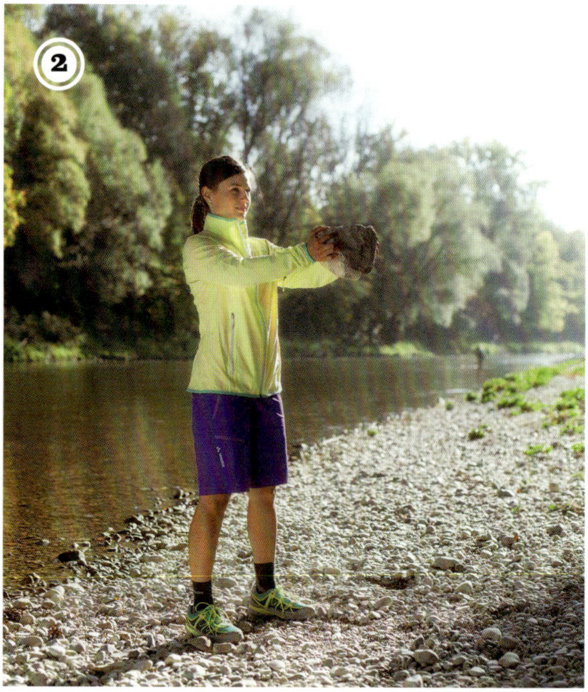

TRAININGSPLÄNE

Übungsdauer | **Pausenlänge** | **Anzahl der Sätze** | **Laufzeit & Herzfrequenz**

→ Jedes Training beginnt und endet mit einer Lauf-/Geheinheit. Für die Laufeinheiten finden Sie die passende Herzfrequenz im Trainingsplan. Wer geht, sollte sehr zügig sein.

→ Machen Sie jede Übung nur einmal pro Durchgang. Also nicht viermal die gleiche Übung absolvieren und dann zur nächsten wechseln.

→ Die Übungen sind auf den Trainingsseiten nur als Erinnerungshilfe mit einer Position abgebildet. Sehen Sie sich bitte vor jedem Training die Bewegungsabläufe genau auf der jeweiligen Übungseite an.

1. Tag

| 30 Sek. | 60 Sek. | 3 Sätze | 2 x 10 Min. bei 70 % der max. HF

① 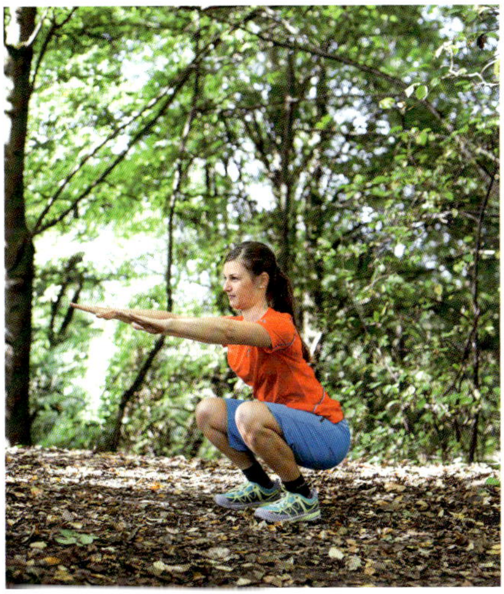

70. Kniebeuge
← Seite 102

② 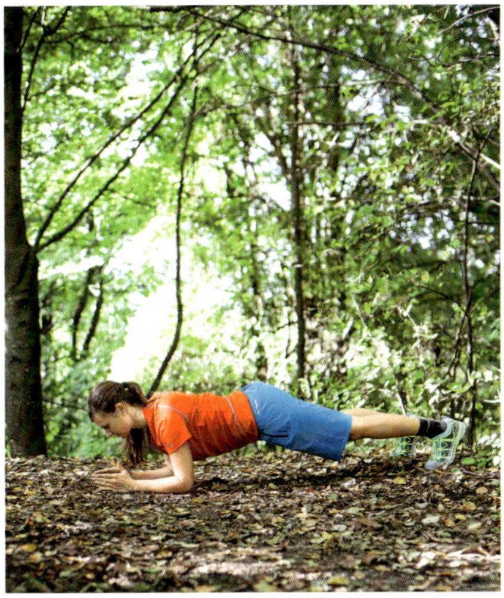

60. Planke
← Seite 92

③ 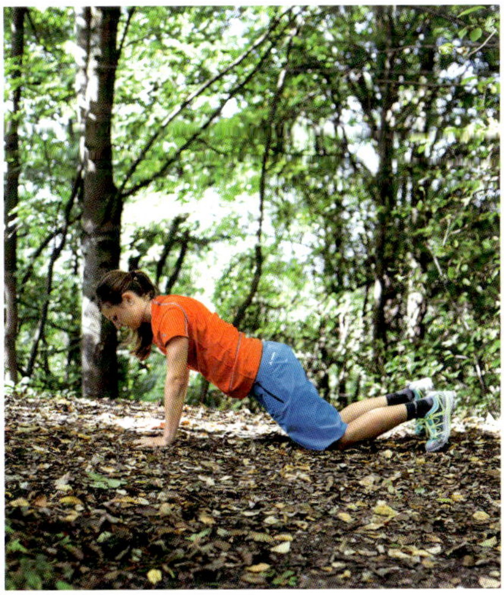

72. Knieliegestütz
← Seite 104

④ 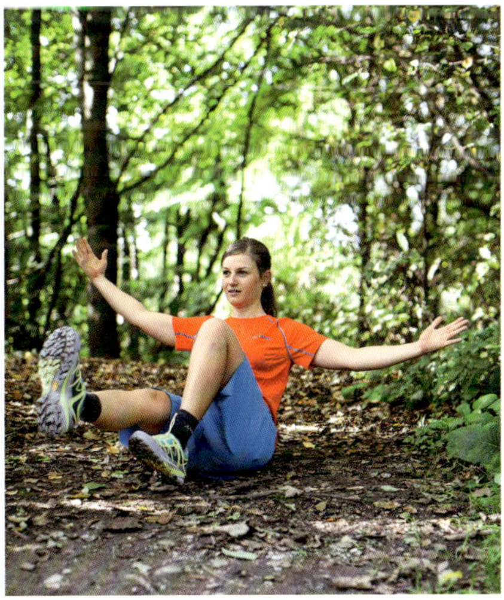

62. Radfahrer
← Seite 94

2. Tag

| 30 Sek. | 60 Sek. | 3 Sätze | 2 x 10 Min. bei 70 % der max. HF

1

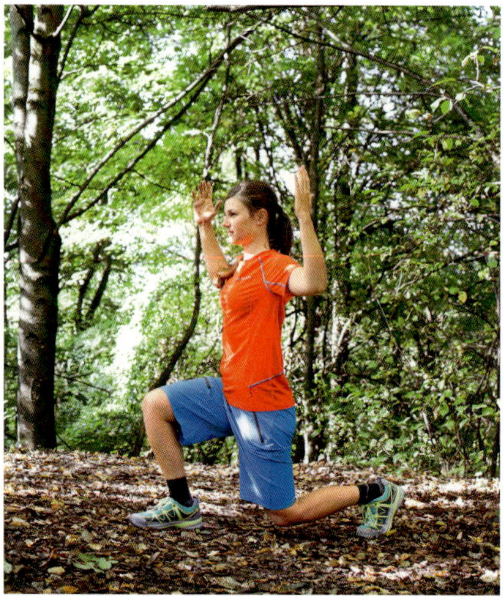

69. W-Ausfallschritt

← Seite 101

2

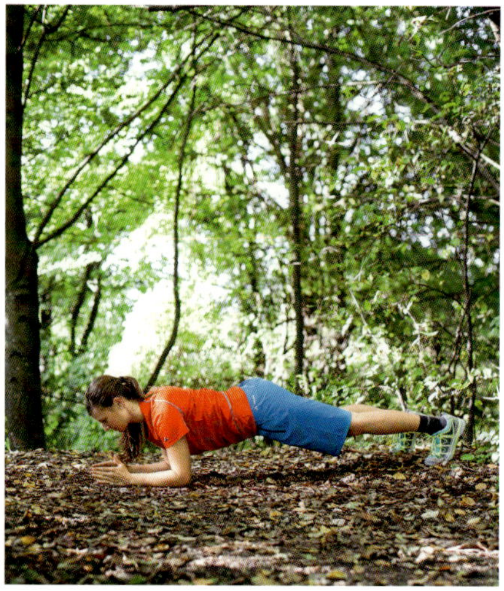

60. Planke

← Seite 92

3

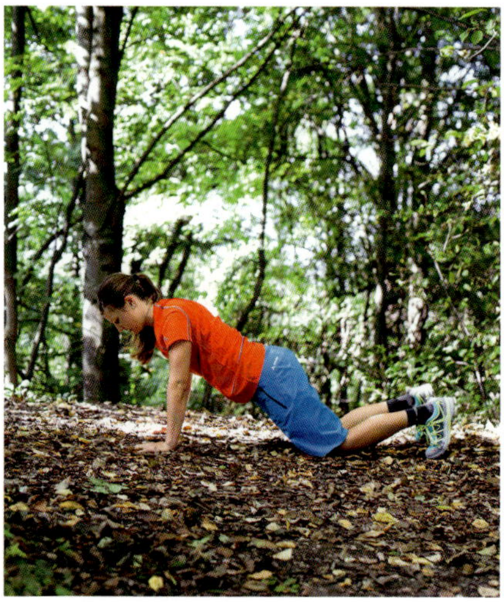

72. Knieliegestütz

← Seite 104

4

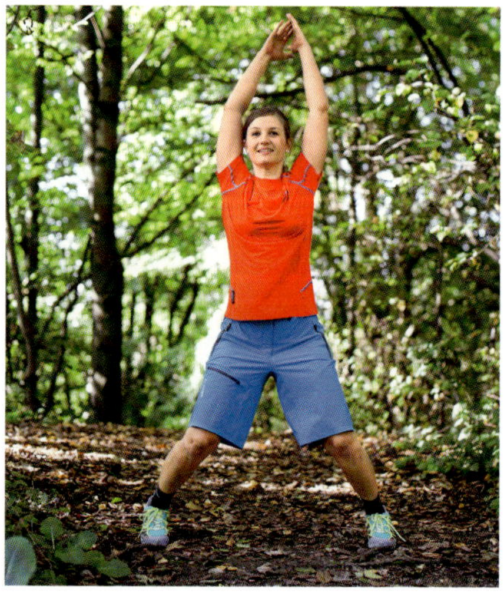

65. Hampelmann

← Seite 97

3. Tag

| 30 Sek. | 60 Sek. | 3 Sätze | 2 x 10 Min. bei 70 % der max. HF

①

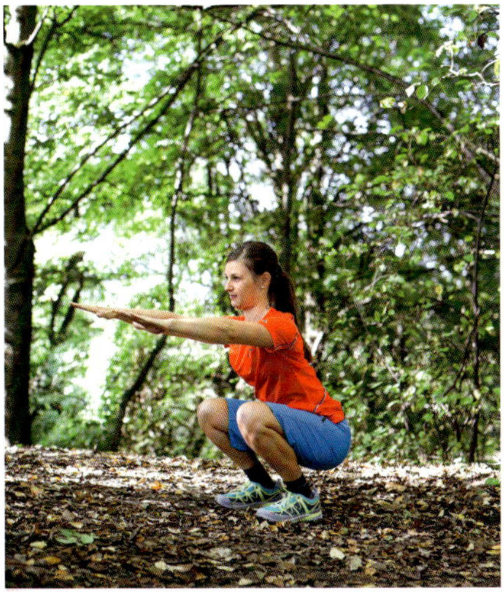

70. Kniebeuge
← Seite 102

②

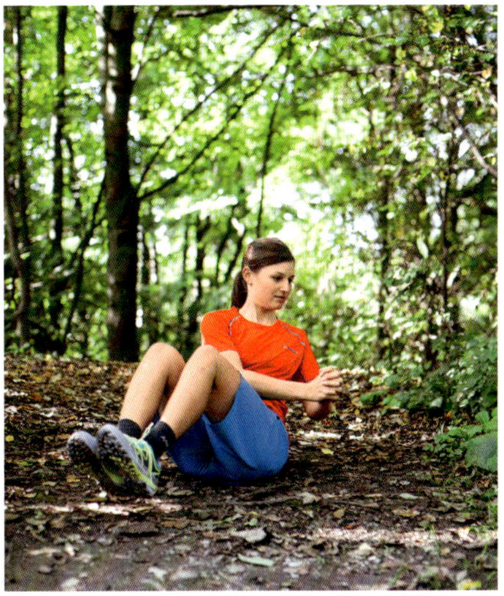

61. Twist
← Seite 93

③

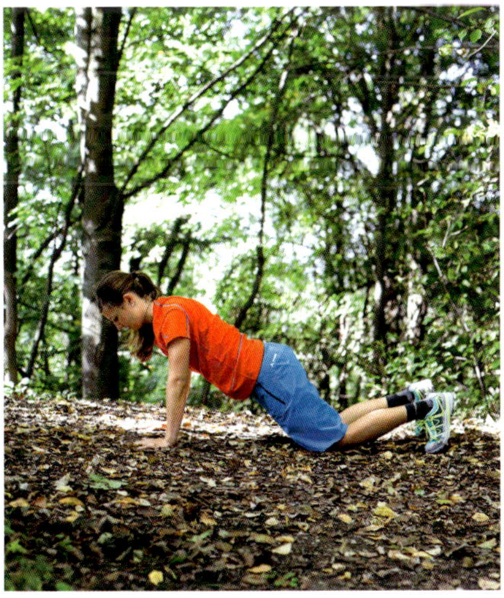

72. Knieliegestütz
← Seite 104

④

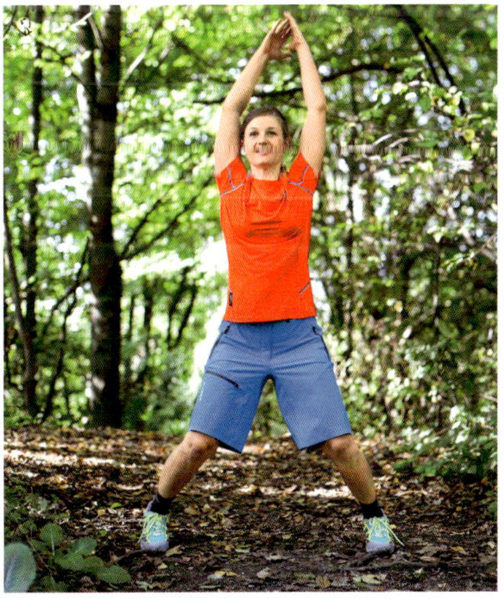

65. Hampelmann
← Seite 97

4. Tag

30 Sek. | 45 Sek. | 3 Sätze | 2 x 10 Min. bei 70 % der max. HF

1

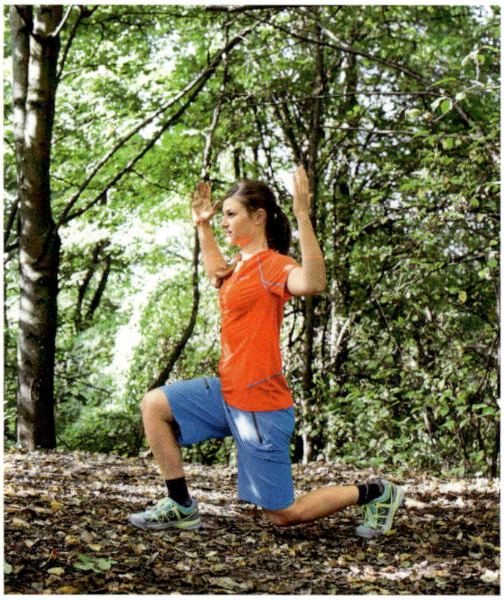

69. W-Ausfallschritt
← Seite 101

2

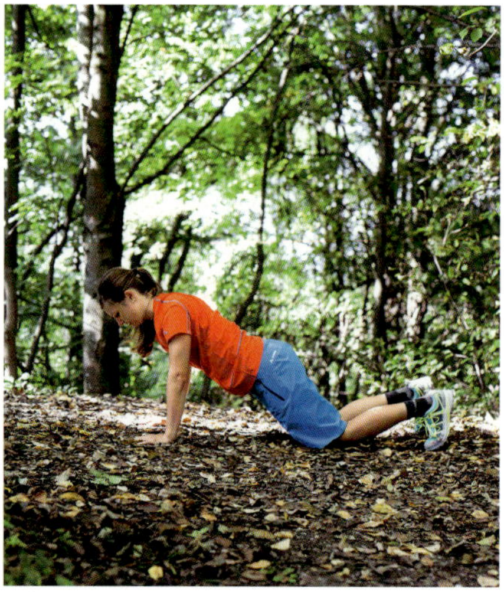

72. Knieliegestütz
← Seite 104

3

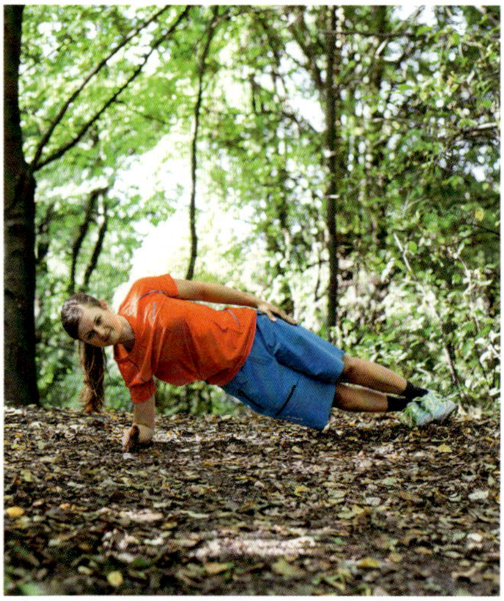

56. Seitstütz
← Seite 88

4

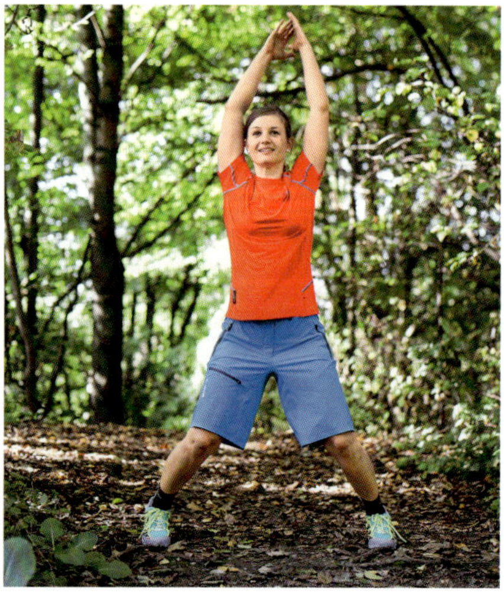

65. Hampelmann
← Seite 97

5. Tag

| 30 Sek. | 45 Sek. | 3 Sätze | 2 x 10 Min. bei 70 % der max. HF

①

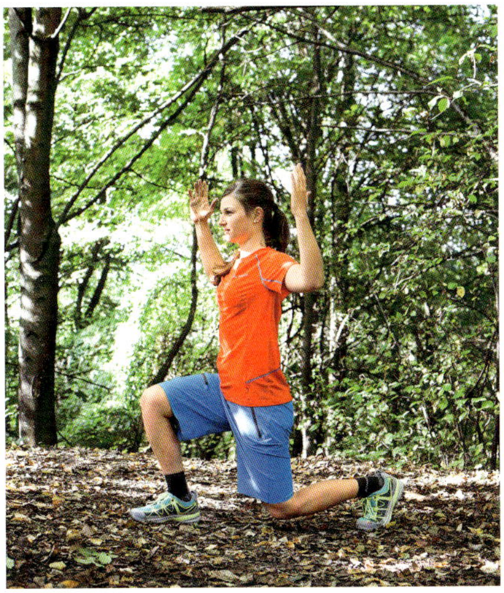

69. W-Ausfallschritt

← Seite 101

②

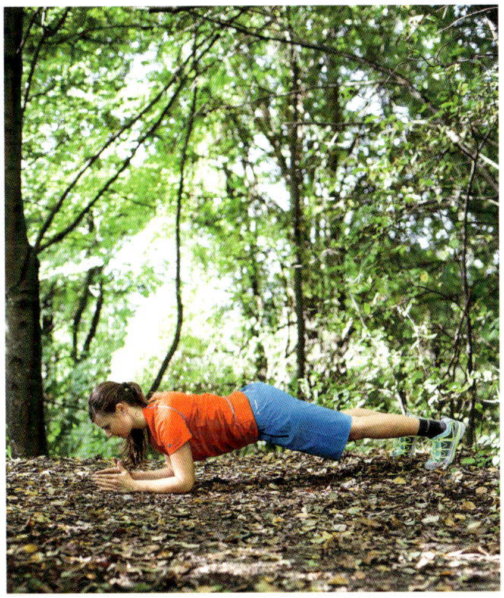

60. Planke

← Seite 92

③

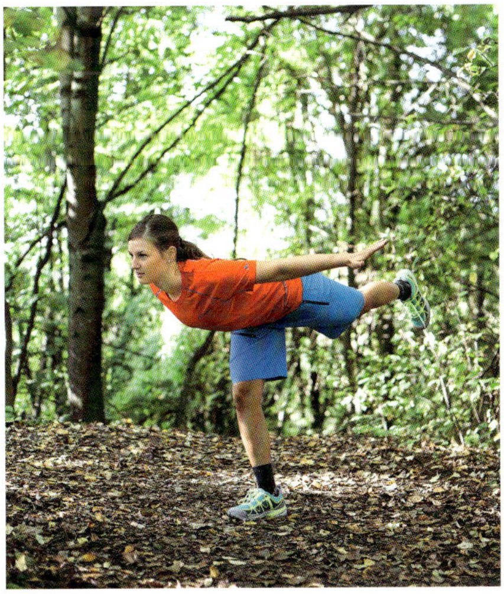

55. Standwaage

← Seite 87

④

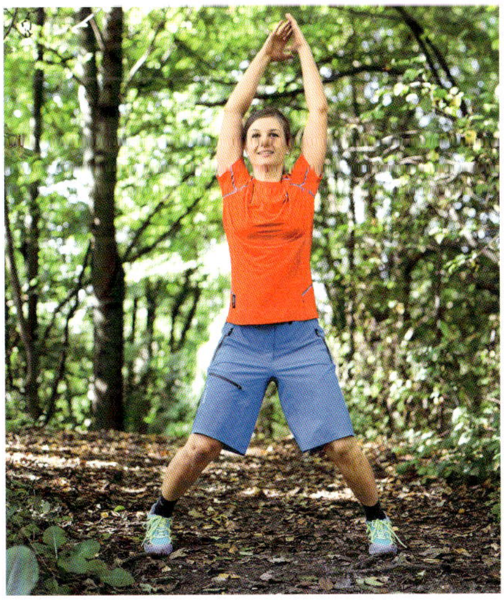

65. Hampelmann

← Seite 97

6. Tag

| 30 Sek. | 60 Sek. | 4 Sätze | 2 x 10 Min. bei 70 % der max. HF

1
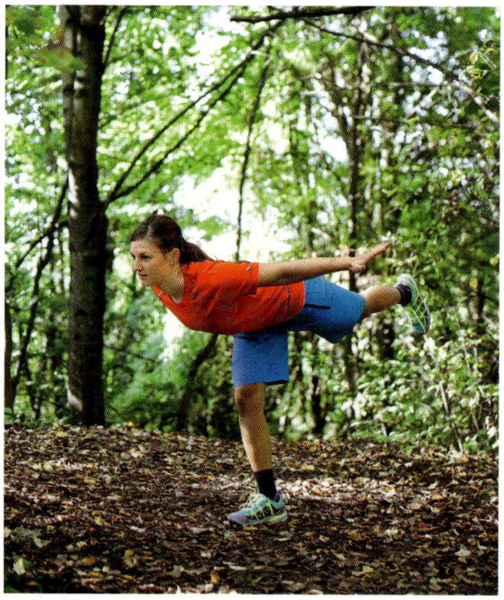

55. Standwaage
← Seite 87

2
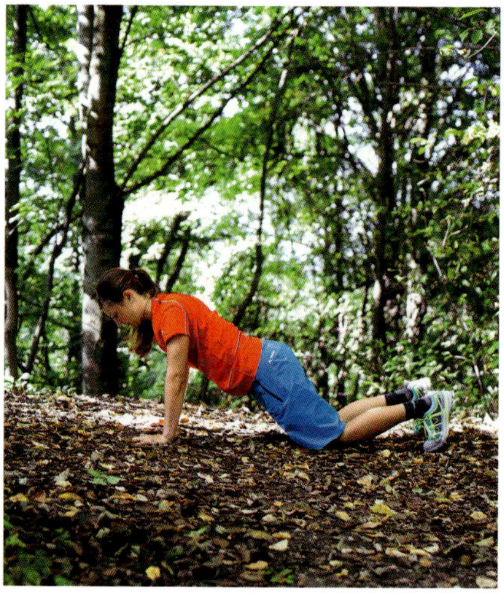

72. Knieliegestütz
← Seite 104

3
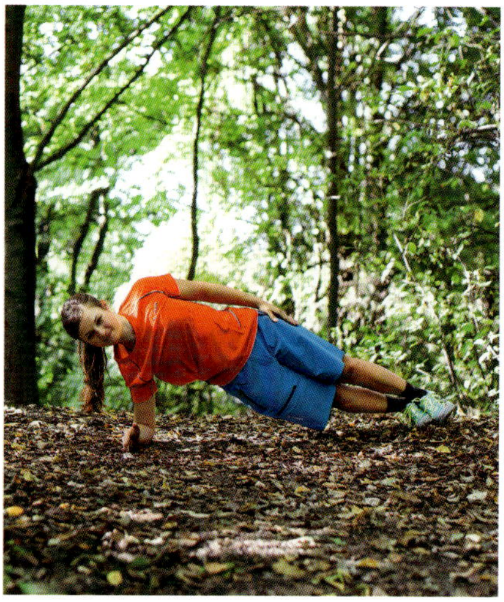

56. Seitstütz
← Seite 88

4
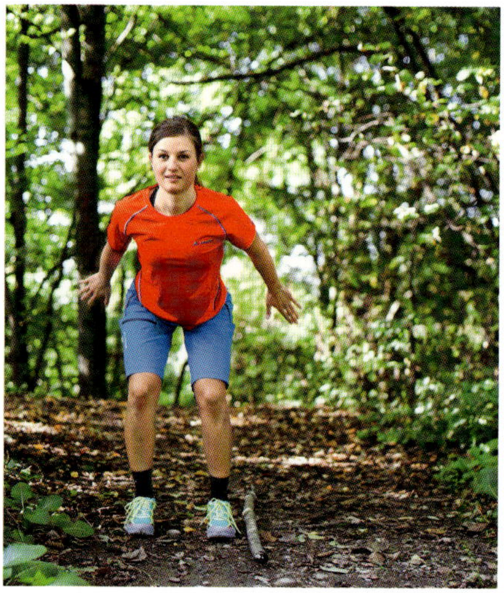

64. Seitsprung
← Seite 96

7. Tag

| 30 Sek. | 60 Sek. | 4 Sätze | 2 x 10 Min. bei 70 % der max. HF

1

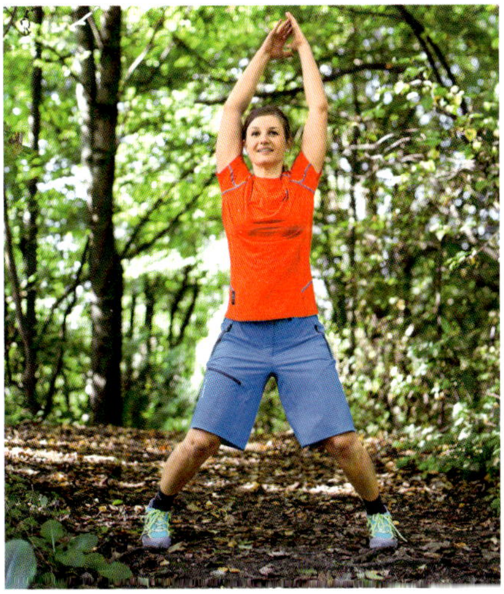

65. Hampelmann
← Seite 97

2

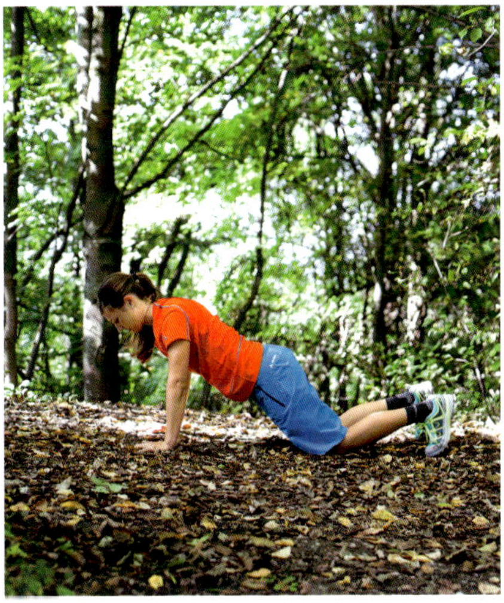

72. Knieliegestütz
← Seite 104

3

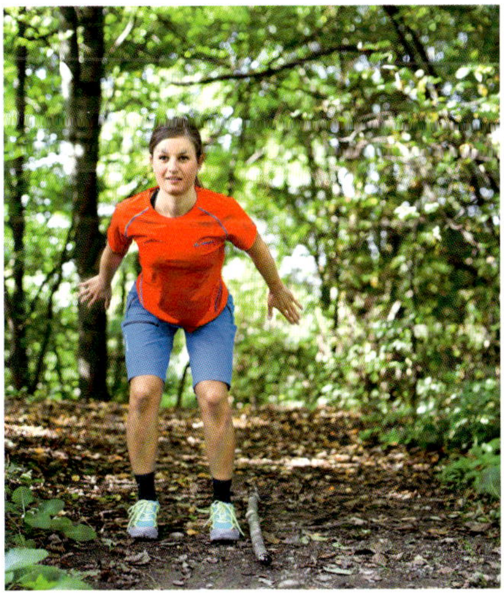

64. Seitsprung
← Seite 96

4

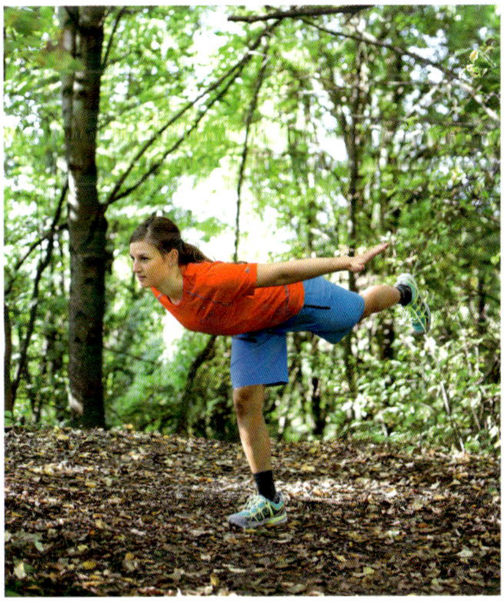

55. Standwaage
← Seite 87

8. Tag

| 30 Sek. | 40 Sek. | 4 Sätze | 2 x 10 Min. bei 70 % der max. HF

①

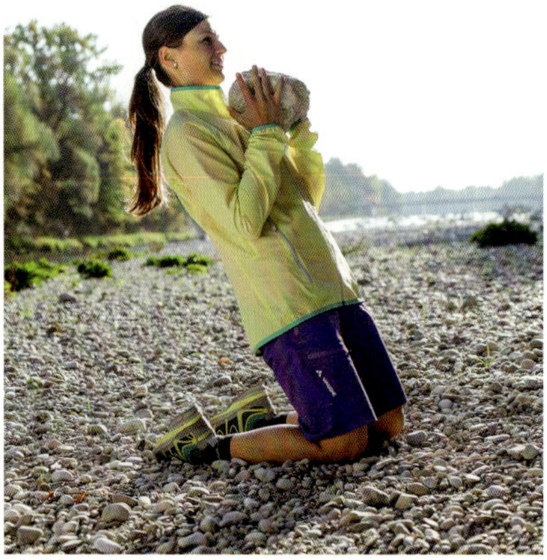

75. Körper absenken
← Seite 110

②

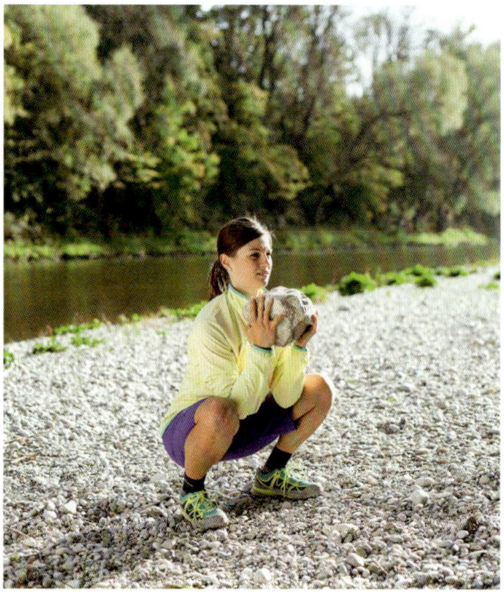

84. Goblet Squat
← Seite 119

③

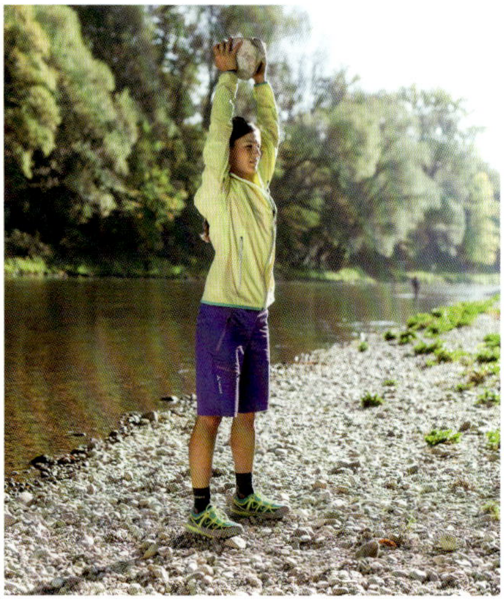

88. Ausstoß
← Seite 123

④

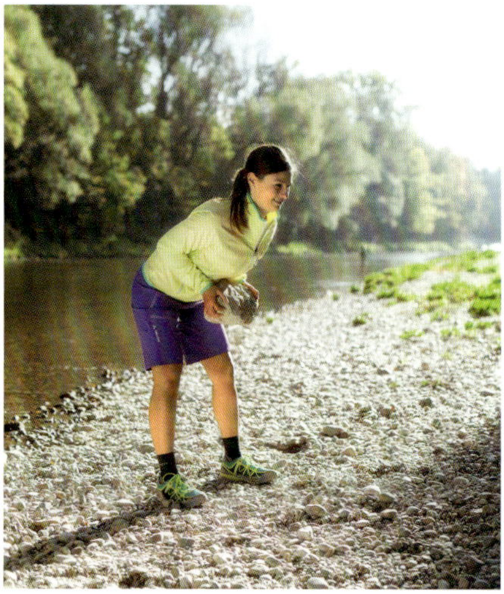

91. Rudern mit Stein
← Seite 126

9. Tag

| 30 Sek. | 40 Sek. | 4 Sätze | 2 x 10 Min. bei 70 % der max. HF

1

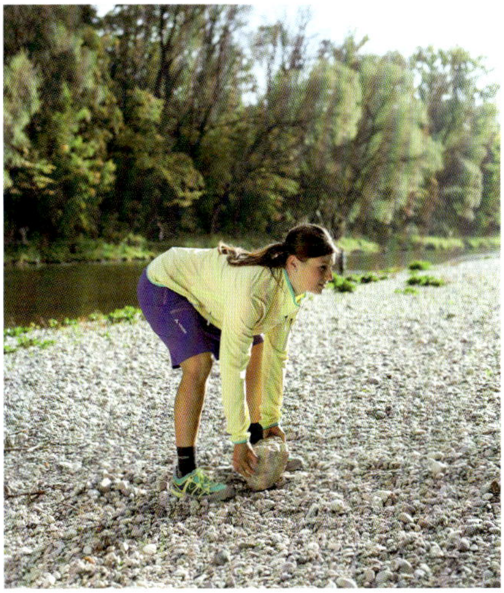

80. Kreuzheben
← Seite 115

2

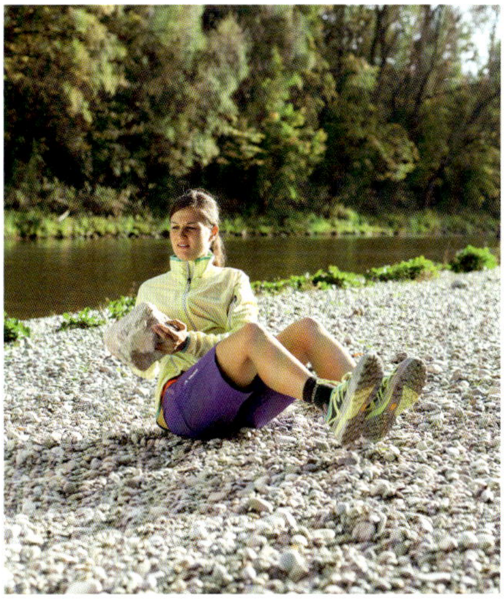

77. Twist mit Stein
← Seite 112

3

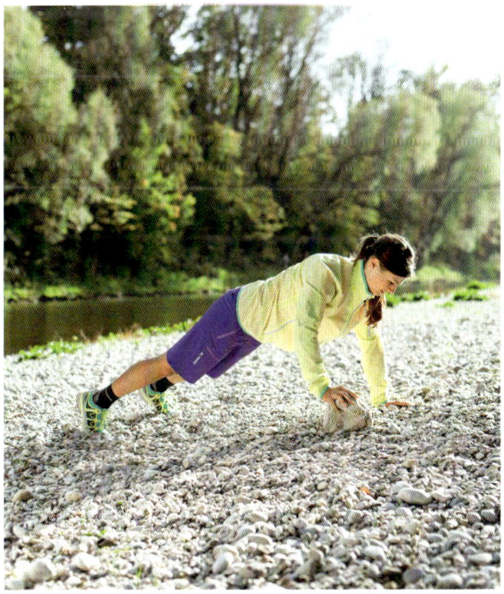

83. Steinwandern
← Seite 118

4

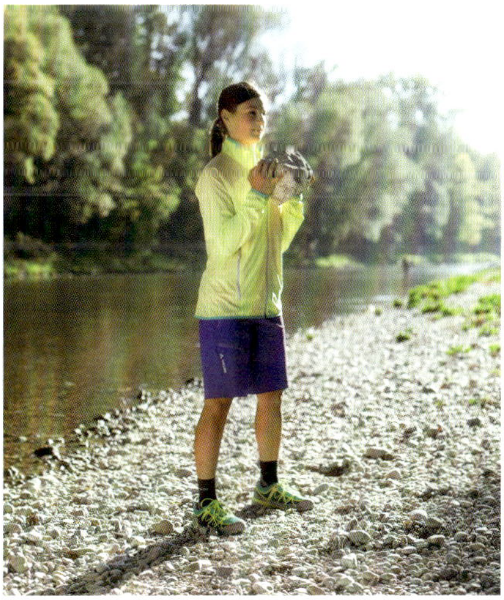

92. Curl
← Seite 127

10. Tag | 30 Sek. | 40 Sek. | 4 Sätze | 2 x 10 Min. bei 70 % der max. HF

1

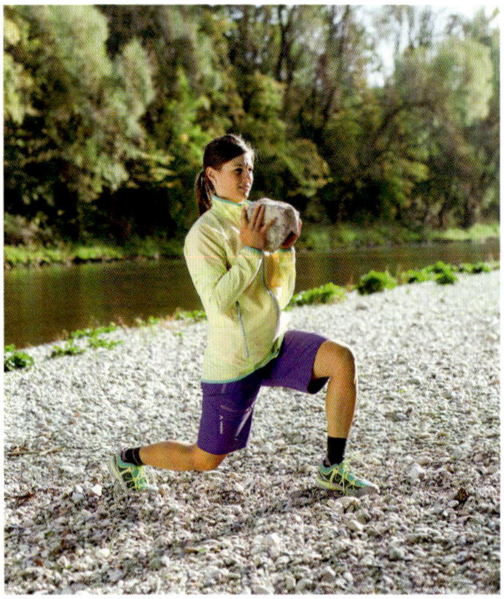

81. Ausfallschritt mit Stein
← Seite 116

2

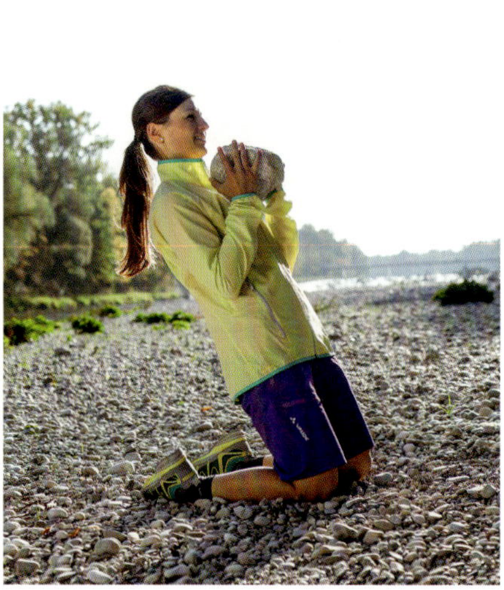

75. Körper absenken
← Seite 110

3

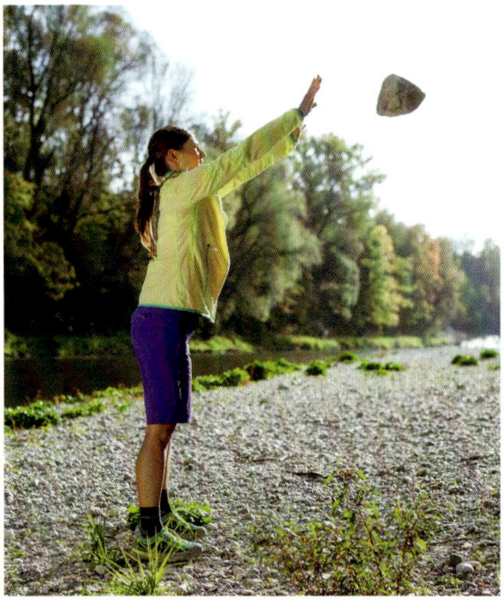

86. Steinwurf frontal
← Seite 121

4

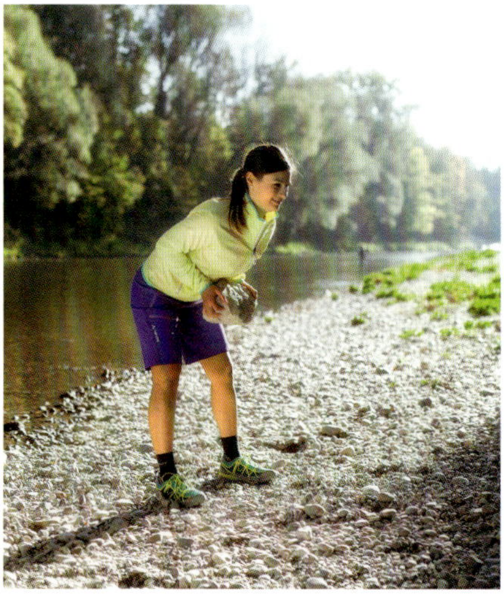

91. Rudern mit Stein
← Seite 126

11. Tag | 30 Sek. | 40 Sek. | 4 Sätze | 2 x 10 Min. bei 70 % der max. HF

1

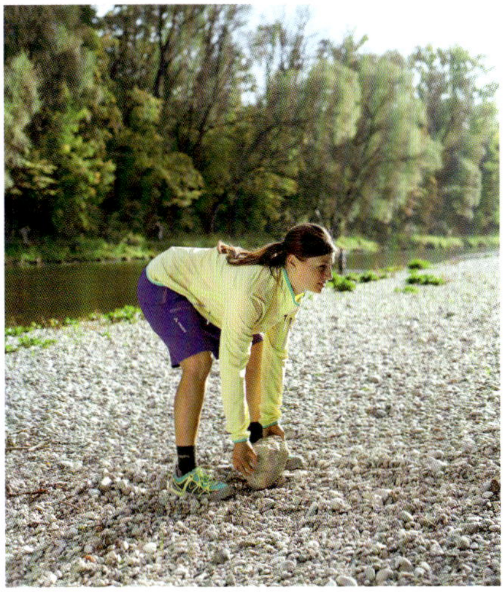

80. Kreuzheben
← Seite 115

2

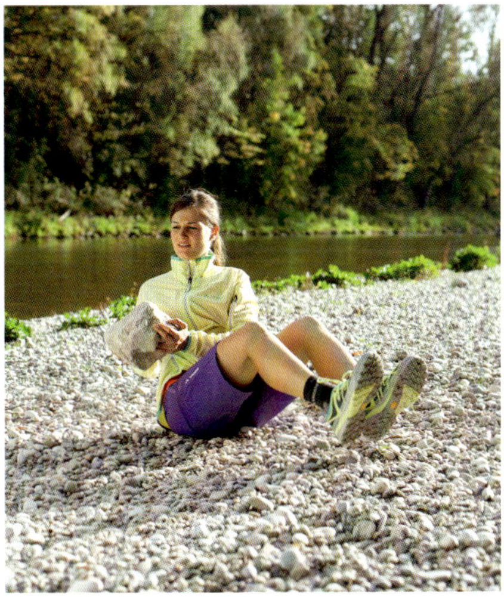

77. Twist mit Stein
← Seite 112

3

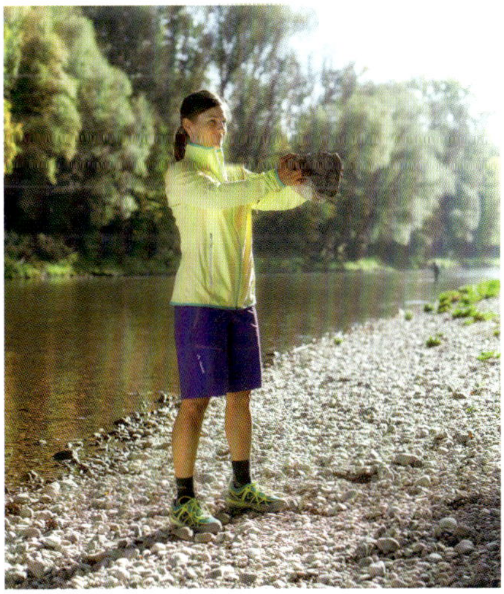

93. Frontalheben
← Seite 128

4

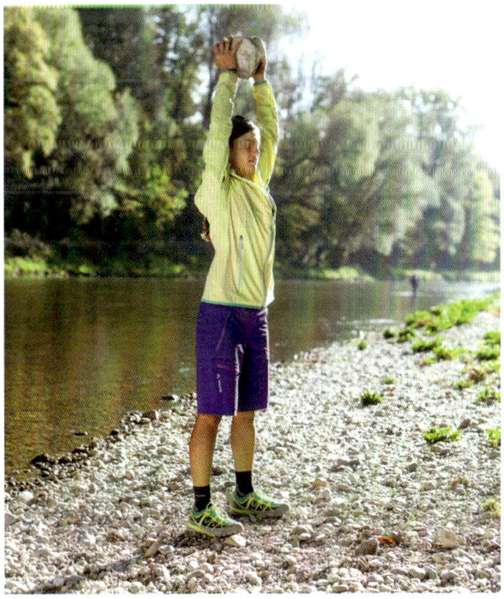

88. Ausstoß
← Seite 123

12. Tag | 30 Sek. | 30 Sek. | 4 Sätze | 2 x 10 Min. bei 70 % der max. HF

1

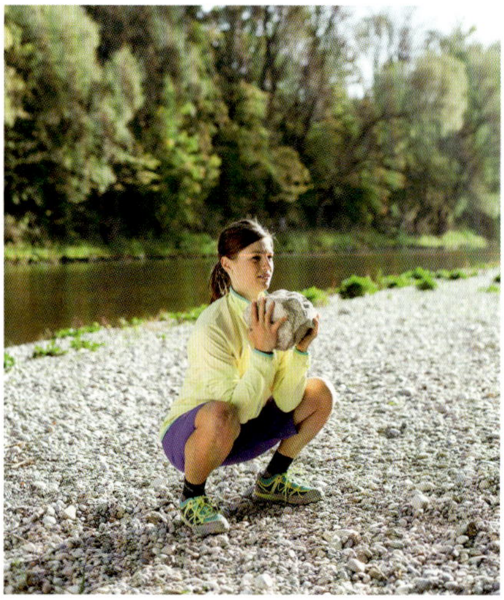

84. Goblet Squat
← Seite 119

2

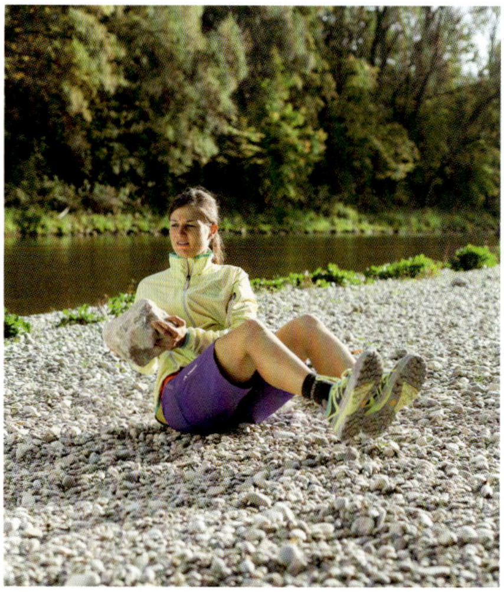

77. Twist mit Stein
← Seite 112

3

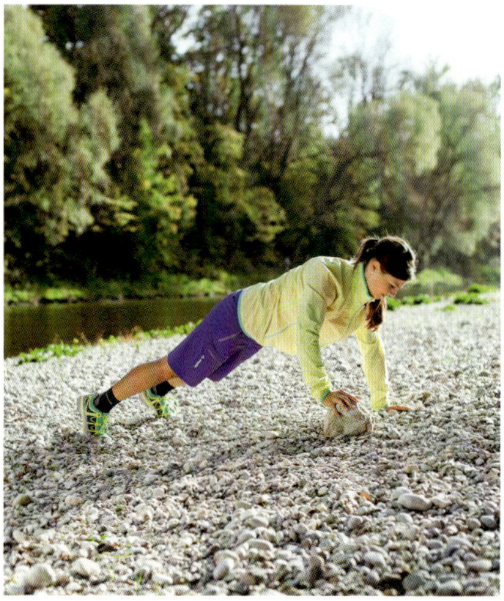

83. Steinwandern
← Seite 118

4

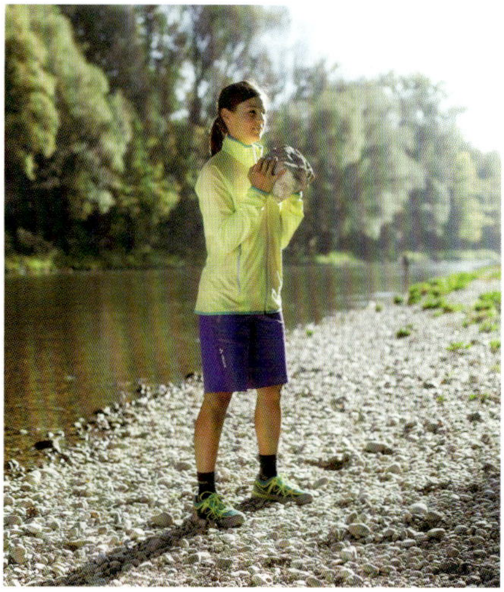

92. Curl
← Seite 127

13. Tag | 30 Sek. | 30 Sek. | 4 Sätze | 2 x 10 Min. bei 70 % der max. HF

1

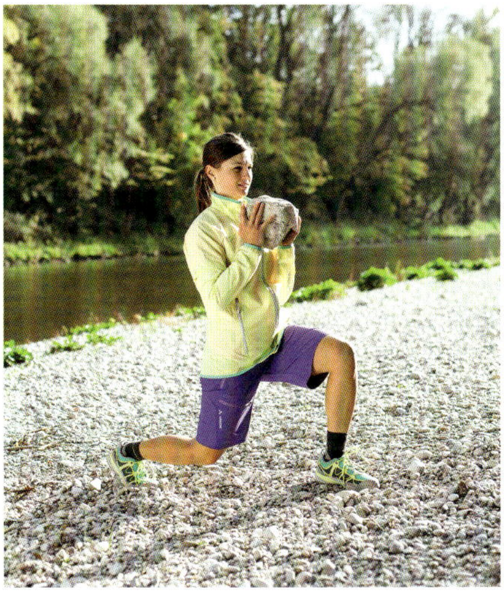

81. Ausfallschritt mit Stein
← Seite 116

2

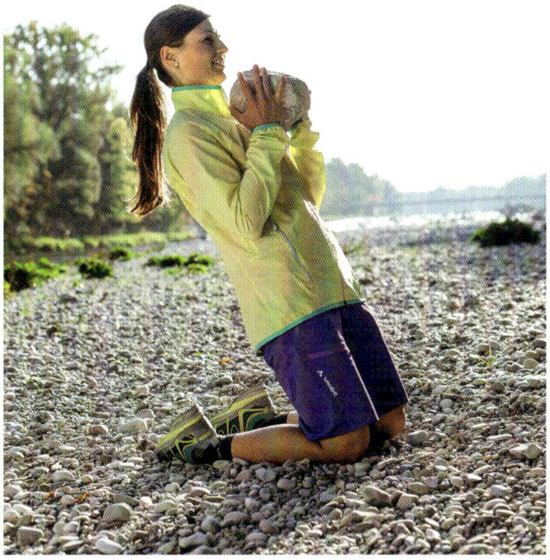

75. Körper absenken
← Seite 110

3

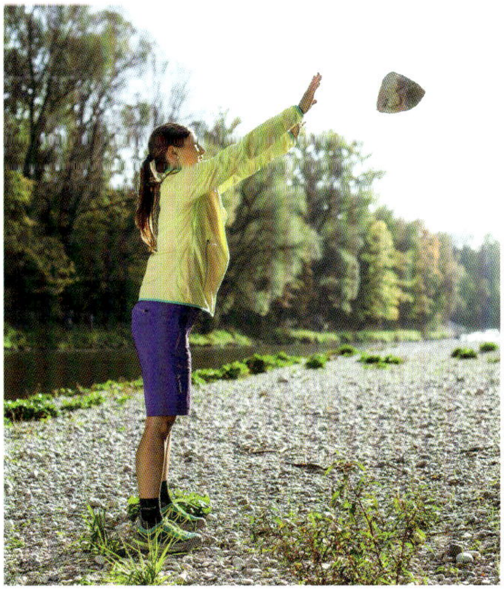

86. Steinwurf frontal
← Seite 121

4

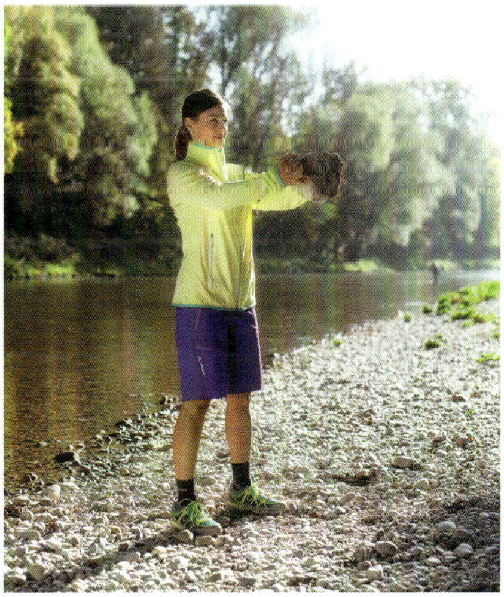

93. Frontalheben
← Seite 128

14. Tag | 30 Sek. | 30 Sek. | 4 Sätze | 2 x 10 Min. bei 70 % der max. HF

1

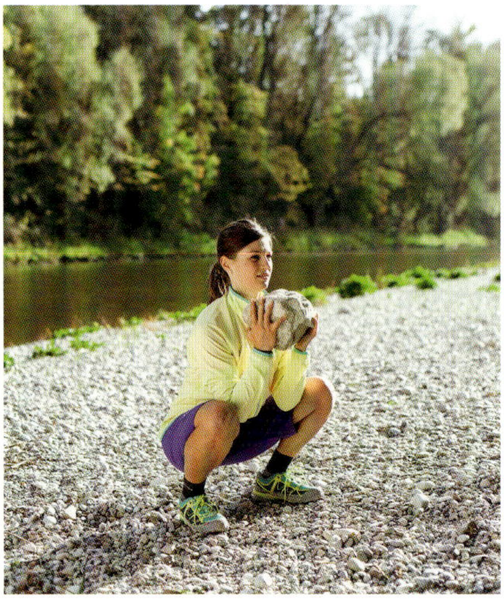

84. Goblet Squat

← Seite 119

2

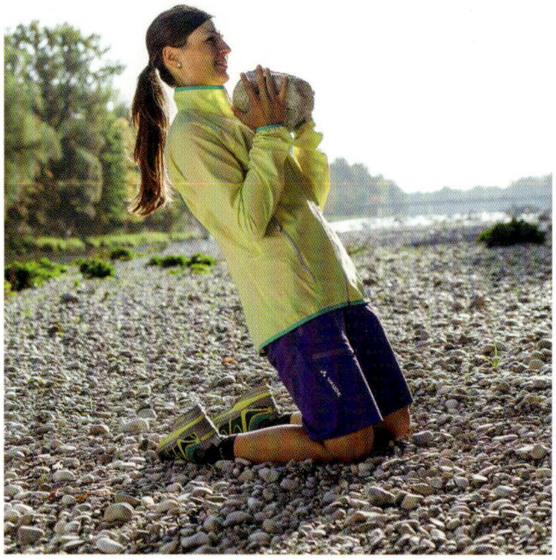

75. Körper absenken

← Seite 110

3

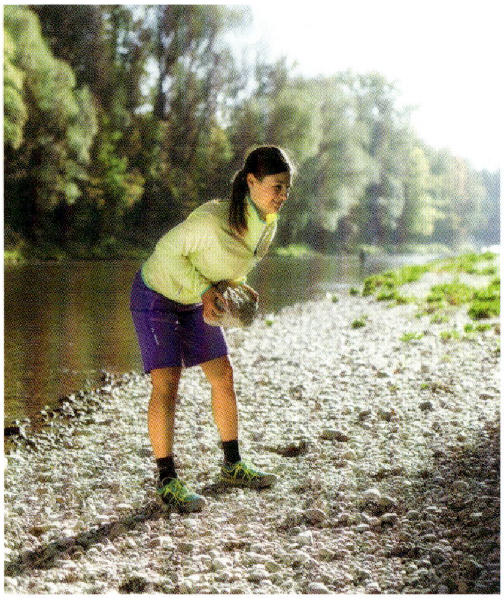

91. Rudern mit Stein

← Seite 126

4

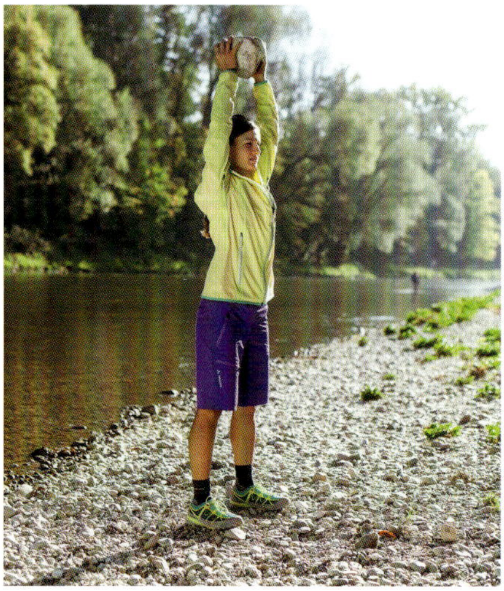

88. Ausstoß

← Seite 123

15. Tag

30 Sek. | 30 Sek. | 4 Sätze | 2 x 10 Min. bei 70 % der max. HF

1

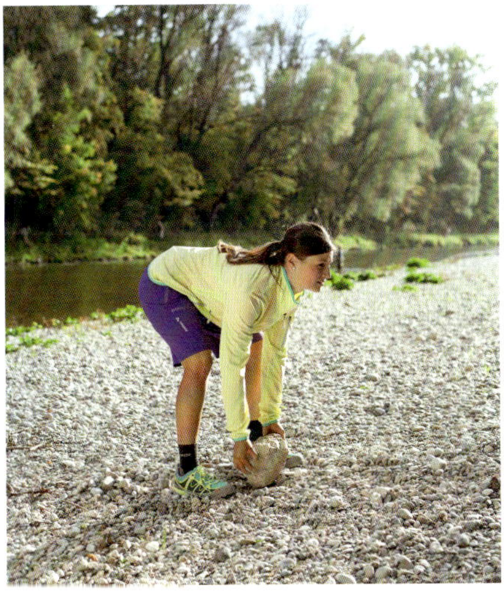

80. Kreuzheben

← Seite 115

2

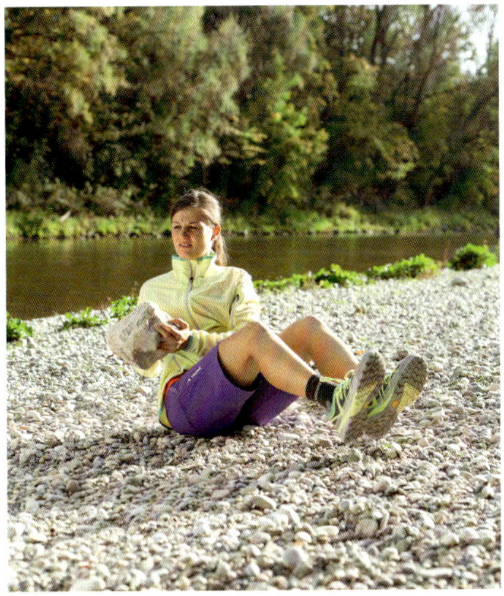

77. Twist mit Stein

← Seite 112

3

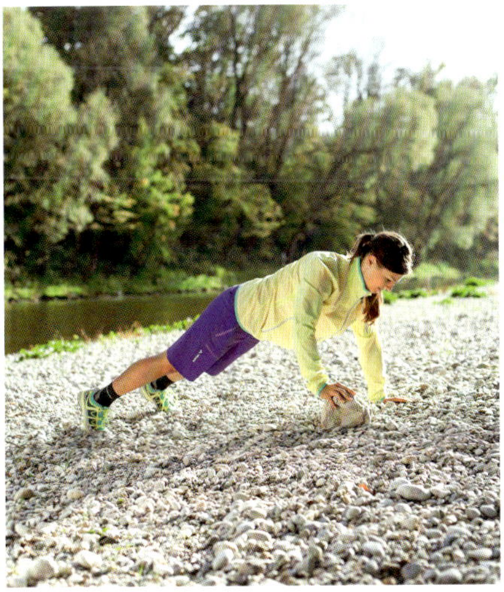

83. Steinwandern

← Seite 118

4

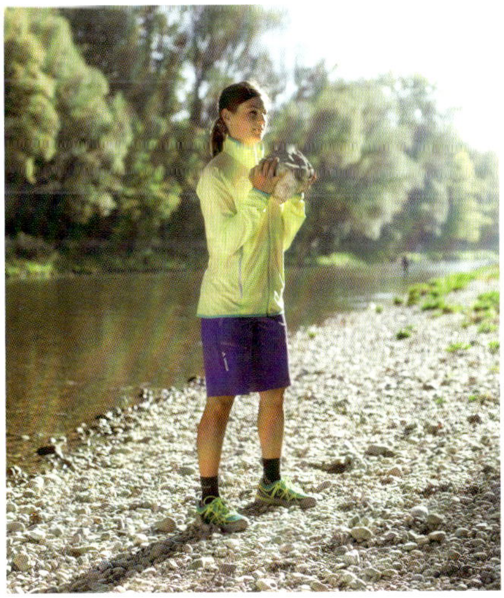

92. Curl

← Seite 127

16. Tag

| 40 Sek. | 30 Sek. | 4 Sätze | 2 x 10 Min. bei 70 % der max. HF

1

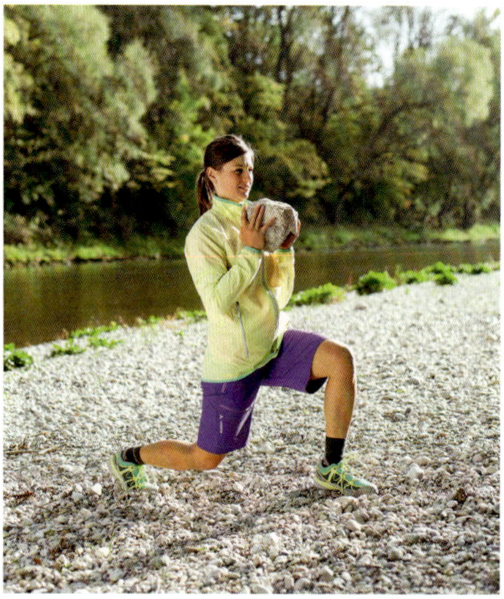

81. Ausfallschritt mit Stein
← Seite 116

2

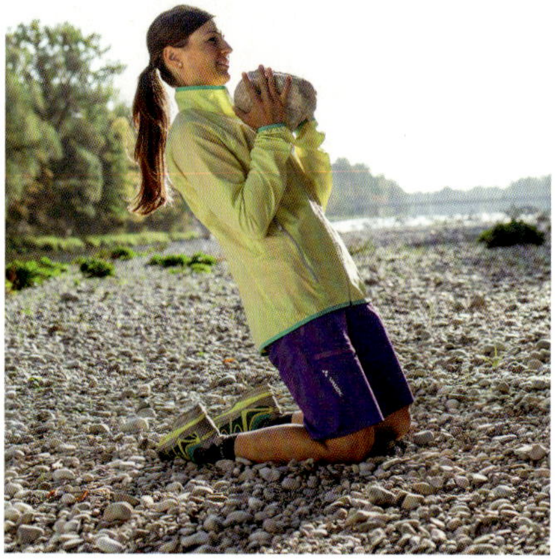

75. Körper absenken
← Seite 110

3

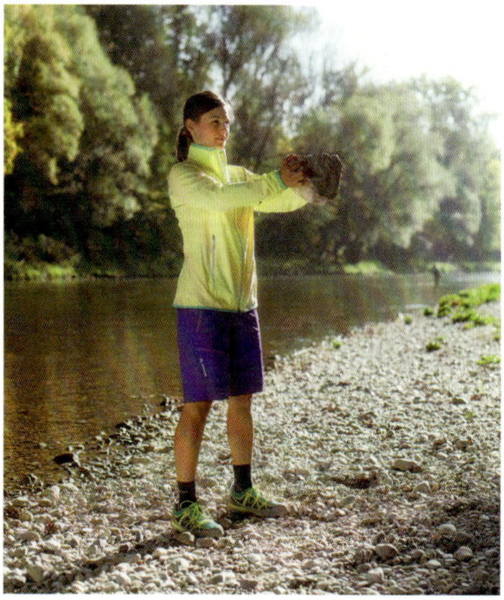

93. Frontalheben
← Seite 128

4

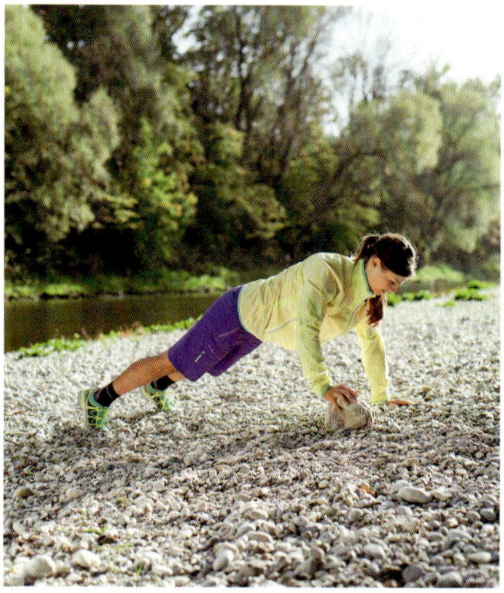

83. Steinwandern
← Seite 118

17. Tag

| 40 Sek. | 30 Sek. | 4 Sätze | 2 x 10 Min. bei 70 % der max. HF

1

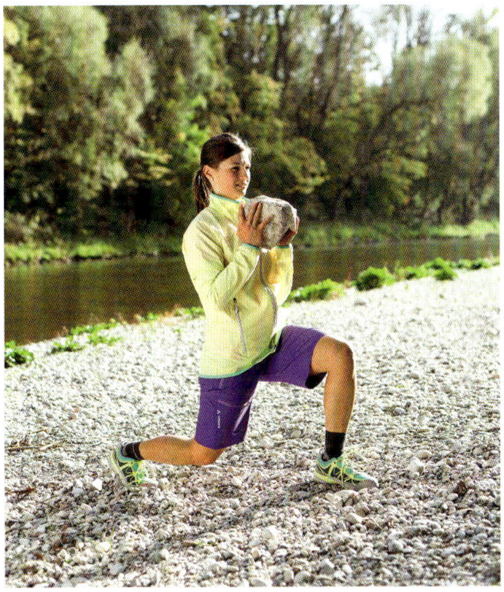

81. Ausfallschritt mit Stein
← Seite 116

2

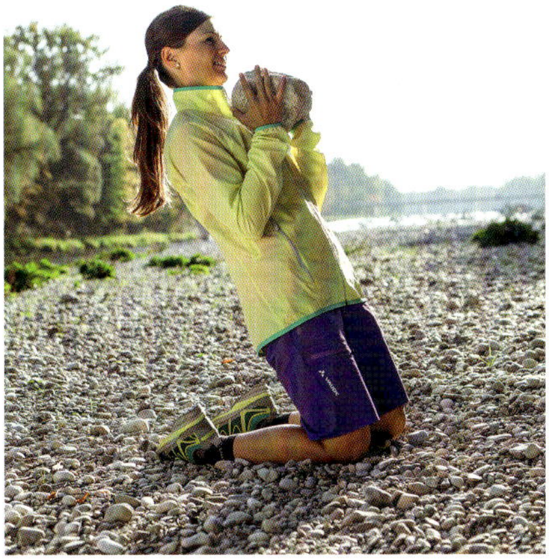

75. Körper absenken
← Seite 110

3

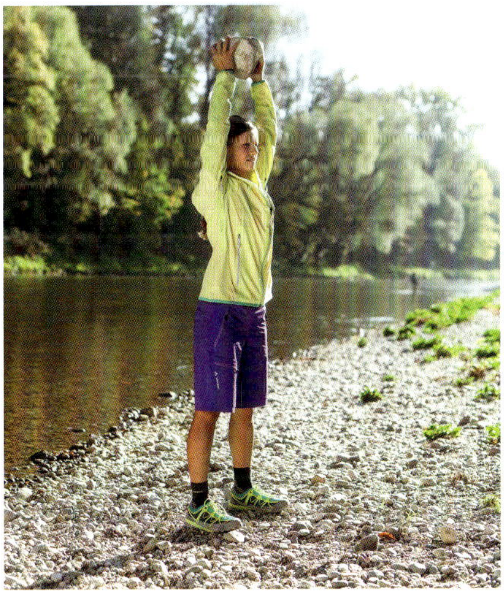

88. Ausstoß
← Seite 123

4

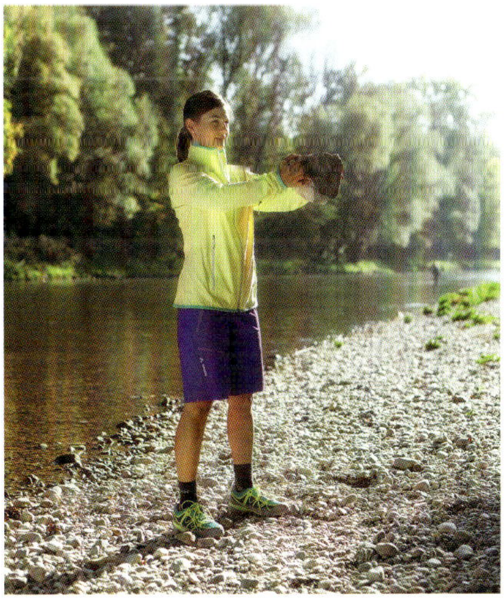

93. Frontalheben
← Seite 128

18. Tag | 40 Sek. | 30 Sek. | 4 Sätze | 2 x 10 Min. bei 70 % der max. HF

1

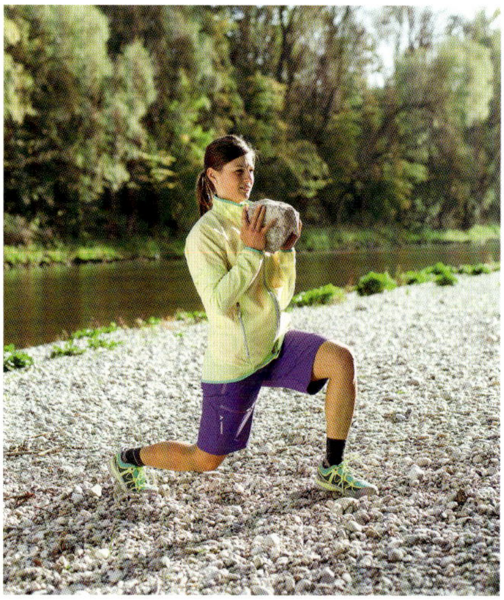

81. Ausfallschritt mit Stein

← Seite 116

2

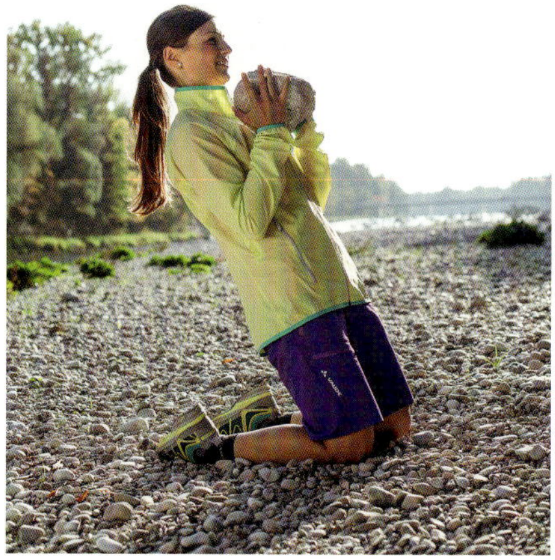

75. Körper absenken

← Seite 110

3

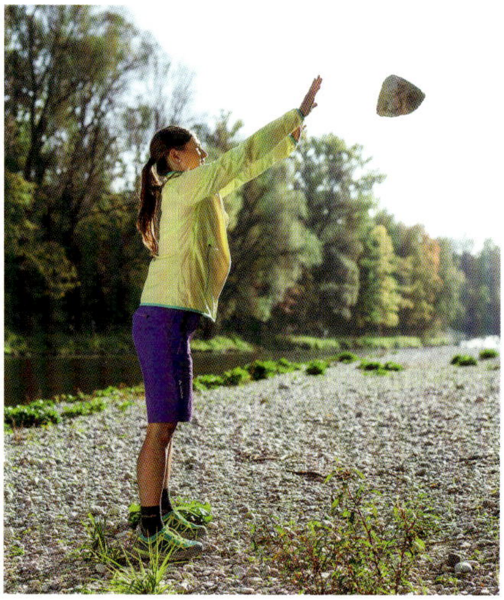

86. Steinwurf frontal

← Seite 121

4

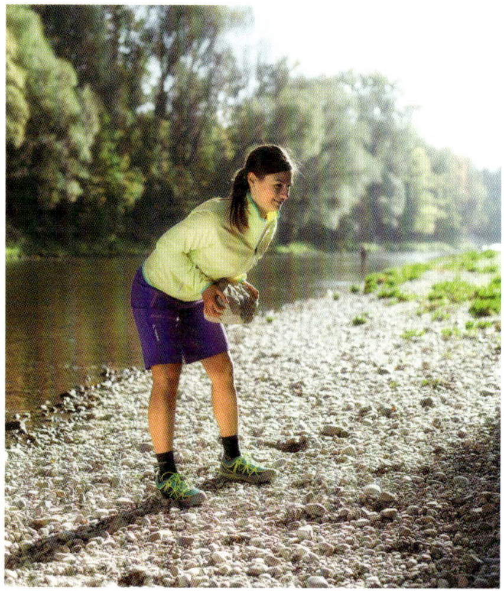

91. Rudern mit Stein

← Seite 126

19. Tag

40 Sek. | 30 Sek. | 4 Sätze | 2 x 10 Min. bei 70 % der max. HF

1

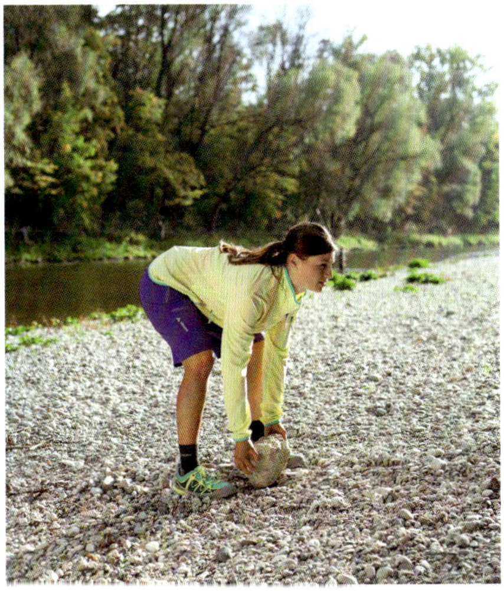

80. Kreuzheben
← Seite 115

2

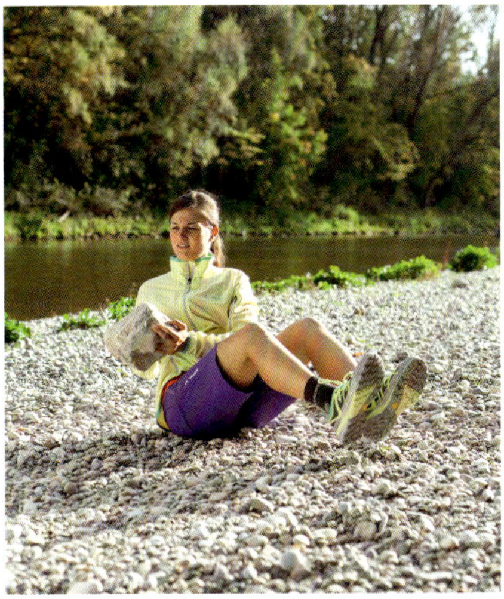

77. Twist mit Stein
← Seite 112

3

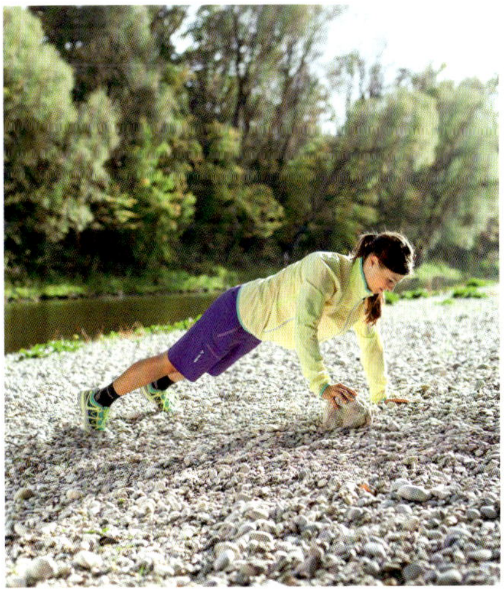

83. Steinwandern
← Seite 118

4

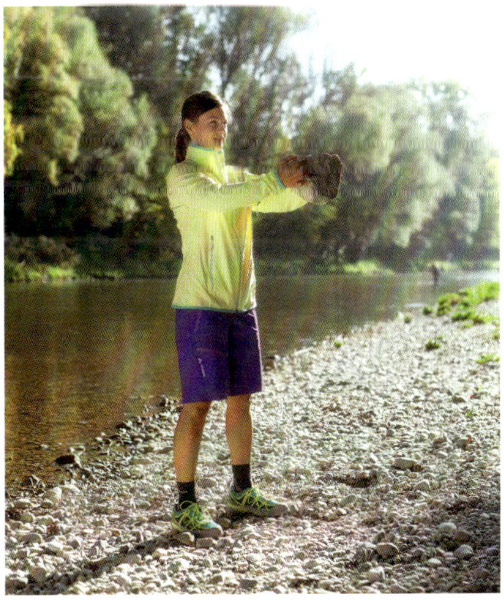

93. Frontalheben
← Seite 128

20. Tag | 30 Sek. | 60 Sek. | 4 Sätze | 2 x 10 Min. bei 70 % der max. HF

1

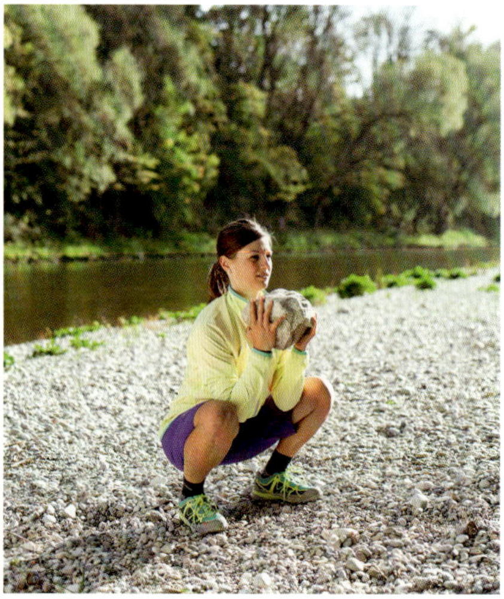

84. Goblet Squat
← Seite 119

2

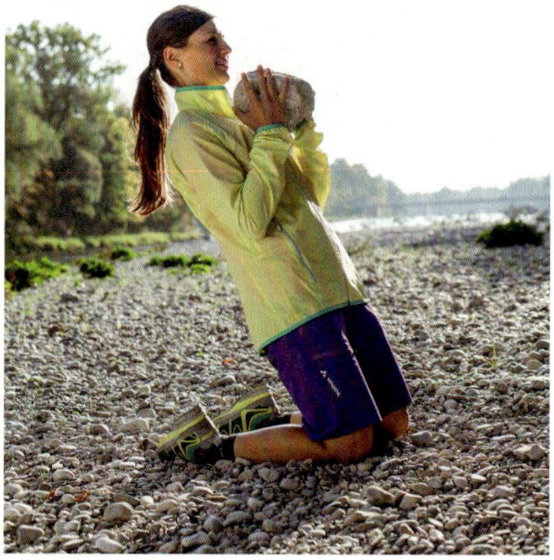

75. Körper absenken
← Seite 110

3

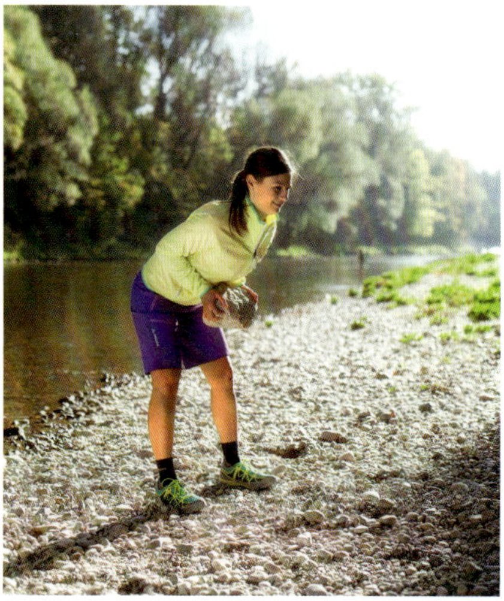

91. Rudern mit Stein
← Seite 126

4

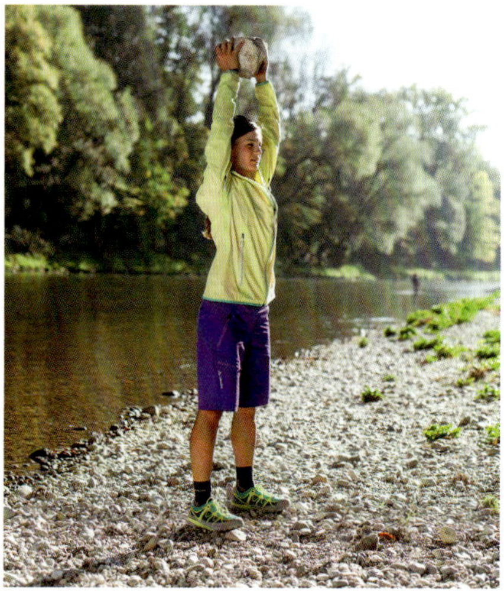

88. Ausstoß
← Seite 123

21. Tag | 30 Sek. | 60 Sek. | 4 Sätze | 2 x 10 Min. bei 70 % der max. HF

1

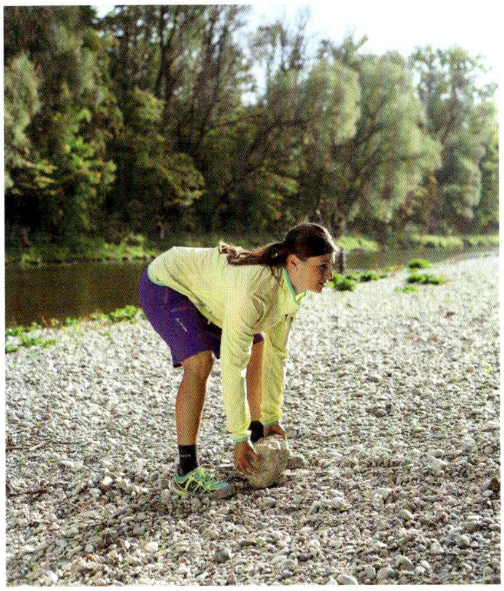

80. Kreuzheben

← Seite 115

2

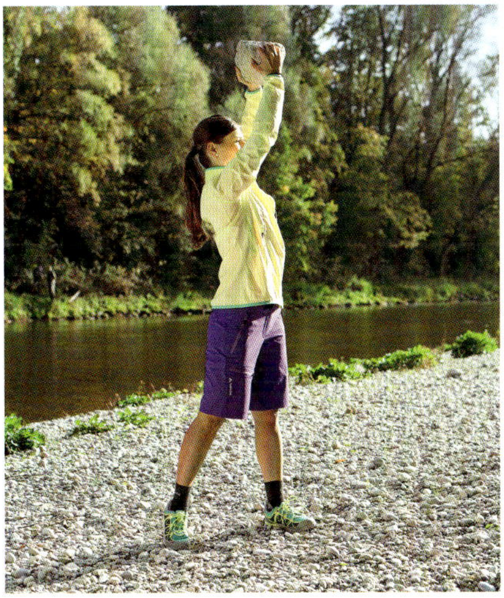

78. Holzhacken

← Seite 113

3

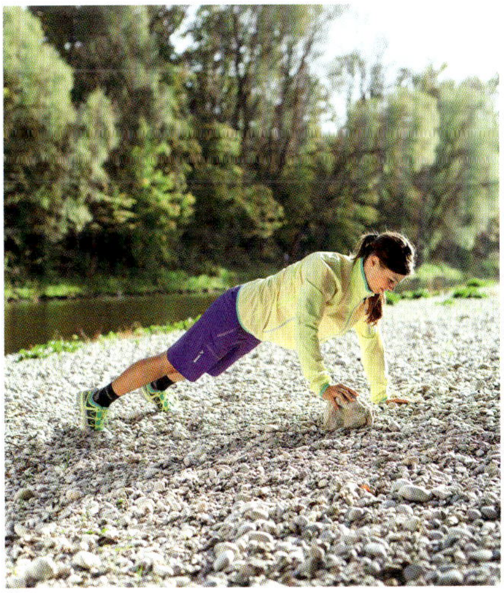

83. Steinwandern

← Seite 118

4

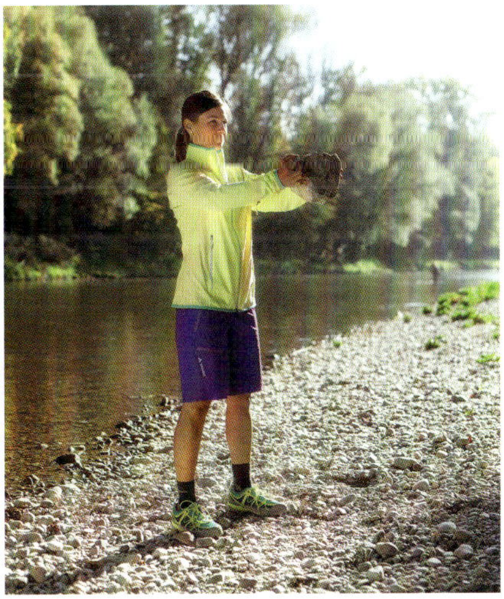

93. Frontalheben

← Seite 128

22. Tag | 30 Sek. | 60 Sek. | 4 Sätze | 2 x 10 Min. bei 70 % der max. HF

1

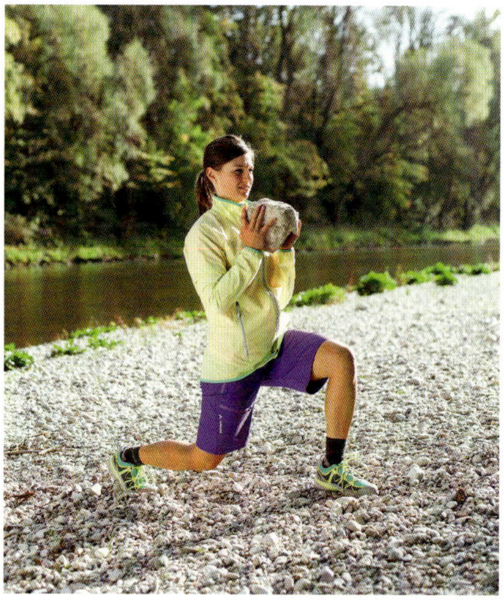

81. Ausfallschritt mit Stein
← Seite 116

2

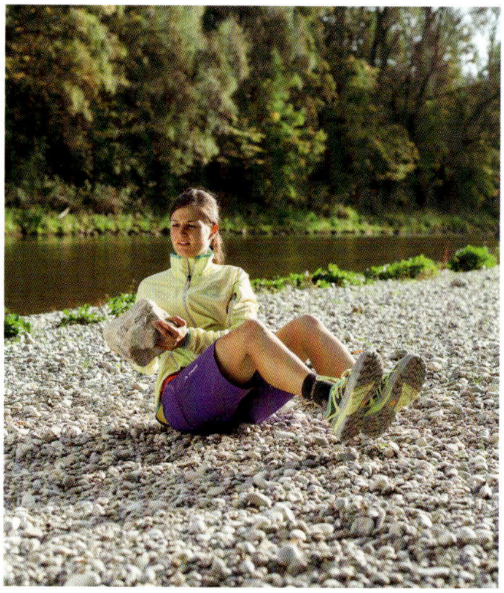

77. Twist mit Stein
← Seite 112

3

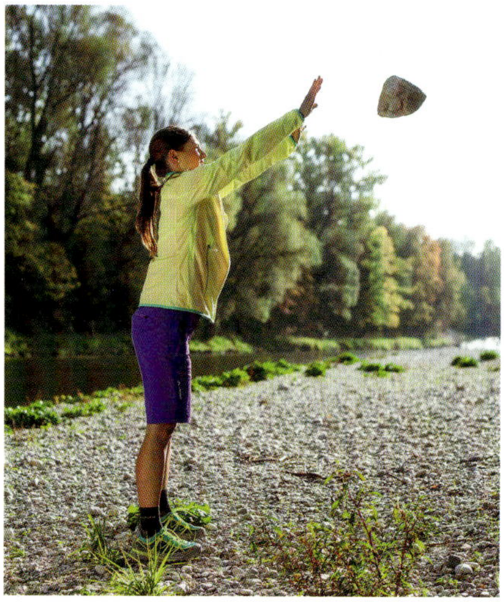

86. Steinwurf frontal
← Seite 121

4

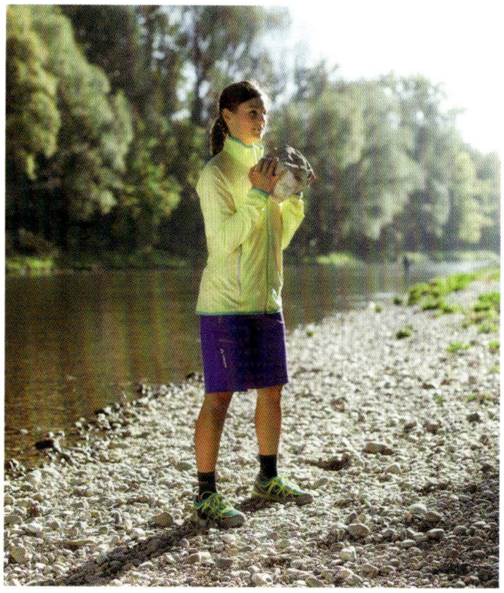

92. Curl
← Seite 127

23. Tag | 30 Sek. | 60 Sek. | 4 Sätze | 2 x 10 Min. bei 70 % der max. HF

1 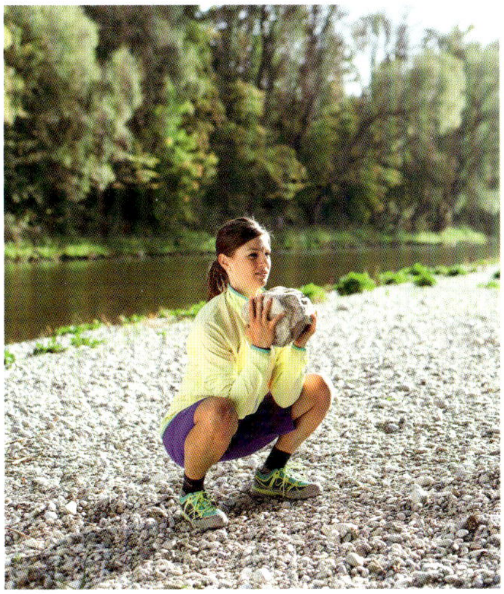

84. Goblet Squat
← Seite 119

2 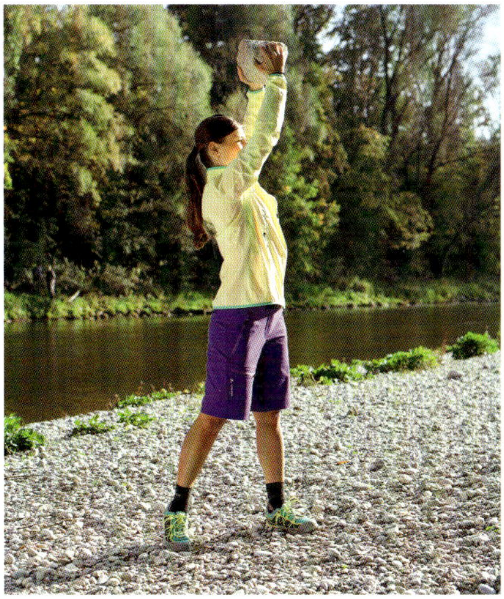

78. Holzhacken
← Seite 113

3 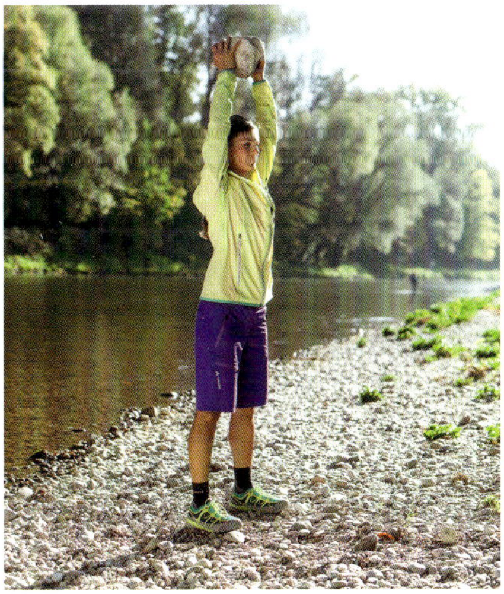

88. Ausstoß
← Seite 123

4 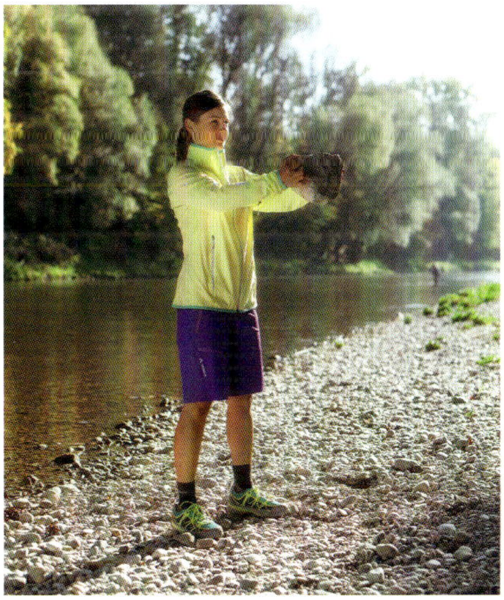

93. Frontalheben
← Seite 128

1. Tag

45 Sek. | 30 Sek. | 4 Sätze | 2 x 12 Min. bei 70 % der max. HF

①

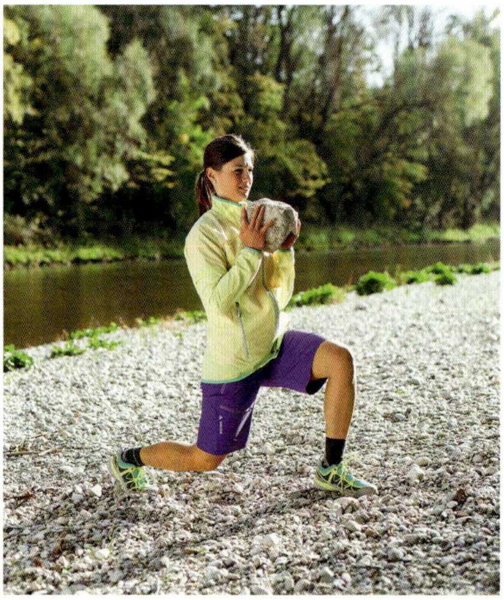

81. Ausfallschritt mit Stein

← Seite 116

②

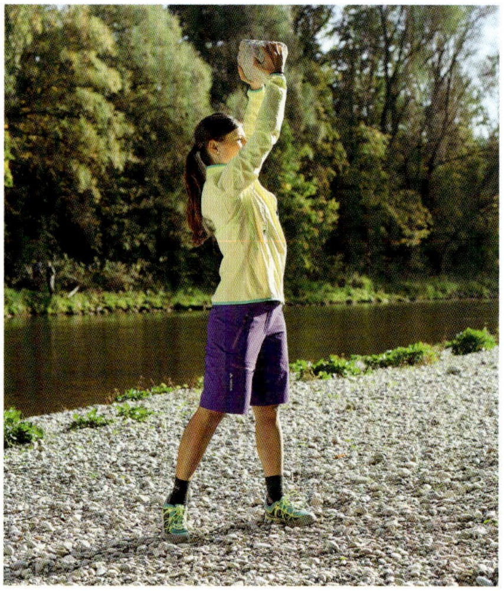

78. Holzhacken

← Seite 113

③

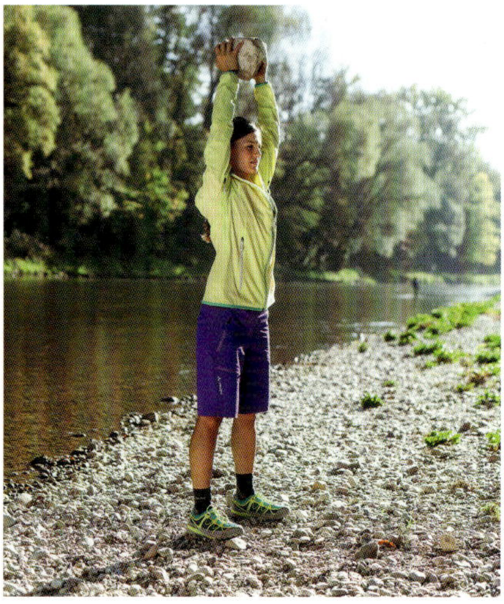

88. Ausstoß

← Seite 123

④

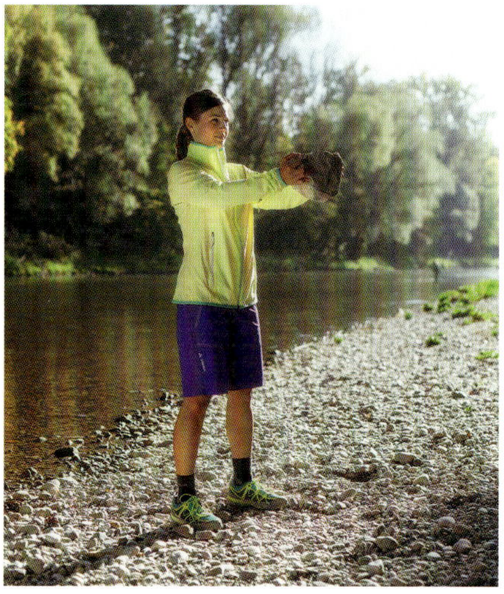

93. Frontalheben

← Seite 128

2. Tag

45 Sek. | 30 Sek. | 4 Sätze | 2 x 15 Min. bei 70 % der max. HF

1

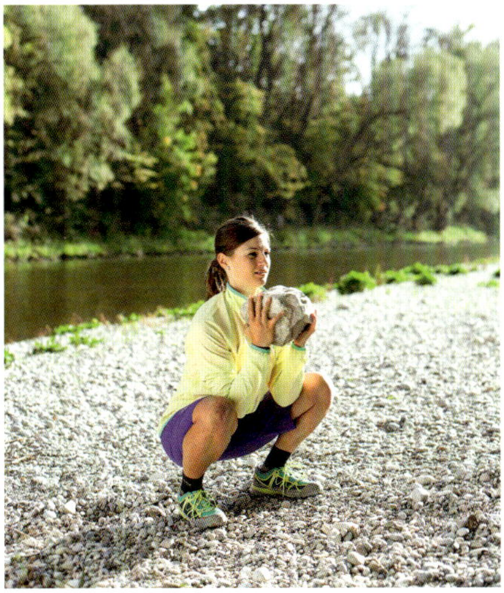

84. Goblet Squat

← Seite 119

2

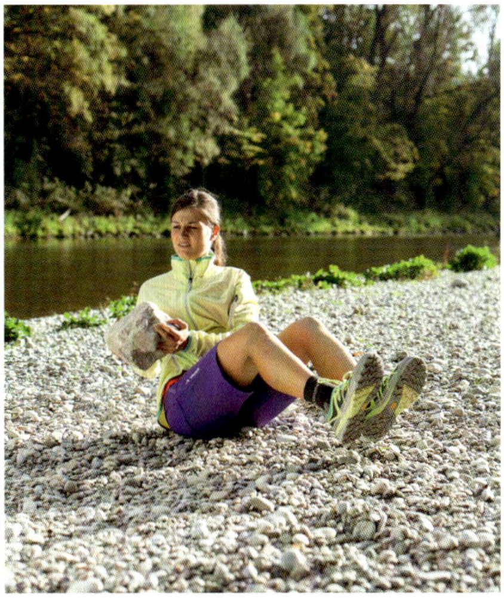

77. Twist mit Stein

← Seite 112

3

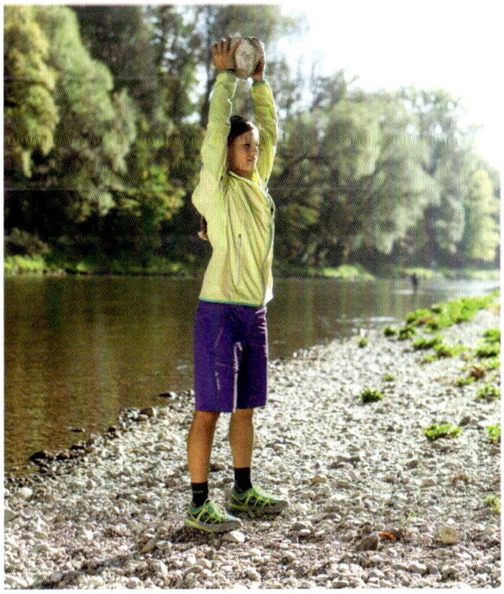

88. Ausstoß

← Seite 123

4

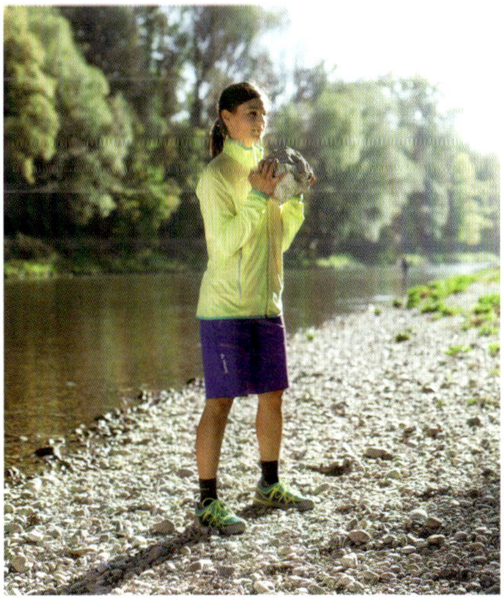

92. Curl

← Seite 127

3. Tag

| 45 Sek. | 30 Sek. | 4 Sätze | 2 x 20 Min. bei 70 % der max. HF

1

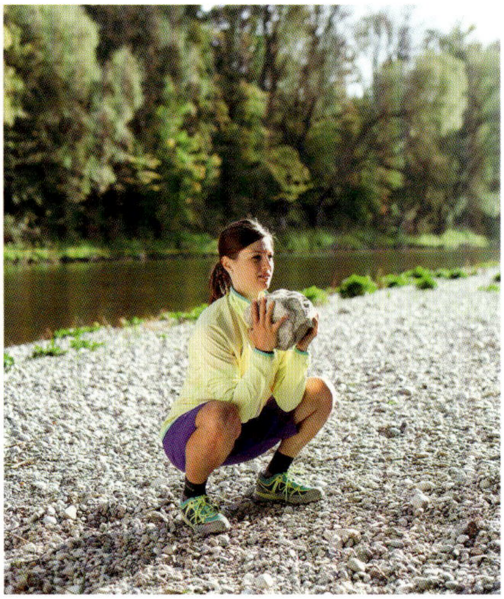

84. Goblet Squat

← Seite 119

2

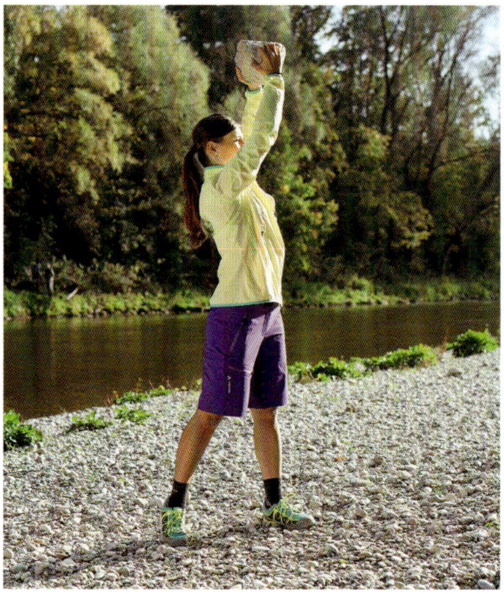

78. Holzhacken

← Seite 113

3

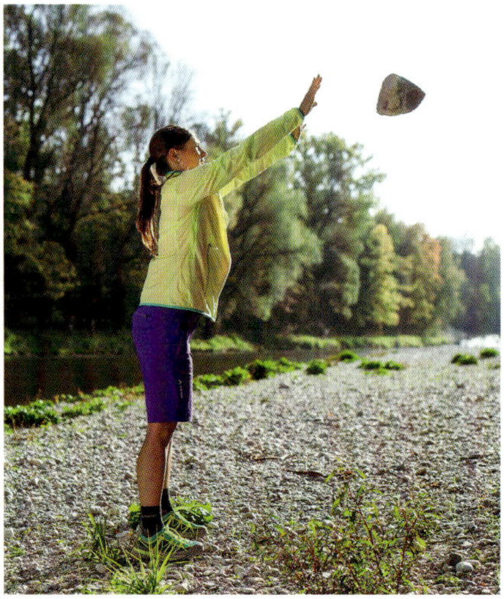

86. Steinwurf frontal

← Seite 121

4

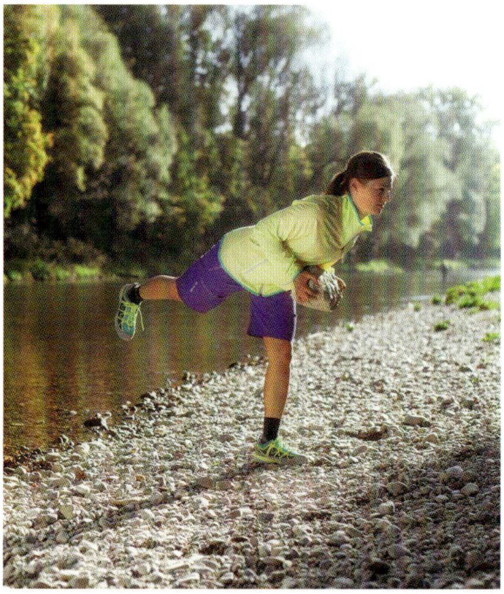

90. Standwaage mit Rudern

← Seite 125

4. Tag

45 Sek. | 30 Sek. | 4 Sätze | 2 x 20 Min. bei 70 % der max. HF

1

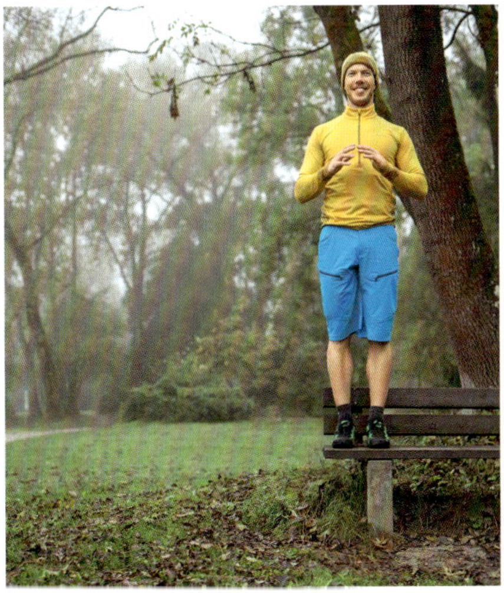

17. Seitaufsteiger
← Seite 44

2

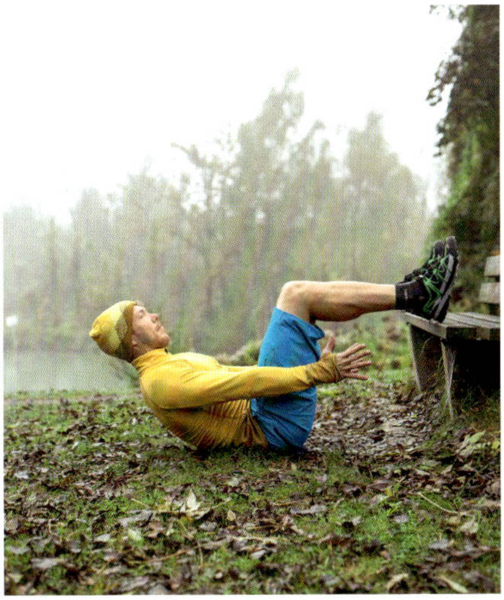

25. Gehaltener Sit-up
← Seite 52

3

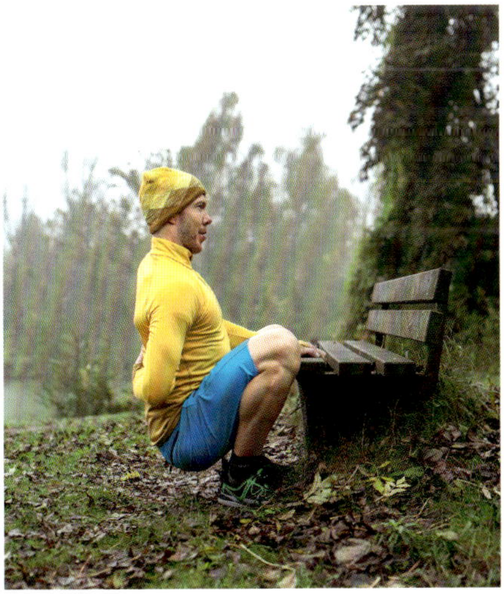

16. Einarmiges Rudern
← Seite 43

4

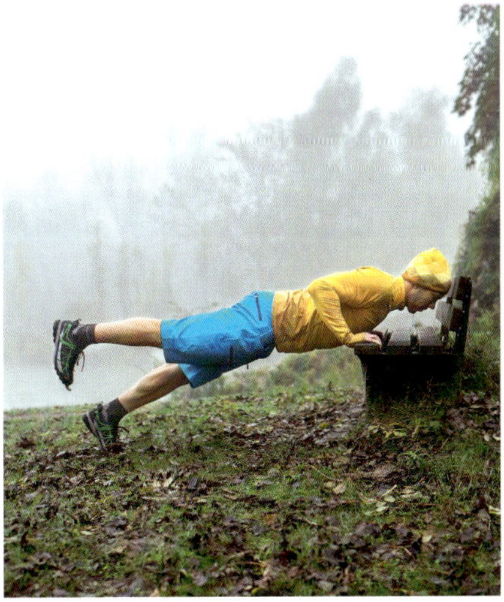

36. Hoher Liegestütz einbeinig
← Seite 63

5. Tag

| 40 Sek. | 20 Sek. | 4 Sätze | 2 x 20 Min. bei 70 % der max. HF

1

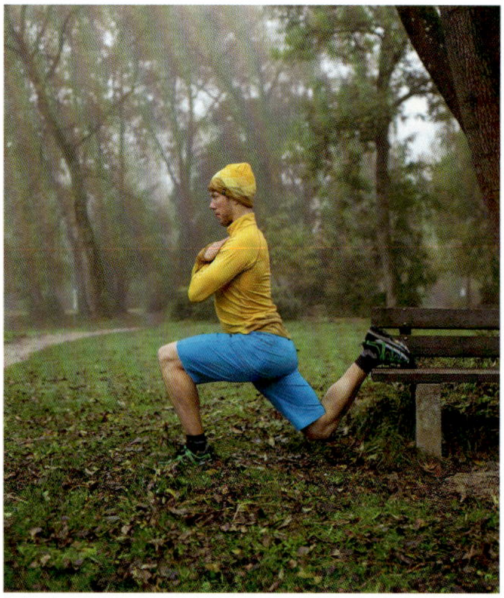

19. Teilkniebeuge
← Seite 46

2

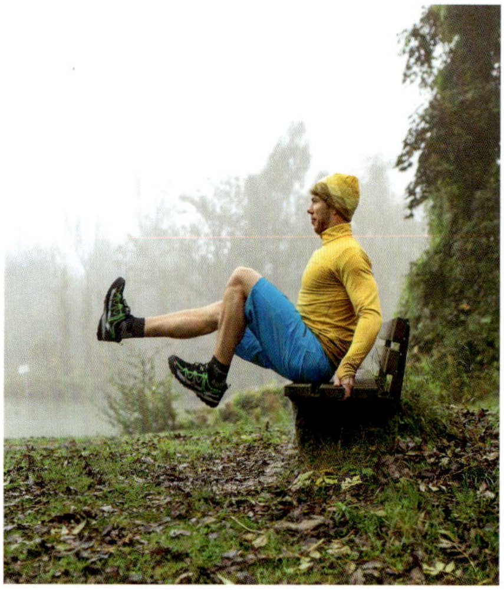

26. Radfahrer
← Seite 53

3

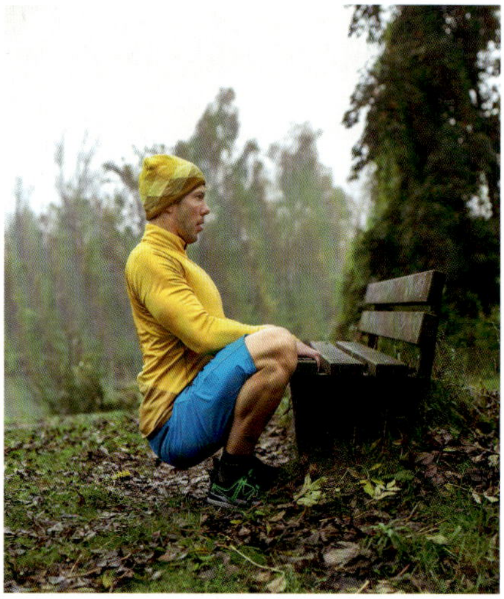

15. Beidarmiges Rudern
← Seite 42

4

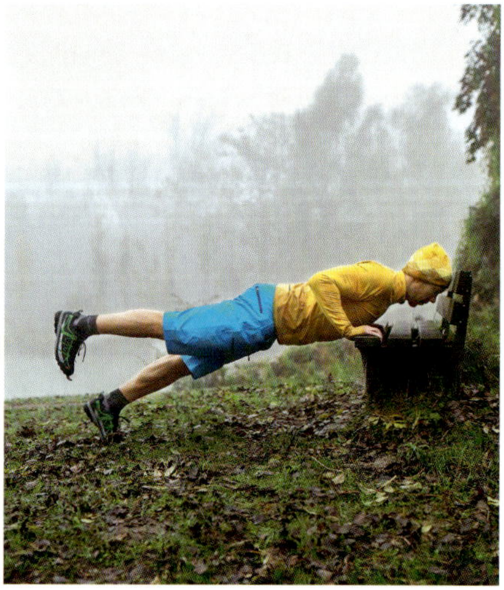

36. Hoher Liegestütz einbeinig
← Seite 63

6. Tag

| 40 Sek. | 20 Sek. | 5 Sätze | 2 x 20 Min. bei 70 % der max. HF

1

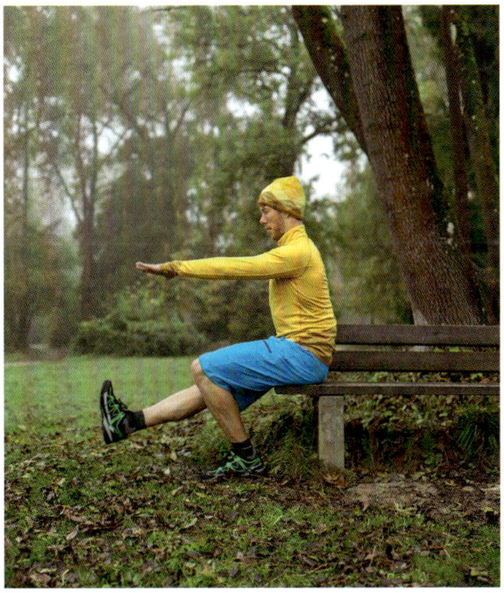

18. Einbeinaufstehen
← Seite 45

2

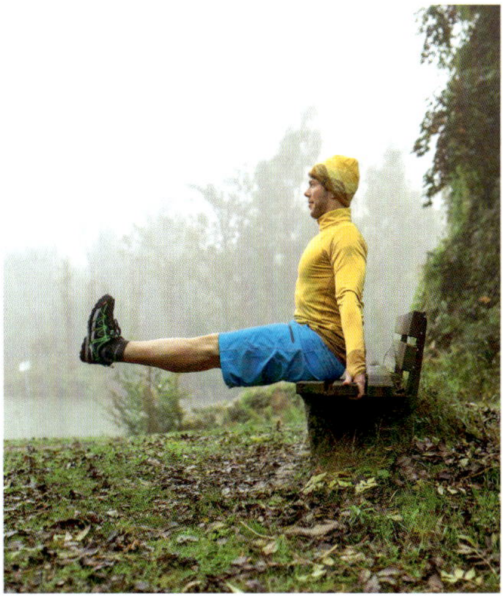

27. Beine strecken
← Seite 54

3

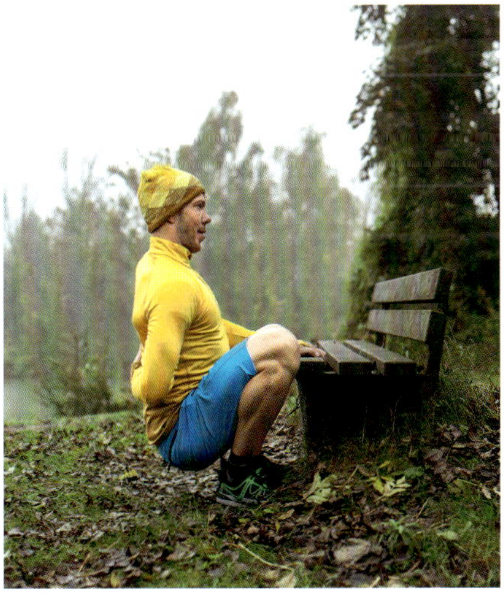

16. Einarmiges Rudern
← Seite 43

4

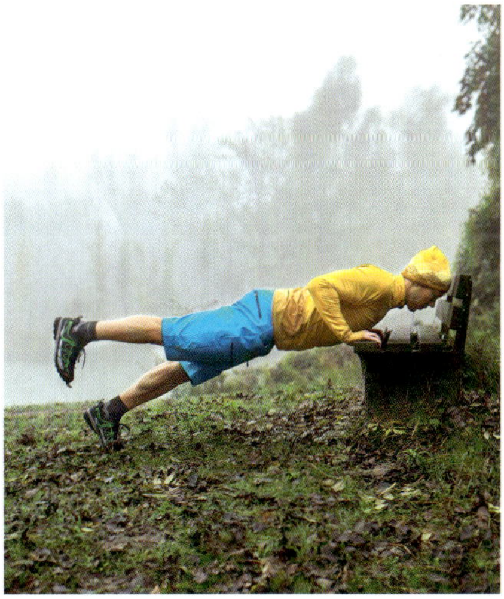

36. Hoher Liegestütz einbeinig
← Seite 63

7. Tag

| 40 Sek. | 20 Sek. | 5 Sätze | 2 x 20 Min. bei 70 % der max. HF

1
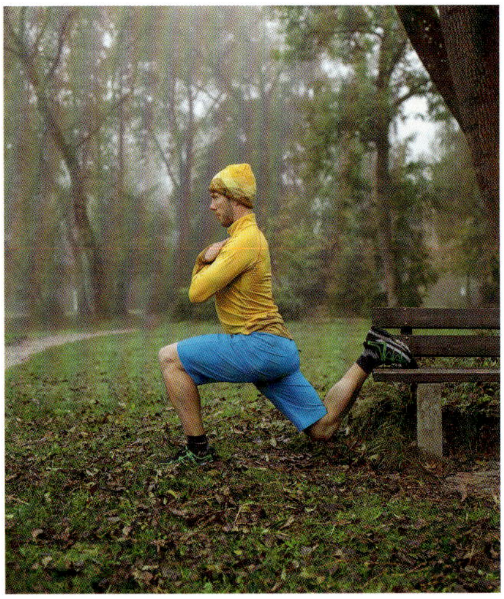

19. Teilkniebeuge
← Seite 46

2
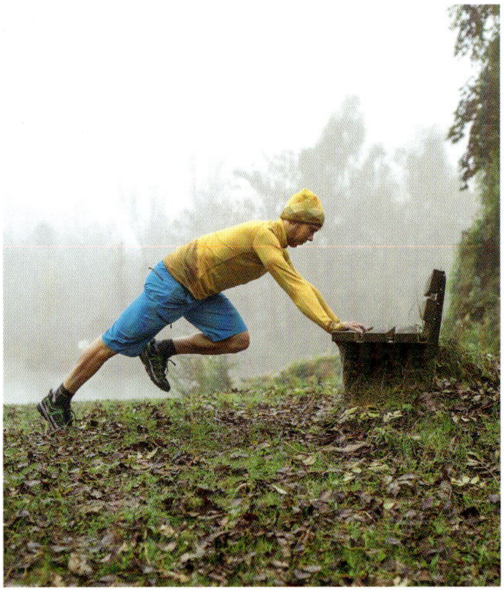

29. Bergsteiger
← Seite 56

3
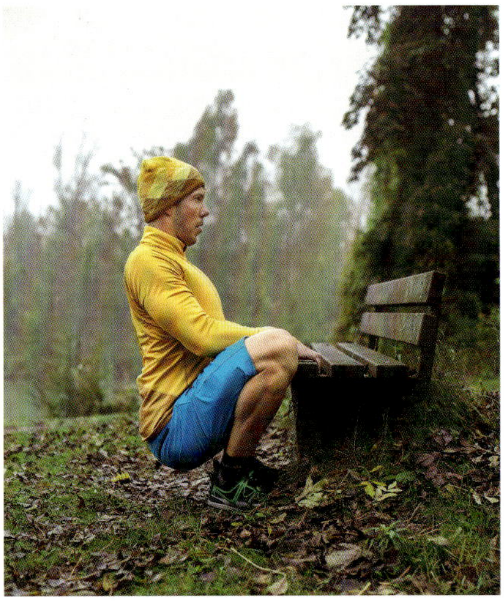

15. Beidarmiges Rudern
← Seite 42

4
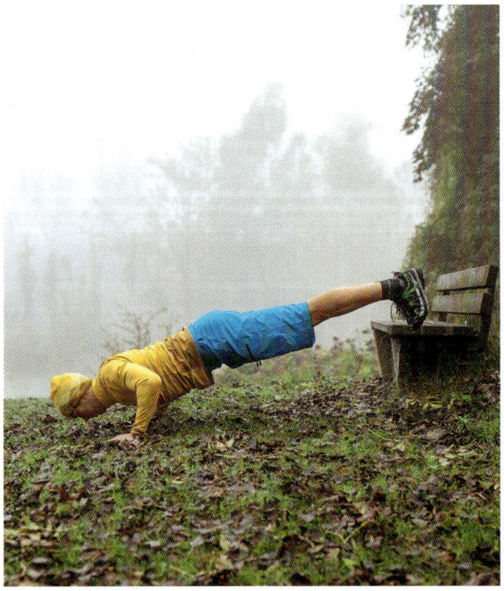

35. Tiefer Liegestütz
← Seite 62

8. Tag

| 40 Sek. | 20 Sek. | 5 Sätze | 2 x 20 Min. bei 70 % der max. HF

1

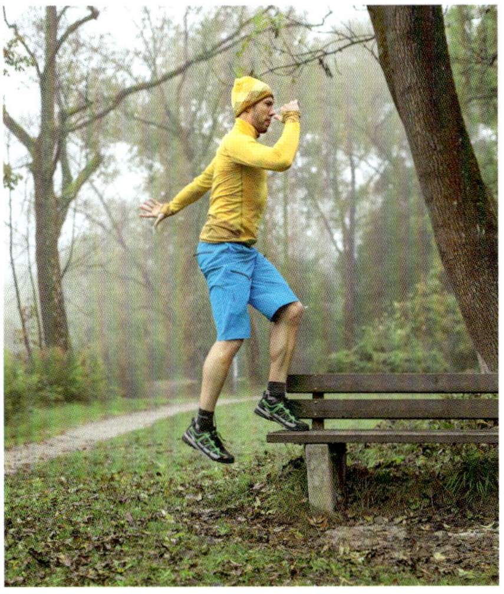

20. Aufsteiger mit Sprung
← Seite 47

2

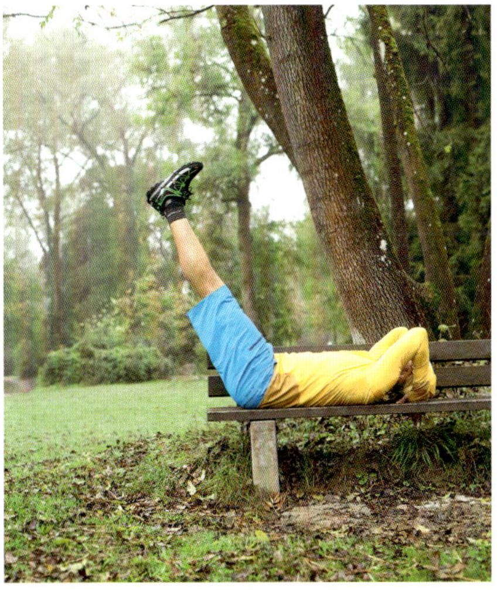

23. Beine heben
← Seite 50

3

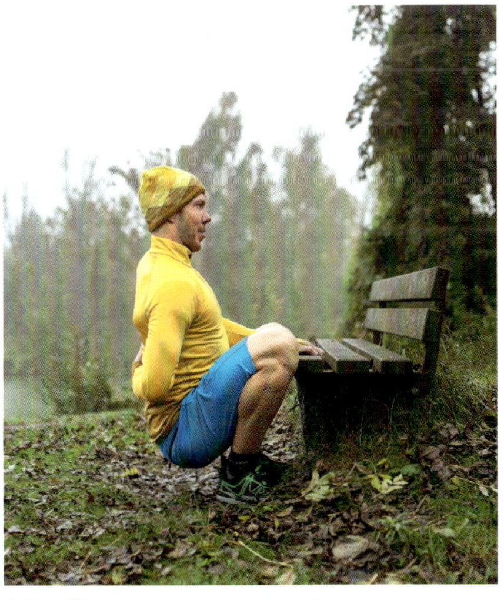

16. Einarmiges Rudern
← Seite 43

4

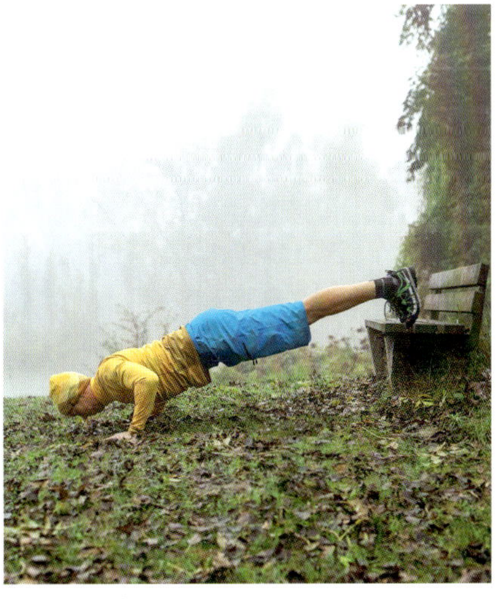

35. Tiefer Liegestütz
← Seite 62

9. Tag

| 40 Sek. | 20 Sek. | 5 Sätze | 2 x 20 Min. bei 70 % der max. HF

①

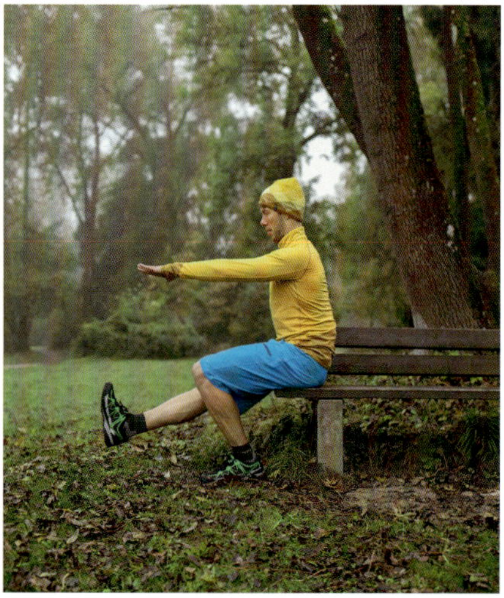

18. Einbeinaufstehen
← Seite 45

②

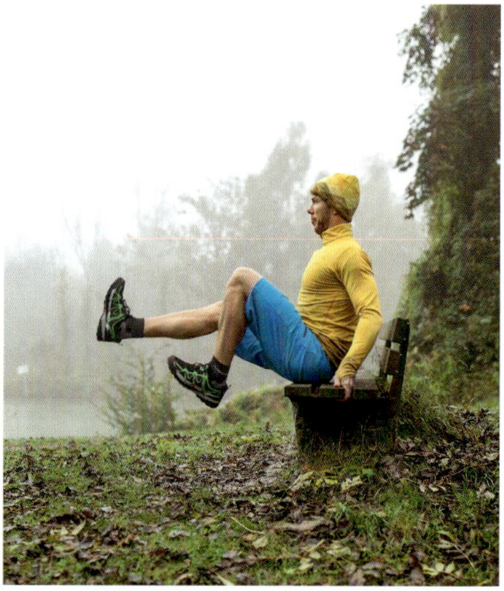

26. Radfahrer
← Seite 53

③

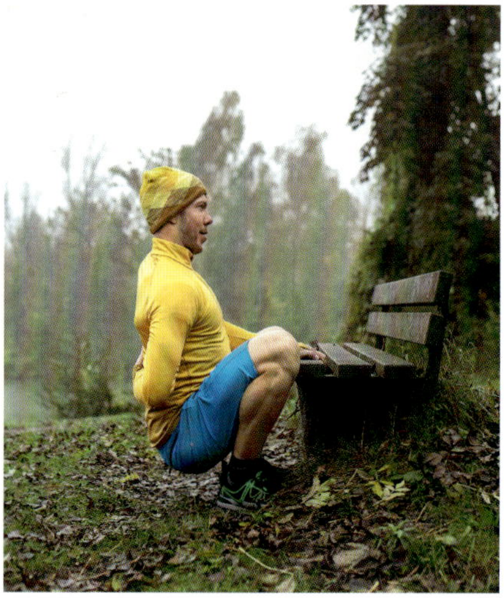

16. Einarmiges Rudern
← Seite 43

④

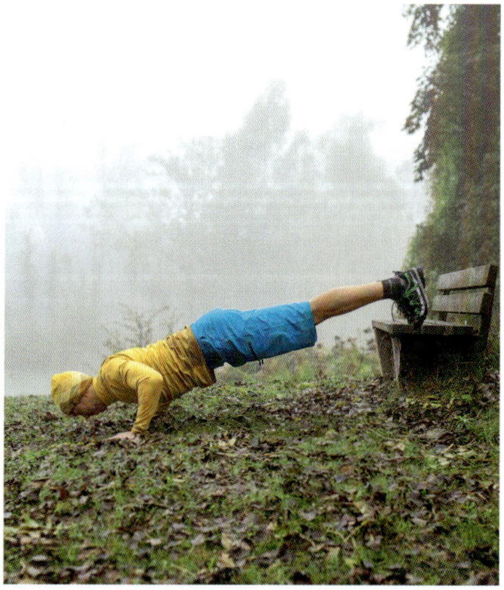

35. Tiefer Liegestütz
← Seite 62

10. Tag

40 Sek. | 20 Sek. | 6 Sätze | 2 x 20 Min. bei 70 % der max. HF

1

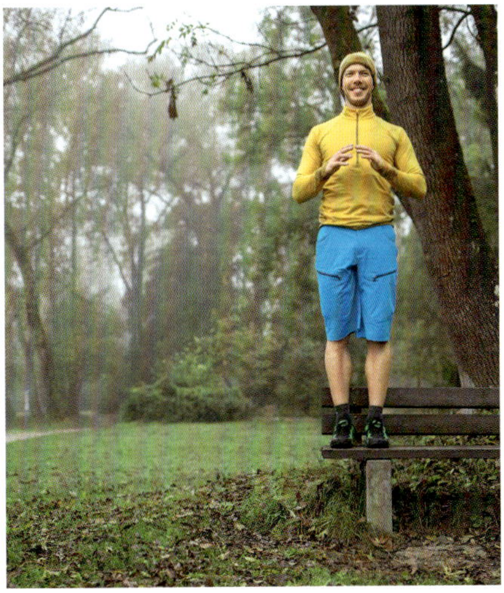

17. Seitaufsteiger
← Seite 44

2

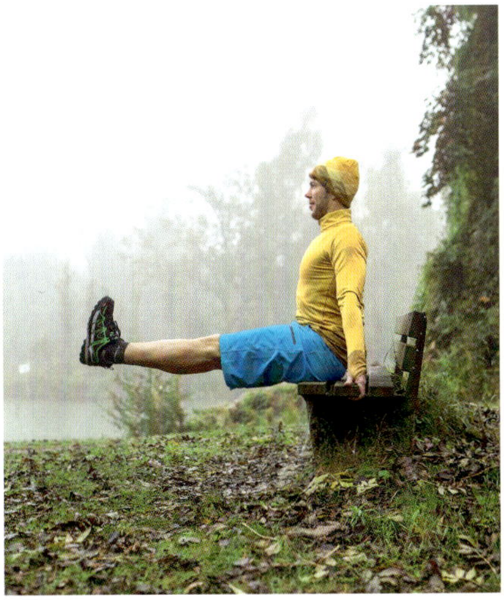

27. Beine strecken
← Seite 54

3

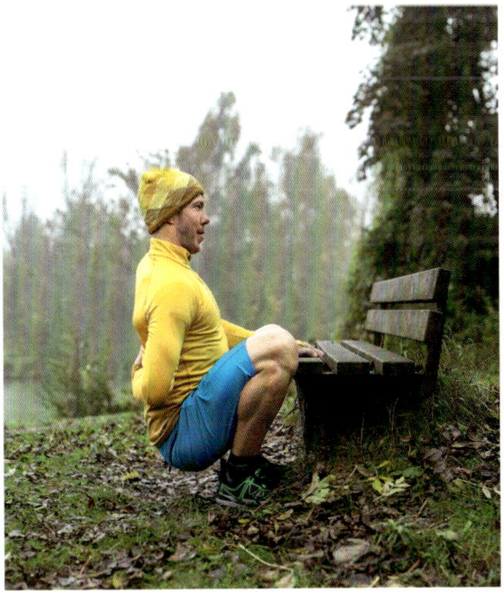

16. Einarmiges Rudern
← Seite 43

4

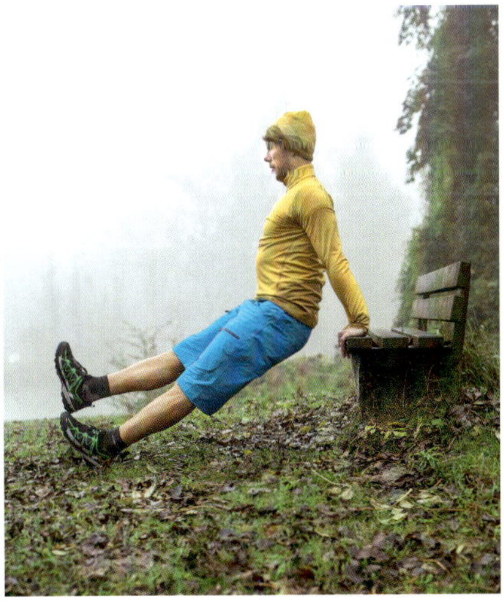

34. Trizepsdrücken mit gestrecktem Bein ← Seite 61

11. Tag | 45 Sek. | 15 Sek. | 5 Sätze | 2 x 20 Min. bei 70 % der max. HF

1

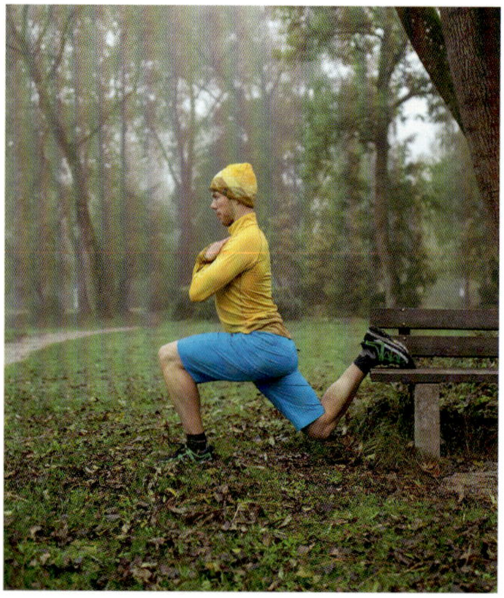

19. Teilkniebeuge
← Seite 46

2

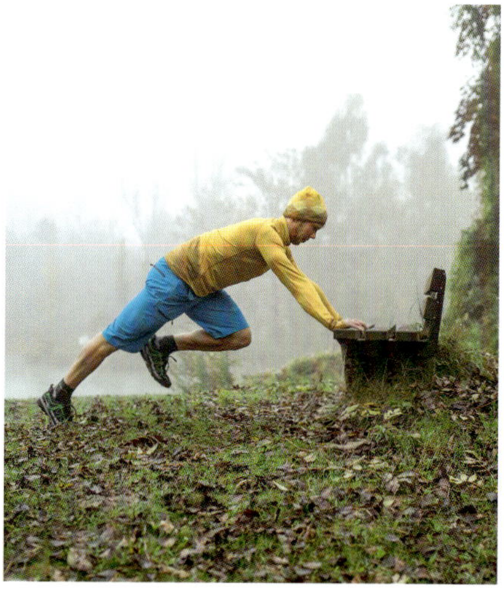

29. Bergsteiger
← Seite 56

3

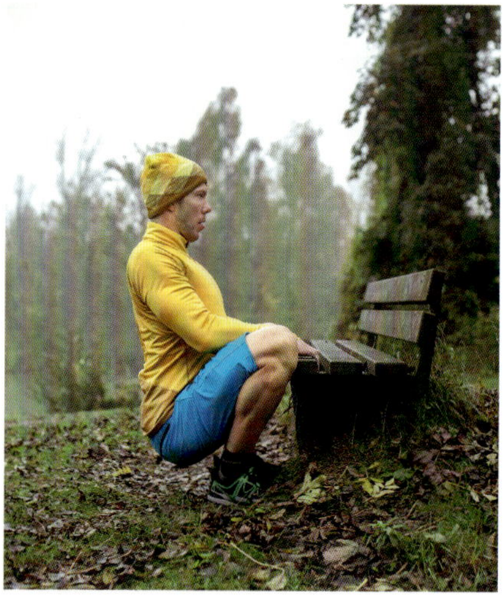

15. Beidarmiges Rudern
← Seite 42

4

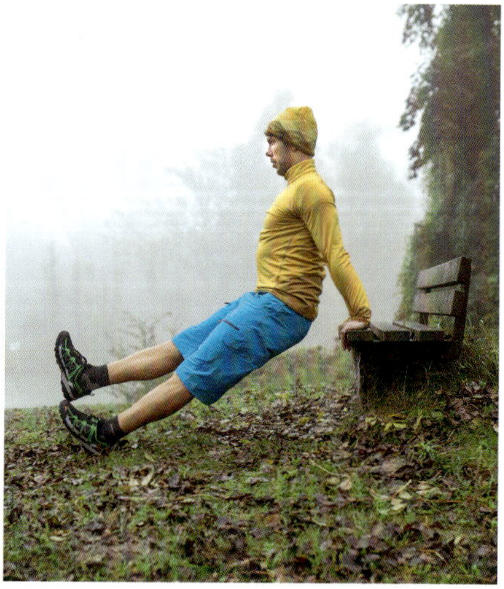

34. Trizepsdrücken mit gestrecktem Bein ← Seite 61

12. Tag | 45 Sek. | 15 Sek. | 5 Sätze | 2 x 20 Min. bei 70 % der max. HF

1

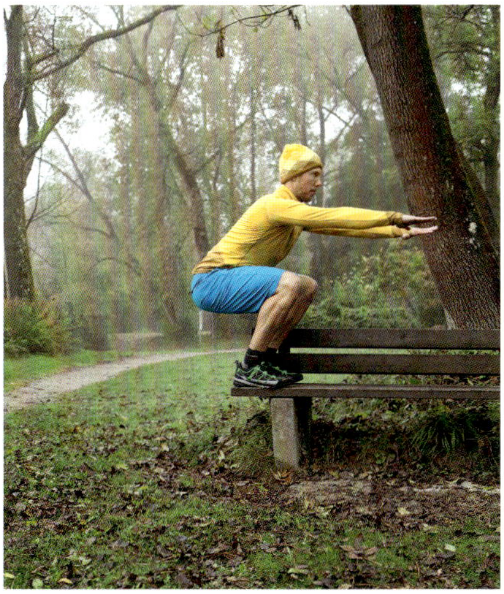

22. Sprung
← Seite 49

2

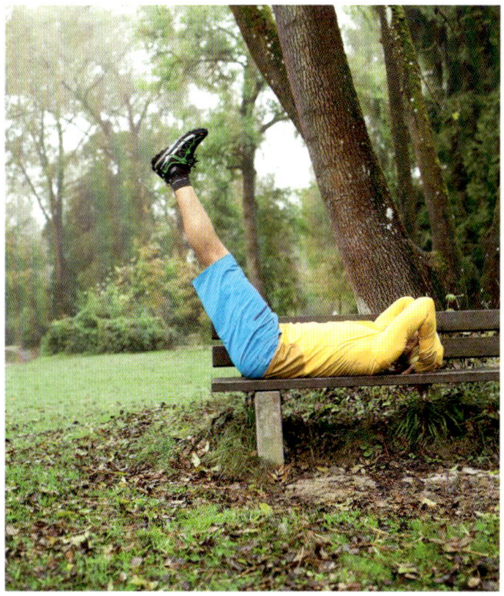

23. Beine heben
← Seite 50

3

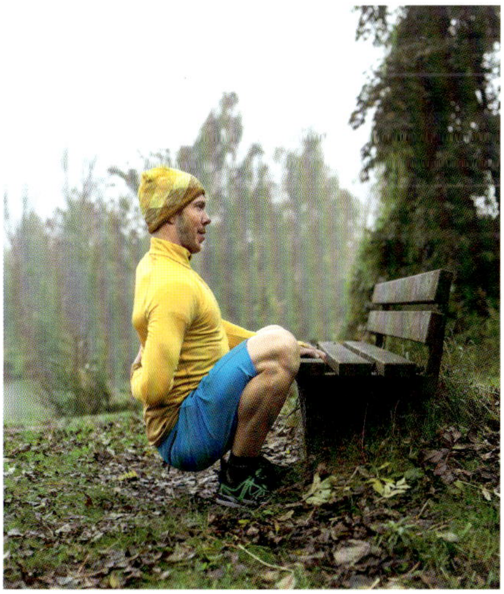

16. Einarmiges Rudern
← Seite 43

4

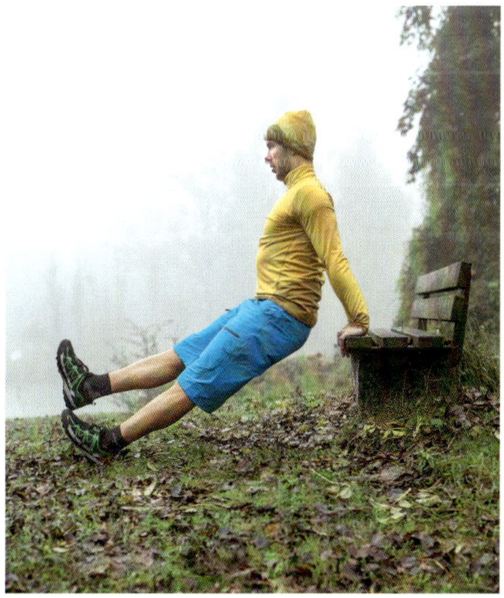

34. Trizepsdrücken mit gestrecktem Bein ← Seite 61

13. Tag | 45 Sek. | 15 Sek. | 5 Sätze | 2 x 20 Min. bei 75 % der max. HF

1

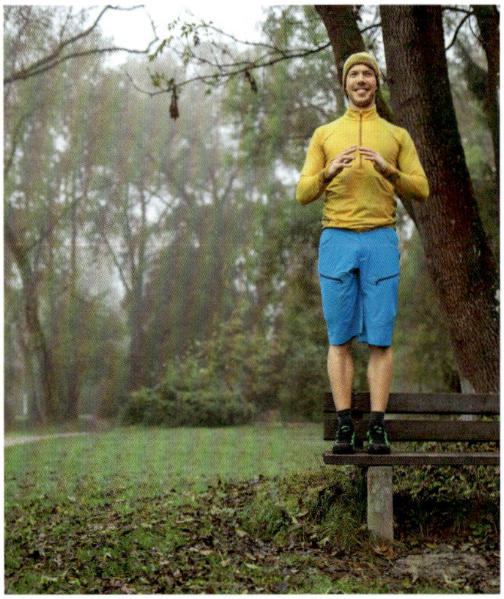

17. Seitaufsteiger
← Seite 44

2

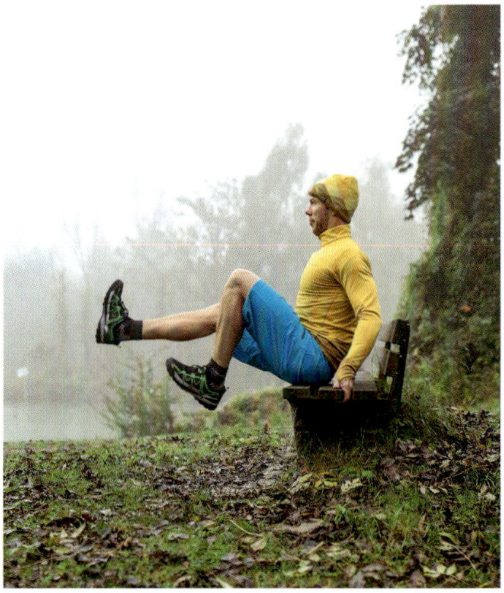

26. Radfahrer
← Seite 53

3

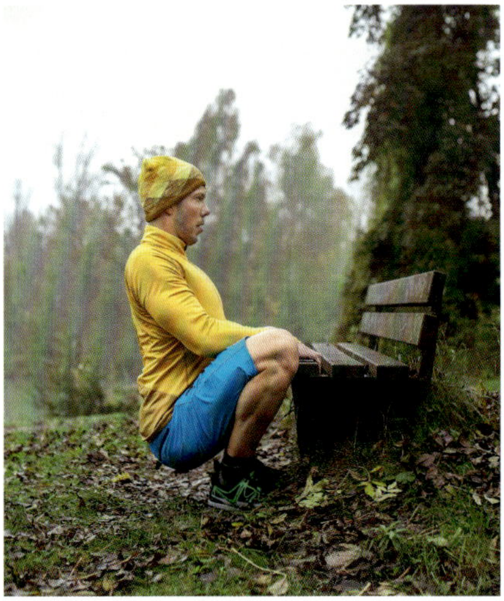

15. Beidarmiges Rudern
← Seite 42

4

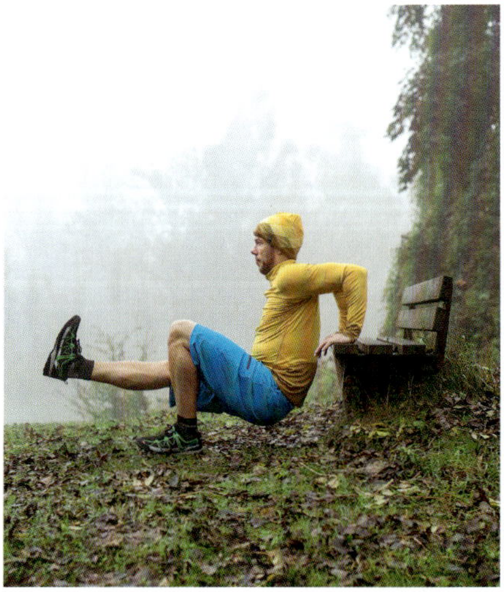

31. Trizepsdrücken einbeinig
← Seite 58

14. Tag | 45 Sek. | 15 Sek. | 5 Sätze | 2 x 20 Min. bei 75 % der max. HF

1

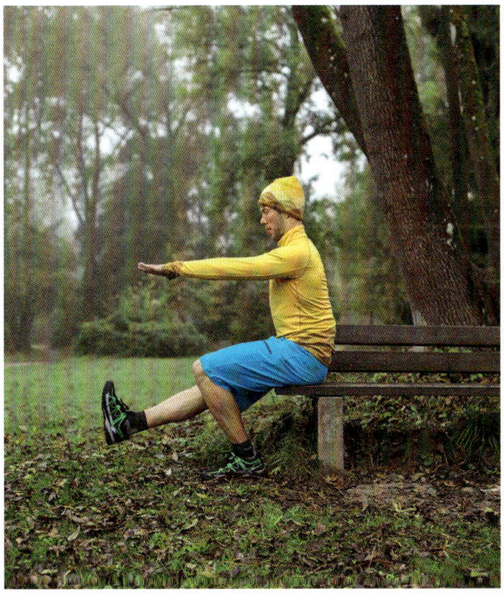

18. Einbeinaufstehen

← Seite 45

2

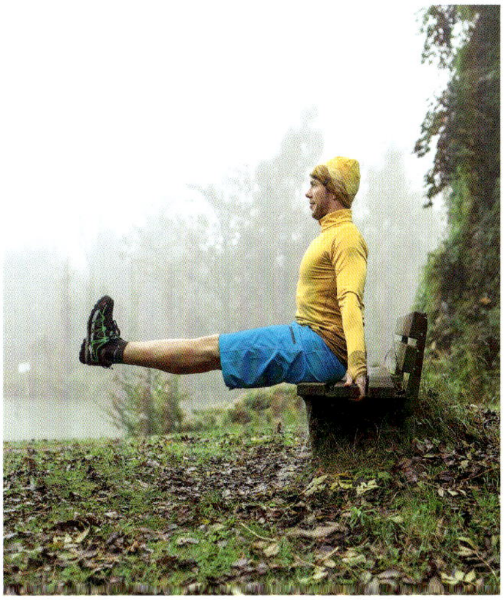

27. Beine strecken

← Seite 54

3

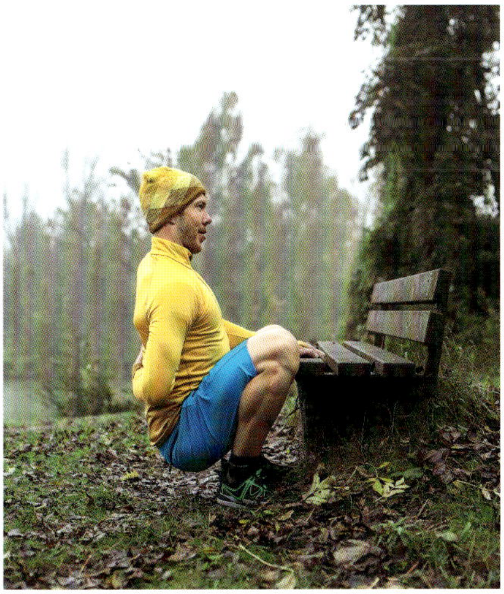

16. Einarmiges Rudern

← Seite 43

4

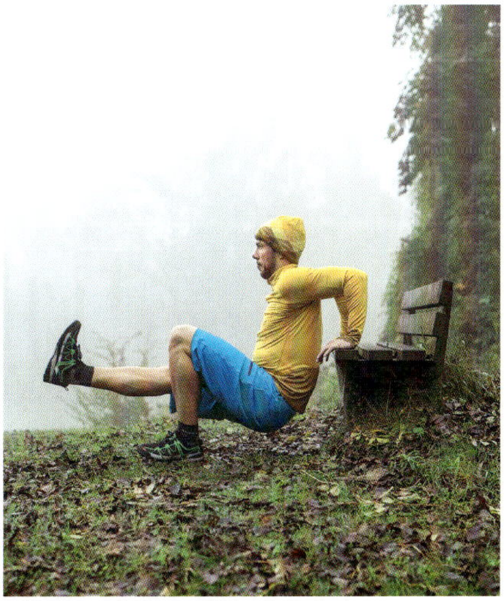

31. Trizepsdrücken einbeinig

← Seite 58

15. Tag | 45 Sek. | 15 Sek. | 5 Sätze | 2 x 20 Min. bei 80 % der max. HF

1

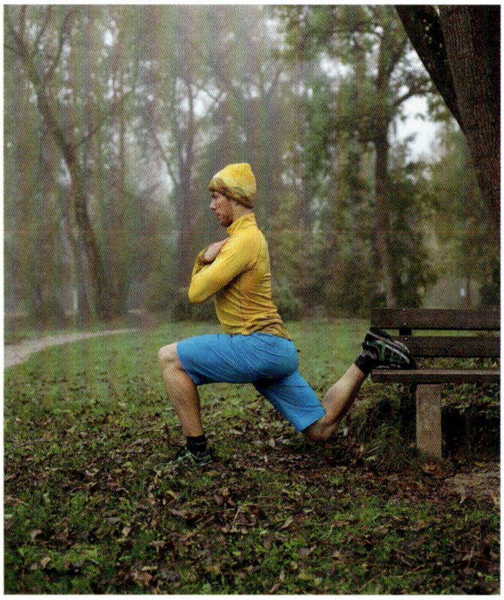

19. Teilkniebeuge

← Seite 46

2

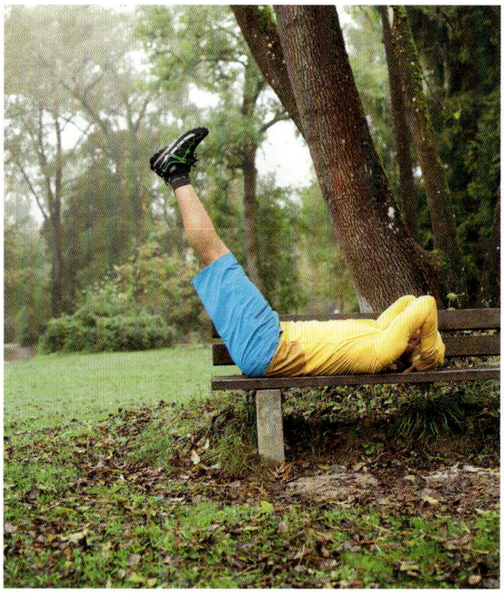

23. Beine heben

← Seite 50

3

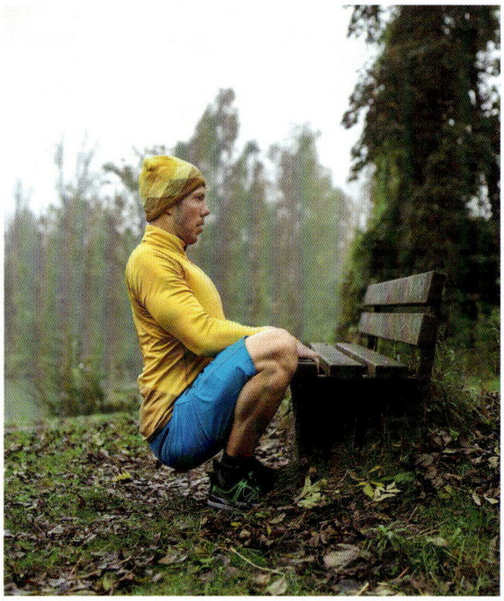

15. Beidarmiges Rudern

← Seite 42

4

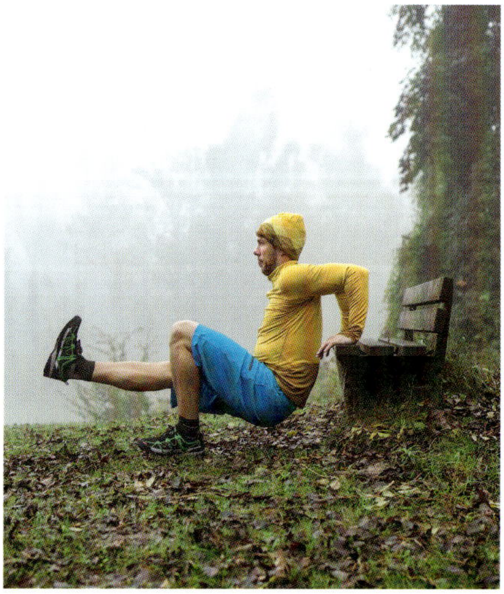

31. Trizepsdrücken einbeinig

← Seite 58

16. Tag

45 Sek. | 15 Sek. | 5 Sätze | 2 x 20 Min. bei 80 % der max. HF

1

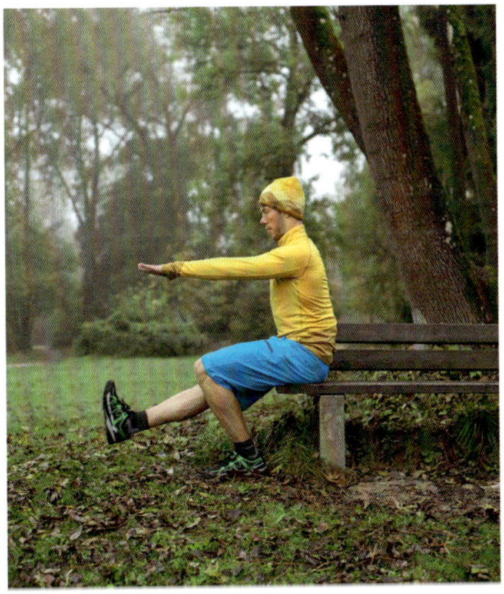

18. Einbeinaufstehen
← Seite 45

2

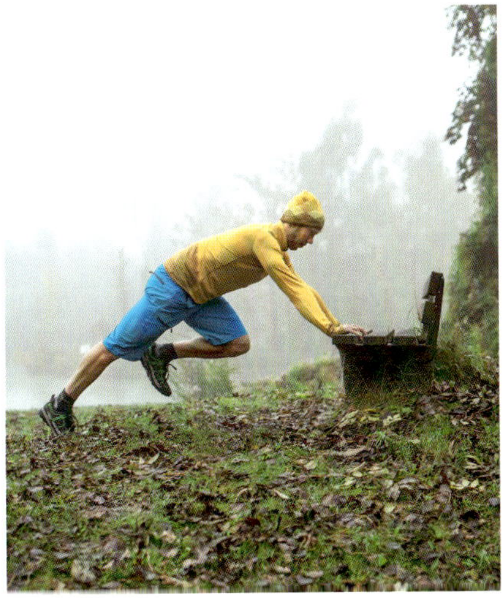

29. Bergsteiger
← Seite 56

3

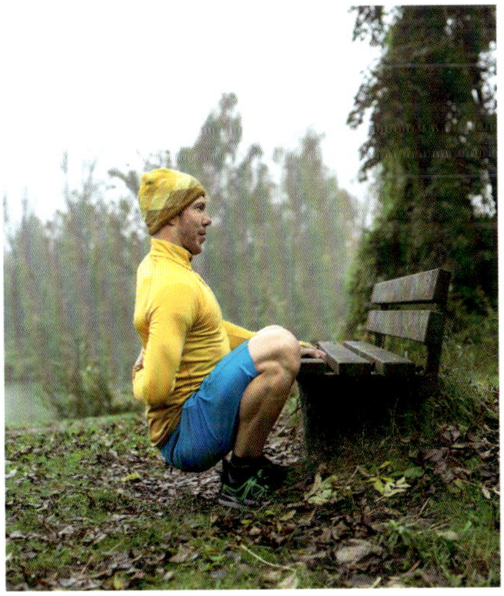

16. Einarmiges Rudern
← Seite 43

4

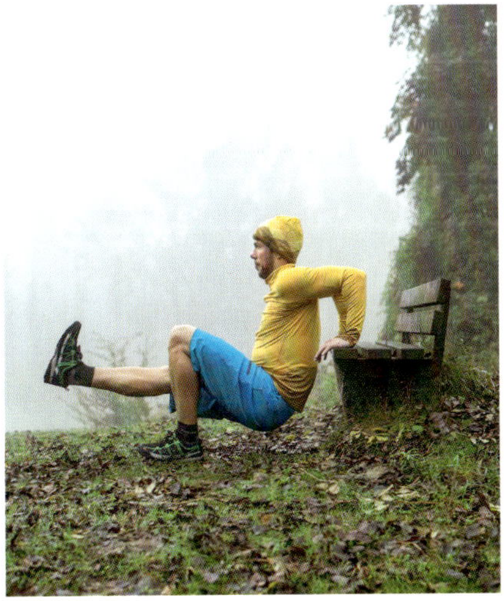

31. Trizepsdrücken einbeinig
← Seite 58

17. Tag | 45 Sek. | 15 Sek. | 5 Sätze | 2 x 25 Min. bei 80 % der max. HF

1

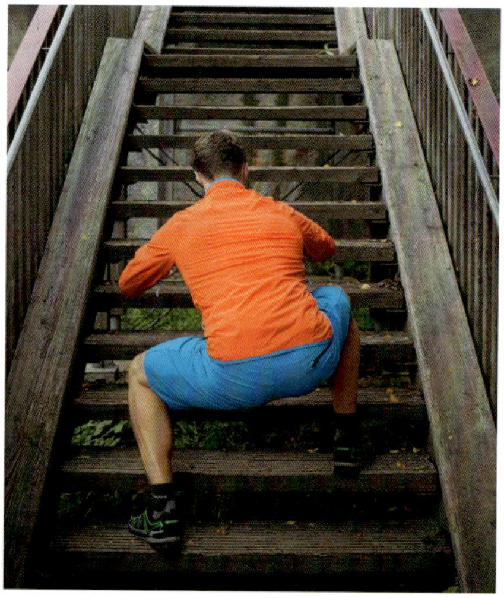

49. Entengang

← Seite 79

2

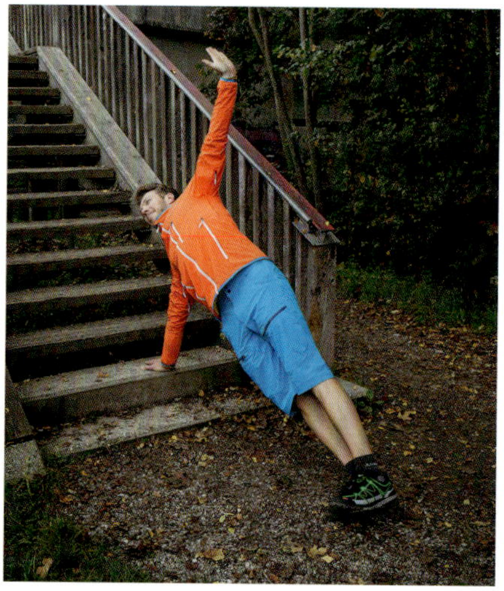

38. Seitstütz

← Seite 68

3

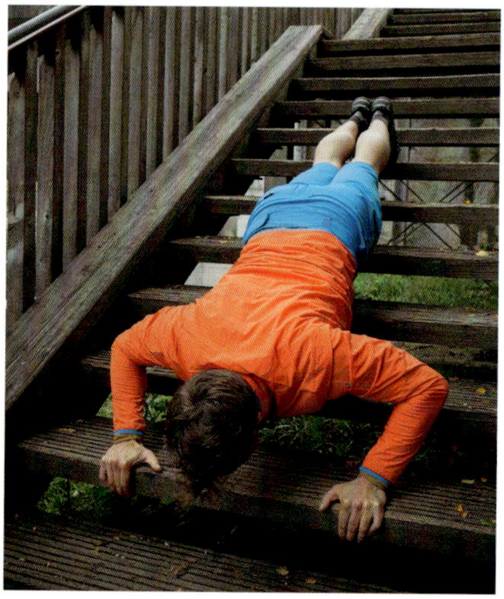

47. Tiefe Liegestütz

← Seite 77

4

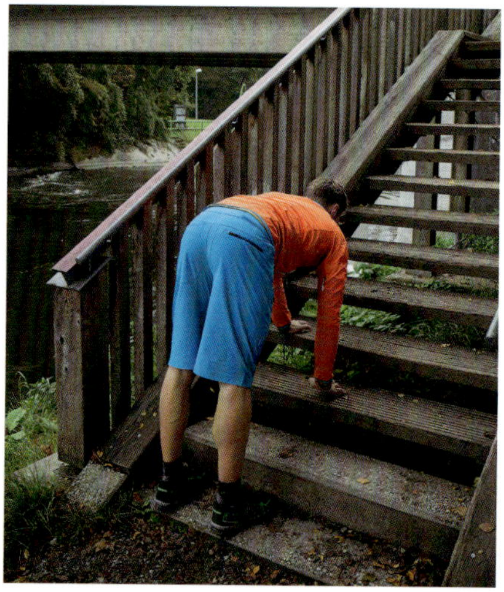

46. Wurm treppauf

← Seite 76

18. Tag | 45 Sek. | 15 Sek. | 6 Sätze | 2 x 25 Min. bei 80 % der max. HF

1

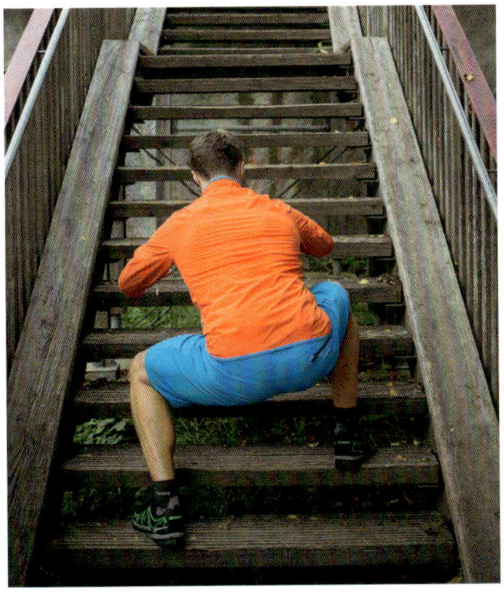

49. Entengang
← Seite 79

2

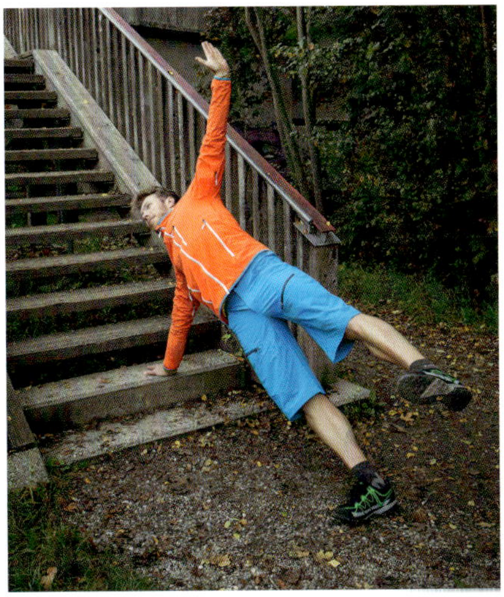

39. Seitstütz mit angehobenem Bein ← Seite 69

3

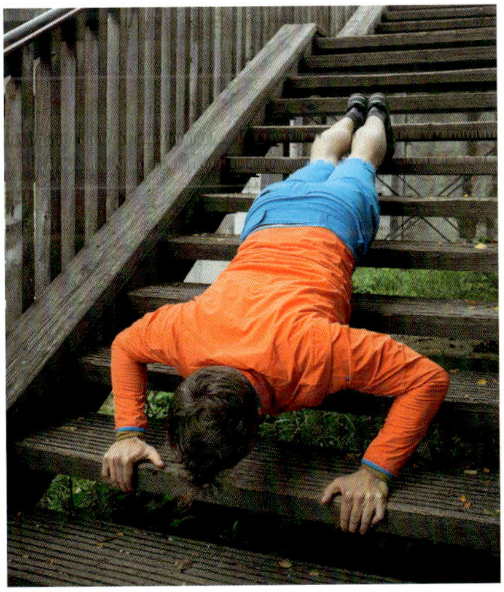

47. Tiefe Liegestütz
← Seite 77

4

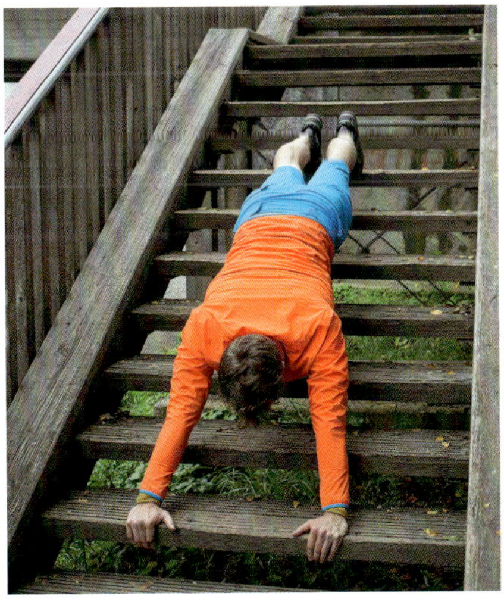

42. Lange Planke
← Seite 72

19. Tag

45 Sek. | 15 Sek. | 6 Sätze | 2 x 25 Min. bei 80 % der max. HF

1

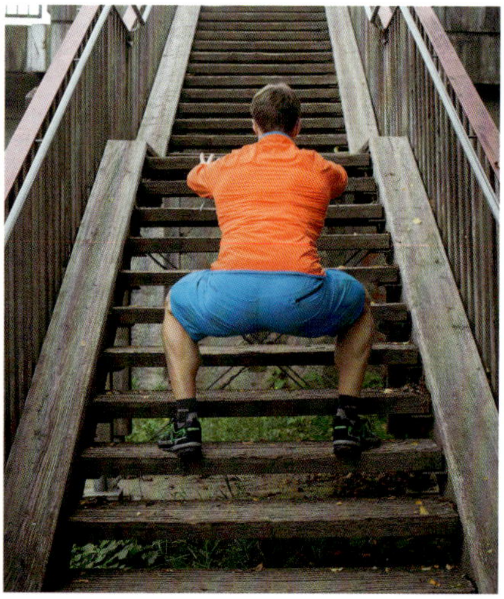

50. Froschsprung
← Seite 80

2

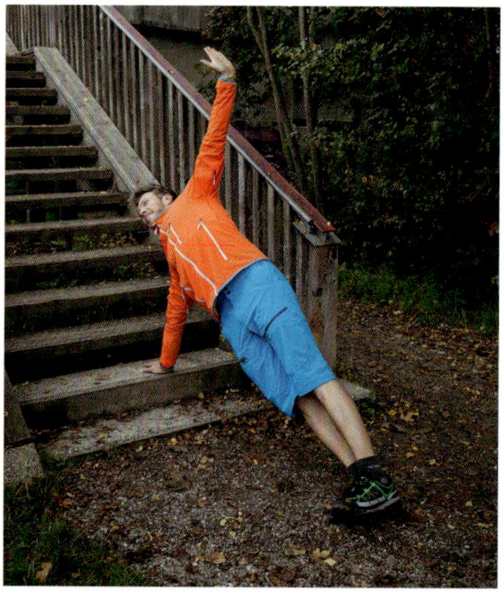

39. Seitstütz mit angehobenem Bein ← Seite 69

3

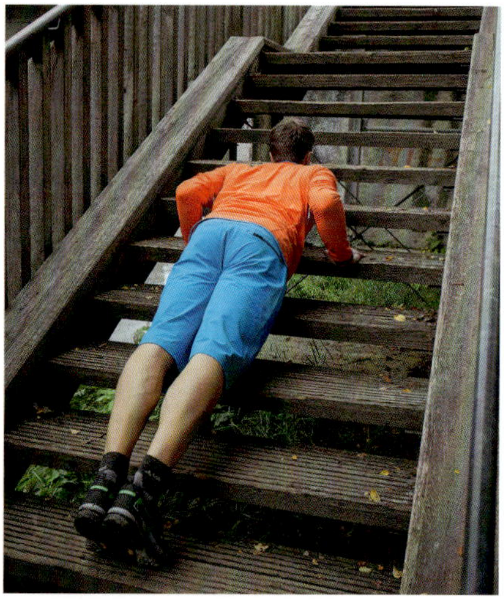

48. Hohe Liegestütz
← Seite 78

4

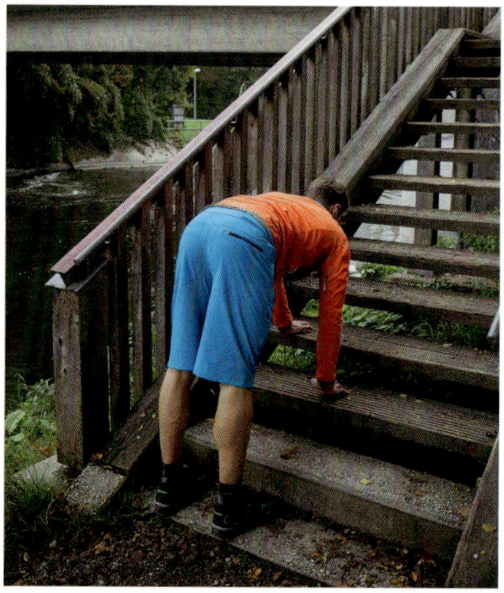

46. Wurm treppauf
← Seite 76

20. Tag | 45 Sek. | 15 Sek. | 6 Sätze | 2 x 25 Min. bei 80 % der max. HF

1

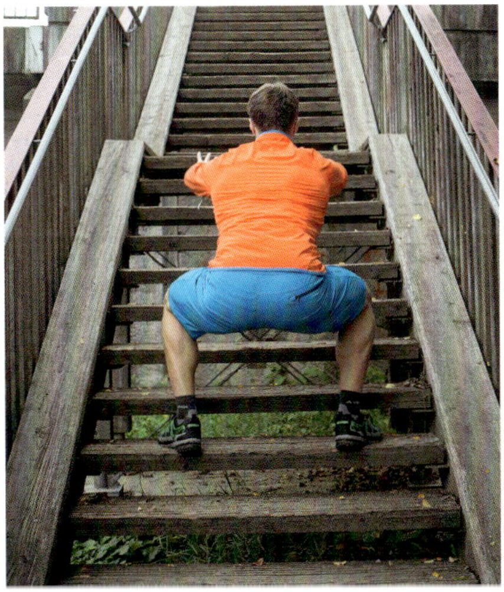

50. Froschsprung

← Seite 80

2

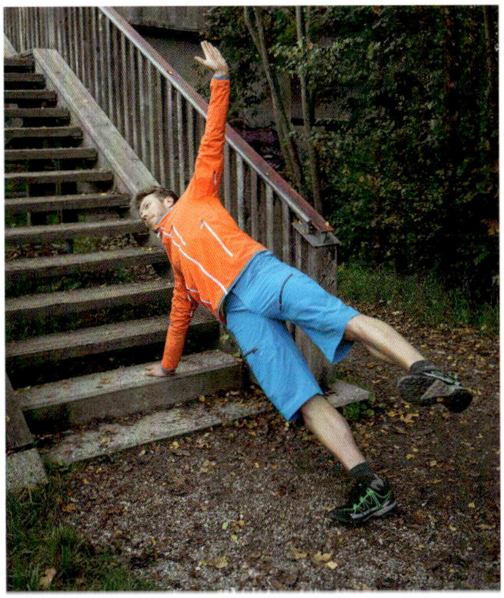

38. Seitstütz

← Seite 68

3

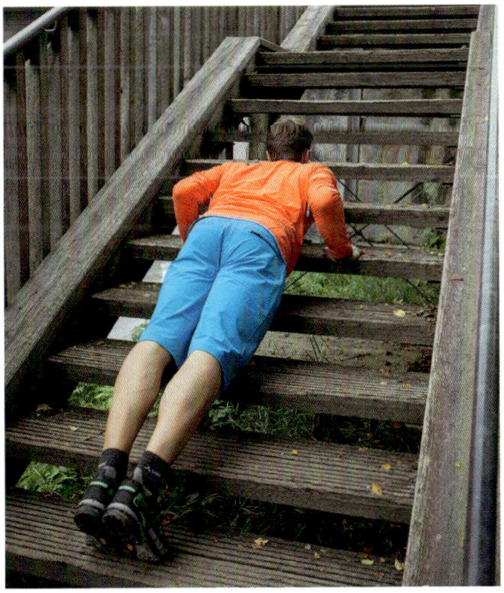

48. Hohe Liegestütz

← Seite 78

4

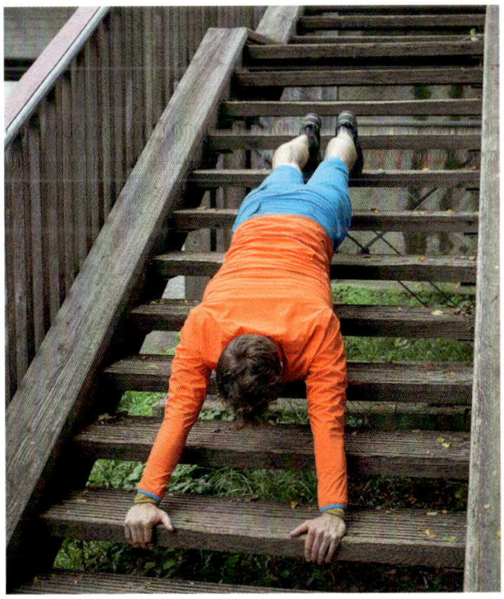

42. Lange Planke

← Seite 72

21. Tag | 20 Sek. | 10 Sek. | 8 Sätze | 2 x 25 Min. bei 80 % der max. HF

1

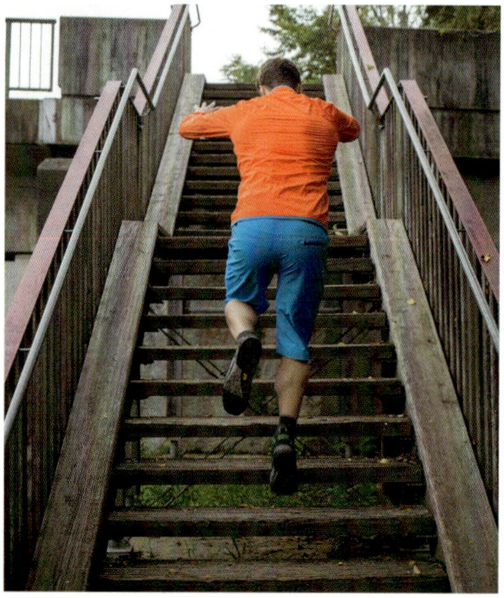

53. Einbeinsprung

← Seite 83

2

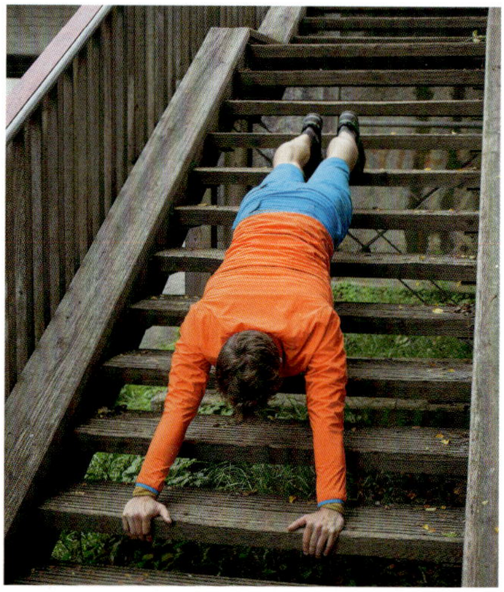

42. Lange Planke

← Seite 72

3

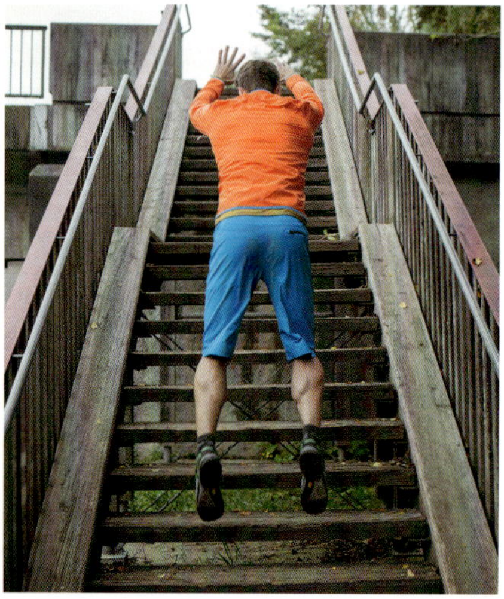

52. Sprung

← Seite 82

4

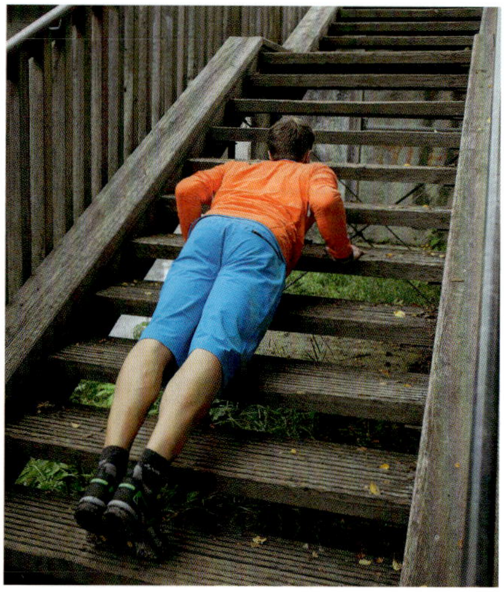

48. Hohe Liegestütz

← Seite 78

Für alle, die mehr funktionelle Übungen als in diesem Buch (mit und ohne Geräte) finden möchten, bietet sich die Internetrecherche an. Auf YouTube finden sich einen Menge Videos, die die Bewegungsabläufe zeigen. Damit Ihnen das Finden der einzelnen Übungen einfacher fällt, haben wir die Übungen zusätzlich in Englisch aufgeführt.

A

Aufsteiger
→ *Step up*
Ausfallschritt
→ *Lunge*
Ausstoßen
→ *Push Press*

B

Ball-Liegestütz
→ *Medball Push up*
Ball-Überzug
→ *Medball Pullovers*
Ballwandern
→ *Medball Handwalk*
Ballwechsel Liegestütz
→ *Alternating Medball Push ups*
Beckenheben
→ *Supine Hip extension*
Beine ans Reck
→ *Leg Lift/Toes to bar*
Beinheben
→ *Leg Raises*
Beinheben am Reck
→ *Chin up Bar Leg Raises*
Beinheben mit Ball
→ *Medball Leg Raises*
Beinstemme
→ *Glute Bridge*
Bergsteiger
→ *Mountain Climber*
Brustdrücken
→ *Chest Press*
Burpee mit Liegestütz
→ *Burpee with Push up*
Burpee mit Liegestütz und Strecksprung
→ *Burpee*
Burpee mit Medizinball
→ *Medball Burpee*

E

Einarm-Swing
→ *One Arm Swing*
Einbein-Beckenheben
→ *Single*
Einbein-Good-Morning mit Gewicht
→ *Single Leg Good Morning*
Eisläufer
→ *Ice Skater*

F

Frontkniebeuge
→ *Frontsquat*

G

Getup Bottomup
→ *Bottom up*
Gladiator
→ *Gladiator Press*
Griff-Schulter-presse
→ *Bottom up Press*

H

Hampelmann
→ *Jumping Jacks*

K

Kasten-Kniebeuge
→ *Single Leg Boxsquat*
Kastensprung
→ *Tirejump*
Klappmesser-Liegestütz
→ *Jackknife*
Klatsch-Liegestütz
→ *Clapping Push up*
Klimmzug Kammgriff
→ *Chin up*
Klimmzug Ristgriff
→ *Pull up*
Klimmzug Stütze
→ *Muscle up*
Knie heben
→ *Knee Tuck*
Knie-Liegestütz
→ *Knee Push up*
Kniebeuge
→ *Squat*
Kniebeuge über Kopf
→ *Overhead Squat*
Kreisel
→ *The Halo*
Kreuz-Ausfallschritt
→ *Crossover*
Kreuzheben
→ *Deadlift*

L

Liegestütz
→ *Push up*

M

Medizinballwurf
→ *Medball Slam*
Medizinballwurf nach oben
→ *Medball Throw*

P

Pistols
→ *(Leg) Pistols*
Planke
→ *Body Plank*

R

Rudern
→ *Renegade Row*
Rudern mit Liegestütz
→ *Renegade Row plus Push up*

S

Säge
→ *Body Saw*
Schulterpresse
→ *Military Press*
Seemans Liegestütz
→ *Sailor's Push up*
Seit-Aufsteiger
→ *Sidestep up*
Seit-Ausfallschritt
→ *Side Lunge*
Seitmesser-Liegestütz
→ *Jackknife Push up side*
Seitwurf
→ *Medball rotational Throw/Slam*
Skorpion
→ *The Scorpion (-Push up)*
Sprung-Aufsteiger
→ *Step up jump*
Sprung-Ausfallschritt
→ *Jump Lunge*
Sprung-Kniebeuge
→ *Jump Squat*
Strecker
→ *The Stretcher*
Swing im Wechsel
→ *Alternating Swing*

T

T-Liegestütz
→ *T-Push up*
Taucher
→ *Dive Bomber*
Teil-Kniebeuge
→ *Bulgarian Split Squat*
Twist
→ *Russian Twist*
Twist mit Gewicht
→ *Russian Twist (with Kettlebell)*

U

Überzüge
→ *Pullovers*
Umsetzen
→ *Kettlebell Clean*

W

W-Ausfallschritt
→ *Tactical Lunge*
Windmühle
→ *Windmill*

LITERATUR

BAECHLE, THOMAS/ EARLE, ROGER
Essentials of Strength Training and Conditioning; Santa Cruz 2008

BOYLE, MICHAEL
Advances in Functional Training; Santa Cruz 2010

COOK, GRAY
Movement Functional Movement Systems: Screening – Assessment – Corrective Strategies; Santa Cruz 2010

HÖLTKE, VOLKER
Grundlagen und Prinzipien des sportlichen Trainings; Lüdenscheid-Hellersen 2003

PLISK, STEVEN
Functional Training; NSCA Hot Topic Series; www.nsca-lift.org

SCHULER, LOU/COSGROVE, ALWYN
The new rules of lifting: six basic moves for maximum muscle; New York 2006

SEIDENSPINNER, DIETMAR
Training in der Physiotherapie; Springer Berlin 2005

ZINTL, F.
Ausdauertraining. Grundlagen, Methoden, Trainingssteuerung; München 1994